U0200712

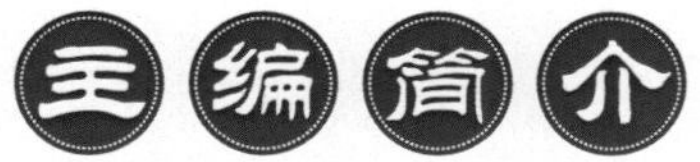

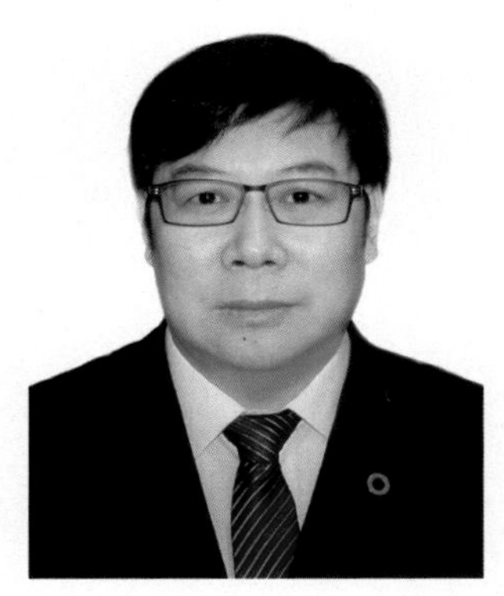

倪青，男。江苏省泗阳县人。医学博士、博士后。主任医师、博士研究生导师。中国中医科学院广安门医院内分泌科主任。北京中医药大学教授，中国中医科学院“中医内分泌学”学科带头人。临床擅长治疗糖耐量异常、糖尿病及其并发症、甲亢、甲减、高尿酸血症与痛风。已获国家科技进步奖二等奖 2 项、省部级一等奖 7 项、二等奖 2 项、三等奖 4 项。已发表学术论文 457 篇（SCI 收录 16 篇），主编医学著作 70 余本。曾获北京市“学习之星”和“第十批科技新星”、中华中医药学会“全国首届郭春园式好医生”和“科技之星”、“第二届首都优秀中青年中医师”、中国中医科学院“中青年名中医”等称号。主要社会兼职有世界中医药学会联合会内分泌专业委员会副会长兼秘书长、中国医师协会中西医结合分会内分泌代谢专家委员会执行主任委员等等。

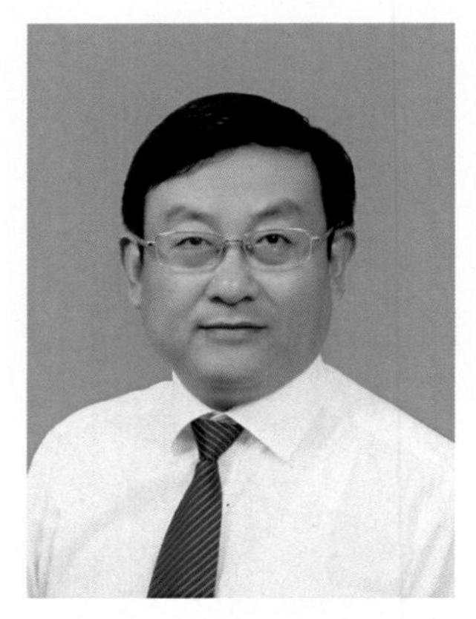

王祥生，男，济宁市中医院院长 肾病科主任。1989 年毕业于山东中医学院，2005 年获山东中医药大学中西医结合硕士学位。2009 年 12 月晋升主任医师，山东中医药大学教授，济宁市第四批有突出贡献中青年专家，2010 年被评为“济宁市十大名中医”。第三批全国优秀中医临床人才及山东省中医优秀学科带头人、济宁市中医学会副会长、济宁市中医学会肾病分会主任委员。先后参编、主编专著 6 部，在省级以上杂志发表论文 40 余篇，3 项科研成果获市级科技进步奖，国家级专利 3 项。

糖尿病中医临床路径与PRO
——构建方法与应用

倪 青 王祥生 主 编

科学技术文献出版社
SCIENTIFIC AND TECHNICAL DOCUMENTATION PRESS
·北京·

图书在版编目(CIP)数据

糖尿病中医临床路径与PRO——构建方法与应用 / 倪青，王祥生主编. —北京：科学技术文献出版社，2016.3（2016. 6 重印）

ISBN 978-7-5189-1072-4

Ⅰ. ①糖… Ⅱ. ①倪… ②王… Ⅲ. ①糖尿病 — 中医治疗法 — 研究 Ⅳ. ① R259.871

中国版本图书馆 CIP 数据核字（2016）第 043825 号

糖尿病中医临床路径与PRO——构建方法与应用

策划编辑：付秋玲　责任编辑：王黛君　陈丹云　责任出版：张志平

出 版 者　科学技术文献出版社
地　　址　北京市复兴路15号　邮编 100038
编 务 部　（010）58882938，58882087（传真）
发 行 部　（010）58882868，58882874（传真）
邮 购 部　（010）58882873
官方网址　www.stdp.com.cn
发 行 者　科学技术文献出版社发行　全国各地新华书店经销
印 刷 者　虎彩印艺股份有限公司
版　　次　2016 年 3 月第 1 版　2016 年 6 月第 2 次印刷
开　　本　880 × 1230　1/32
字　　数　278千
印　　张　11.75　彩插2面
书　　号　ISBN 978-7-5189-1072-4
定　　价　66.00元

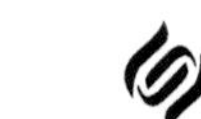

糖尿病中医临床路径与PRO
——构建方法与应用

编　委　会

主　编： 倪　青　王祥生

副主编： 陈世波　李云楚　姜　山　谭明红
王庆东　王修峰　王圣常　鹿传芝

编　委： 倪　青　王祥生　陈世波　李云楚
姜　山　王庆东　谭明红　程若东
王修峰　王圣常　鹿传芝　孟　祥
杜丽娟　李晓文　倪炎炎　王　凡
左舒颖　王　勋　倪　恬　魏　畅

内容提要

本书系统介绍了糖尿病中医临床路径的制定方法、临床应用与质量评价，以及2型糖尿病PRO量表研制与应用方法。

全书分上下两篇:（1）上篇。主要介绍糖尿病中医临床路径的制定方法、临床应用与质量评价。涉及2型糖尿病中医临床路径的构建思路与方法、路径形成过程、路径的实施、路径诊疗质量控制与评价、路径病案质量控制与评价、路径护理质量控制与评价、路径医疗成本的质量控制、路径住院费用管理、路径设施中可能出现的问题与对策、路径设施效果评估方法学等。（2）下篇。主要2型糖尿病PRO量表研制与应用方法。涉及糖尿病PRO研究概况、中医糖尿病PRO量表研制思路与方法、2型糖尿病PRO量表研制过程和性能考核。并用附录列出了2型糖尿病中医PRO初选量表和终选量表。

本书为主编9年的临床路径、PRO构建、管理和实践总结。是糖尿病中医临床路径管理和PRO研究不可多得的参考书。可供从事本专业和本研究方向的医务人员、研究人员、医学生阅读、借鉴、参考。

前　言

临床路径源于20世纪90年代的美国，其思路是在工业生产流水线上主要关键阶段和流程的科学管理中受到启发。1996年我国医院开始引入“临床路径”概念，逐渐为我国卫生体系各级医疗机构所采纳和使用，其目标是通过对医疗护理程序的规范化和程序化操作，达到节约医疗资源、提高医疗质量、提高工作效率、缩短住院时间、降低医疗成本、减少患者住院费用的目的。随着我国医疗体制改革的不断深入和发展，临床路径这一新型的服务管理模式将成为我国医疗行为和实践的普遍且有效的模式，使医院以最低的医疗成本创造出最大的社会经济效益。PRO（patient-reported outcome，患者报告结局）是20世纪70年代初期产生的国际医学界逐渐形成的测量病人报告的临床结局的工具和方法。目前，随着研制的PRO量表迅速增多，国际上已经成立了患者报告结局和生存质量量表数据库（Patient Reported Outcome and Quality of Life Instruments Database，PROQOLID），以促进临床研究中PRO量表的合理使用。而糖尿病研究领域，目前国际上尚无统一的糖尿病PRO量表。为推动我国糖尿病中医防治事业的发展，我们已开展了9年糖尿病临床路径路径和PRO的研制、应用和评价工作，取得了较好的成效。

为适应国家中医药管理局和各属地医政部门推广糖尿病中医临床路径的需要，我们结合以往工作编成本书。全书分上下两篇：(1)

上篇。介绍糖尿病中医临床路径的制定方法、临床应用与质量评价。涉及2型糖尿病中医临床路径的构建思路与方法、路径形成过程、路径的实施、路径诊疗质量控制与评价、路径病案质量控制与评价、路径护理质量控制与评价、路径医疗成本的质量控制、路径住院费用管理、路径设施中可能出现的问题与对策、路径设施效果评估方法学等。（2）下篇。介绍2型糖尿病 PRO 量表研制与应用方法。涉及糖尿病 PRO 研究概况、中医糖尿病 PRO 量表研制思路与方法、2型糖尿病 PRO 量表研制过程和性能考核。并用附录列出了2型糖尿病中医 PRO 初选量表和终选量表。

由于本书只是我们的部分工作经验的总结，涉及的内容时间跨度较长，编写的时间仓促，谬误之处在所难免，敬请各位同仁、学者不吝赐教！

感谢国家中医药管理局和北京市中医药管理局对重点专科糖尿病中医临床路径研究的指导和支持。感谢北京市中医药管理局的部分经费资助！

倪青　王祥生

2016年3月20日

目　录

上　篇　糖尿病中医临床构建方法与应用

附 录

上 篇

糖尿病中医临床构建方法与应用

第一章
2 型糖尿病中医临床路径的构建思路

临床路径的提出最早源于 20 世纪 90 年代的美国，其思路是从工业生产流水线上主要关键阶段和流程的科学管理中受到启发。1996 年我国大陆医院开始引入“临床路径”的概念，其目标是通过对医疗护理程序的规范化和程序化操作，以达到节约医疗资源、提高医疗质量、提高工作效率、缩短住院时间、降低医疗成本、减少患者住院费用的目的。

国家在“十一五”中长期规划中已明确指出：医疗卫生体制改革中，医院职能和角色的定位应当以公益性为主，市场化为辅。这充分说明医院的职能定位仍要坚持将社会效益摆在首要位置，以最低的医疗成本创造出最大的社会效益、经济效益。因此，临床路径这一新型的服务管理模式将成为我国医疗行为和实践的普遍且有效的模式，并将逐渐为我国卫生体系各级医疗机构所采纳和使用，使医院以最低的医疗成本创造出最大的社会经济效益。2003 年全国范围内开展临床路径的医院逐渐增多，广东省中医院是全国范围内第一家实施中医临床路径的医院，充分发挥了中医药的诊疗优势。

1 临床路径的概念与特点

1.1 临床路径的概念

临床路径是指以循证医学为基础，以预期治疗效果和成本控制为目的，由对患者健康负责的所有人员（包括临床专家、护理专家、药学专家、心理学专家、营养师、检验人员以及行政管理人员等）联合为某一特定的诊断、治疗、康复、护理、教育、结果评价及完成这些工作的进度表和线路图，而制订的一套最佳的、标准的服务与管理模式，是法则、草案、流程，是临床实施的准则。临床路径，使全方位医疗服务更标准化，通过建立和实施临床路径，理清医疗护理程序、规范诊疗行为、减少不必要的劳动、提高医疗质量和工作效率、缩短住院时间、节约医疗成本、减少患者住院费用等。

1.2 临床路径的特点

临床路径对于诊断治疗某一特定疾病的医生来说，具有时序性、可操作性、时效性和综合性的特点。时序性表现在医生在某一段时间对医疗行为活动的执行规范，“该做什么”、“不该做什么”及做的先后顺序等；可操作性在于所有医护行为和措施在每一个医疗环节上都是具体的、可操作的，包括诊断、检查、药物治疗、非药物治疗、护理、生命体征监测、健康教育、饮食调理、运动调理等；时效性体现在每一个阶段都必须有可预期的结果或效果；综合性是指其作业形式是立体的，一般情况下多种诊疗行为同时进行，临床路径的顺利完成与各学科、各部门、各专业人员的密切合作是分不开的。

1.3 与临床指南的异同

临床指南，是针对某一特定的临床情况，制定出的一套系统的、能够帮助临床医生和患者做出恰当处理的指导意见。在临床指南的指导下，临床医生结合患者的具体病情做出诊断和治疗，有助于循证医学的原则和研究证据在临床医疗实践中得到更好的贯彻和实施，不仅规范了临床医生的医疗行为，同时可以提高医疗服务质量。

临床指南和临床路径都属于临床规范管理的范畴，其制定的目的也都是为了减少临床诊疗的偏差，规范诊疗的行为，从制定的方法上两者均重视循证医学的证据和原则，而且临床路径是在临床指南的基础上制定的，但是又不拘泥于临床指南。

从管理目标看，临床指南是公认的，其内容经过了严格的验证，主要目的是规范以医生为主的临床诊疗专业内容，具有宏观的原则性和指导性；而临床路径则要求的是综合性、时效性、多专业合作性及护理方面的主要活动，需要多个科室、不同专业的协同配合，同时也考虑了住院时间和住院费用。

从适用范围来看，临床指南更具有学术权威性，适用范围更广，而临床路径与具体医疗机构更加贴合，是更加具体化的医疗过程，并关注过程中的重点环节，注重对过程中无效行为的控制，具有较高的时效性。

从循证医学的角度看，虽然临床路径是基于临床指南而制定的，但临床路径中所包含的主要过程目前尚没有经过严格的验证，依据医疗机构自身的实际情况，可能会超出临床指南所规定的范围。同时，临床路径通常更重视对患者医疗过程中步骤进程的约束性，而不是对规范的服从性。另外，临床路径包括对临床工作直接的、具体的指导和监控、评估，但临床指南可以不包括这些。

因此，不同的医疗机构可以采用不同的临床路径，但却应遵循同一个临床指南，这也体现了循证医学所倡导的“证据全球化，决策本土化”的思想。所以可以说，临床路径的内容更加简洁、更易读懂、且更适用于多学科、多部门的具体操作，是针对某一特定疾病的诊疗流程、更注重诊疗过程中各专科间的协同性、治疗的结果性和诊治的时间性。

2 中西医临床路径的比较

2.1 体系成熟与否

目前，临床路径的研究，基本局限于西医外科手术及西医的某些病种，研究方法主要为临床路径组与非同期对照组的比较研究，或是将同时期筛选出的住院病例随机分为临床路径组和非临床路径对照组进行研究，评价指标着重于住院天数、住院费用和患者满意度三项标准，其余标准会根据实施临床路径的病种特点的不同而不同。住院天数、住院费用能直接体现临床路径组与对照组在规范治疗、节省医疗资源等方面的差异性，而患者满意度则体现以患者为中心的宗旨。

由于国外在临床路径的制定、应用和实施上相对于国内西医临床路径来讲较为成熟，国内医院及相关机构在西医临床路径的制定和应用实施上可以借鉴国外的先进研究成果。而对于国内中医院，中医的临床路径体系尚处在摸索阶段，尚未成熟，其制定、应用和实施也是需要从西医临床路径中不断学习和探索。

2.2 诊断是否一致

西医诊断标准客观、易于掌握，中医则需要一定的经验积累，而知识体系的不同也会使中医的诊断有所不同。例如，根据症状、体征、检验检查结果，西医可以很明确并一致性地诊断为同一种疾病，比如冠心病、骨质疏松症、白细胞减少症等等。而中医的诊断，不仅要对疾病进行诊断，同时也要对证候进行诊断。在疾病诊断上，如主症都是咳嗽，有些医生会直接诊断为“咳嗽”，有些医生会根据其他症状体征认为应该诊断为“感冒”；在证候的诊断及治疗上，如同样是胃痛的症状，结合其他症状、体征（包括舌脉），虽然均诊断为肝胃不和证，但部分医生从胃论治，兼顾治肝，另一部分医生会从肝论治，兼顾治胃，两者皆可以收到良好的效果。

2.3 治疗方法

治疗方面，中医可从多个角度分析患者的整体情况，从而选择不同的方法进行治疗，比如针灸、中药、推拿等等，而即使是同一种方式方法，具体的应用也是根据医生对疾病、患者本身的不同而不同，而西医在治疗方式方法上相对较少且固定，对于治疗方案效果不好或无效的患者往往束手无策。

2.4 临床路径的效果

不论中医或西医，就临床路径效果来说，目前国内大部分研究报道均证明，临床路径的实施能够在一定程度上减少患者的医疗费用，提高医患双方的满意度，利于规范治疗，同时节省了医疗资源，这充分体现了以患者为中心的服务宗旨。作为一个新的、积极的理念和方法，临床路径是值得借鉴和探索的。

3 中医临床路径实施现状与对策

3.1 实施现状

我国中医临床路径的制定与实施尚处于摸索阶段，存在一些困难和问题，即使提供给医护人员临床路径表单，仍不能使临床路径的某些优点完全体现出来，这些问题都有待进一步研讨。

首先，目前中医诊断标准虽然有一定的规范颁布，但中医的辨证治疗中很难完全客观化和标准化，中医注重辨证论治，强调因人、因地、因时制宜，且有“同病异治，异病同治”之说，强调的都是一个“变”字，具有很强的主观性，如何尽量做到临床诊断与治疗的标准化，是中医院实行中医临床路径的最大障碍，是需要我们长期探索和总结的问题。如何评价中医治疗的效果也有一定的难度，要克服这方面的难题，不仅要明确纳入病种的常见证型，也要对较少见的证型加以灵活变通。

其次，临床路径在国内的应用至今也不过 10 年的时间，临床路径所覆盖的病种较少，普及范围也较窄。截至 2010 年底，卫生部共制定下发 22 个专业、222 个病种的临床路径，试点医院也主要集中在水平较高、设备较好的三甲医院，而尚不成熟的中医临床路径更是少之又少，设备和技术相对落后的二级医院或某些欠发达地区的三级医院是否能采用同样的临床路径，也有待进一步实践。

第三，临床医生认知不同，临床工作经验有所差别，使得临床路径实施的有效性不同，这是目前影响临床路径有效执行的最为普遍的原因。在中国，临床路径执行前的培训尚不系统，导致这些问题屡见不鲜。

第四，一些政策对中医临床路径的实施尚有一定的束缚。中国中医科学院广安门医院内分泌科倪青教授指出：“现今政策规定，通过上市后再评价的药品才可纳入临床路径，而更为有效的中医院院内制剂却仍被排除在外。” 北京世纪坛医院副院长周保利教授从医院管理者角度指出，医院开展临床路径的阻力在于实施的内动力不足，而临床路径的广泛应用，都是在医疗保险实行定额预付制以后实现的，只有在这种情况下，临床路径才能成为医院经营管理者乐于采用的得力工具。

3.2 实施对策

临床路径是一个全新的医疗服务模式，许多医护人员对其尚无一个清晰的概念，尤其是中医临床路径，必须考虑到其个体化的需要，不应该被它的规范所束缚，同时也要重视临床变异的情况。

首先，专家对医护人员进行系统培训，使医护人员明确每一个路径环节的具体含义及操作准则，并随着临床路径的不断更新以一定周期来开展培训工作。同时也要收集各临床专家对现有临床路径的不同意见和建议，并给予必要的修正，使临床路径的操作性更强、满意度更高。

其次，要不断探寻并完善适合中医的临床路径基本框架，保证制订过程的科学有序性，必须要在临床实践中正确处理好辨证论治的共性与个性的问题，在建立临床路径时注重辨证分型的规律，在充分掌握疾病的中医证候规律、病机规律的基础上，充分考虑致病因素、环境因素及患者的个体差异；针对路径实施中的变异问题，定期进行方案的修改、补充及完善，及时总结临床经验，不断优化中医临床路径，使得中医辨证论治“活”的特征能够同样很好地体现在中医临床路径中；要先试用后推广，对于不同级别和性质的医疗机构，应分类指导，先从条件成熟的医疗机构开始，逐步建立行业临床路径。

第三，确定治则治法，明确治疗方向，发挥中医的治疗特色、中医的护理优势；临床医生在实施中医临床路径中不仅要规范化，同时也要有一定的变通，有利于中医临床路径在进一步总结中不断改进、完善；中医的护理同样是在中医理论指导下的，必须运用整体理论结合患者的实际情况进行全方位性的、有针对性的个性化护理。

第四，随着临床路径在我国不断探索与实践，我们需进一步扩大临床路径覆盖的病种数量，特别是中医临床路径，丰富其内涵，同时也需要进一步扩大临床路径在全国各地区的使用范围，真正达到普及的目的，让更多的患者、医护人员受益。但普及的同时，也要结合我国的国情。目前我国各地区医疗资源与水平不平衡，所以临床路径的实施不能只一味追求高新的诊疗技术，也要保障基本的医疗服务水平。

中医临床路径的研究、制定及实施不仅要体现中医特色诊疗的优势，还要适当地整合中、西医最先进的研究成果，为患者提供最佳中医诊疗方案，以不断提高中医药临床疗效，同时也要实现中医临床与科研紧密的结合，为临床选择最佳诊疗方案提供循证依据，并借鉴先进的医疗管理模式，提高中医治疗的质量，使医疗成本科学、有效、合理地得到控制。

4　2 型糖尿病中医临床路径实施的可行性与必要性

中医药的发展可以推动、深化医药卫生体制的改革，发挥中医药特色优势，从而实现中医药事业的科学发展。通过深化改革和扶持发展，建立健全体制机制，推进中医药与卫生事业协调发展，更好地发挥中医药作用。中医的诊疗方式充分体现了中医药以人为本、以服务对象为中心的核心价值，在新的历史时期，繁荣发展中医药文化事业、弘扬中华优秀传统文化和医疗卫生行业精神、改善医疗卫生服务、建立和谐医患关系是有必要的，有利于通过文化价值感召力产生的影响，提高我国文化软实力。而实施中医临床路径，是中医药发展的一个新方向，需要我们不断去探索，不断去发展。

以病症结合为基础的辨证论治是中医药防病治病的特点，重视个体诊疗。中医辨证是四诊合参，分清主次、阴阳、寒热等，临床可视具体的情况“舍病从证”或“舍证从病”，根据辨证方法的多样性进行应用，如脏腑辨证、三焦辨证、气血津液辨证、三因辨证、八纲辨证等等。虽然说临床路径的操作具有具体性、规范化、可预测性，是为群体而设立的，但是中医辨证强调的是个体性，如何将中医辨证论治整合于临床路径中，并成为其中一个组成部分，是很重要的问题。

另外，临床路径中，中药处方是复合型、个体化的。临床的中药处方多以某一主方为框架，反映的是疾病的基本证候和基本治法，而随症加减是以患者个体症状特征为依据对主方的补充和完善。中药处方的个体化不仅不妨碍临床路径的实施，而且它还是中医临床路径中主要且重要的组成元素之一，体现了中医药治疗的特色。因此，在中医临床路径的制定过程中，要充分突出中医“个体化”的优势，并以“求大同、存小异”为原则，注重临床实践的效果。

中医药的诊疗虽然强调的是个体化，但其诊疗的过程也可以体现其综合性、时效性。综合性体现在其可以延伸到患者治疗的各个方面，而时效性体现在其对患者病情变化的密切关注有助于对其诊治方案的及时调整。所以我们应该充分利用中医药的特色、临床路径的优势，将两者有机地结合起来，发挥它们最大的作用。

2 型糖尿病，是当今世界最常见的慢性代谢性疾病之一，起病隐匿，早期症状不明显，其主要表现为高血糖及微血管并发症，它所引起的并发症的致残率、致死率严重危害着人类的健康、影响着人类的生活。它的发病率近年来呈逐渐上升的趋势，且发病年龄逐渐年轻化。2 型糖尿病患者占糖尿病人群 95% 以上，截至 2010 年全球糖尿病患者已达 2.85 亿，我国 18 岁以上成年人糖尿病患病率为 9.7%，可能成为世界上 2 型糖尿病患病人数最多的国家。因此，对 2 型糖尿病进行早期预防、早期诊断、早期治疗、以及对其已出现的并发症进行针对性预防、治疗是及其重要的。

如今，2 型糖尿病临床路径的研究尚处于一个摸索阶段，以“临床路径”及“糖尿病”为关键词的中文期刊数据库检索显示，自 2003 年至 2014 年临床路径的研究逐年增加，检索中国知网中文期刊数据库共检索到 140 篇期刊文献，2 篇硕士论文。其中，107 篇关于健康教育护理路径，7 篇关于临床路径的管理；76 篇是对临床路径的应用研究，43 篇关于临床路径的效果观察与分析评价，15 篇是临床路径的体会与探讨，6 篇是 Meta 分析及对照性研究。这其中，涉及中医消渴病（2 型糖尿病）的，仅有 5 篇，其中 1 篇是硕士论文。

所以，建立科学的、合理的 2 型糖尿病中医临床路径，可以在尽可能短的时间内、花费尽可能少的医疗成本，使患者血糖得到良好的控制，延缓甚至减少并发症的发生，降低致残率、致死率，从而使患者的生活质量得到明显提高。

第二章
2 型糖尿病中医临床路径的构建方法

1　2 型糖尿病中医临床路径的构建原则与目标

1.1　构建原则

在构建 2 型糖尿病中医临床路径时必须遵循以下原则：

（1）中医临床路径的设计必须充分占有医学文献，充分挖掘整理祖国医学的伟大宝库，又全面吸纳目前最新的临床研究成果和文献证据。

（2）中医临床路径必须集合行业内著名专家的智慧，同时也必须体现多学科合作精神，不能局限于个别专家的经验，体现循证医学原则。

（3）中医临床路径的设计必须发挥医务人员的集体智慧、建立医护一体化治疗方案，并体现其中医的治疗、护理特色，但又不盲目追求“单纯中医”。

（4）中医临床路径要体现出医务人员的人文关怀和合理的医疗费用。

（5）中医临床路径必须重视执行过程中的变异，归纳总结，持续改进与完善。

（6）中医临床路径必须有一套相应的质量监控体系，以对其进行质量评级。

1.2 构建目标

构建 2 型糖尿病中医临床路径应完成以下目标：

（1）建成应用覆盖广泛、中医特色明显、临床疗效显著、服务能力强、具有示范带头作用的中医临床路径。

（2）医务人员可以在临床路径的基础上，扩展思路，提升创新能力。

（3）使临床路径在中医学术发展中发挥主体作用，对其他中医医生、中医医疗机构进行有效指导和帮扶。

（4）强化中医诊疗思路，积极应用多种中药疗法和非药物疗法。

（5）规范中医处方及病历的书写，规范中成药的应用，规范中医医疗技术和中医诊疗设备的使用。

（6）加强人才队伍建设，逐步形成中医学观念牢固、医护技术水平高、临床疗效好的人才队伍。

（7）提高中医辨证施护的水平，促进中医护理技术的发展与进步。

2 2 型糖尿病中医临床路径的构建方法

起初，制定临床路径主要是针对外科疾病，如单纯性阑尾炎、剖宫产等，但随着医学的发展与观念的转变，临床路径已经突破了外科手术病种或急性病的局限，逐渐向慢性病、内科疾病扩展，并从单纯临床管理向医院各方面管理（如手术室的管理）、从医院内的医疗服务向社区的医疗服务延伸。对 2 型糖尿病中医临床路径进行构建，要把握好总的原则及目标，并将其落实于实际之中。

2.1 辨病与辨证结合，以病为纲，以证为目

中西医的诊疗体系各有其优缺点，故而构建中医临床路径以中

医的辨证和西医的辨病相结合作为基础，两者相互补充，以病为纲，以证为目，从而达到减少患者住院天数，提高患者满意度和服务质量，提高工作效率，减轻医护人员工作量的目的。

2.2　确定治则治法，明确治疗方向

在治疗方向确定的基础上，总结历代名医效方，结合当代中医专家经验，确定多种治疗方案，包括多种中药的组方及中成药的推荐，以便于临床医生在实施中医临床路径中有一定选择范围，有利于在进一步总结中不断完善、提高。

2.3　发挥中医特色疗法，中医护理优点

中医学经过数千年的发展，形成了较为完整的诊断、治疗、预防、护理体系。在中医的治疗中有中药、针灸、推拿等多种手段，在实施临床路径的工作中，必须充分发挥中医药的特色治疗方法，才能更快更好地达到实施临床路径的目标。

3　构建 2 型糖尿病中医临床路径的准备阶段

3.1　成立临床路径组织机构

成立临床路径专家委员会，由正、副主任，以及相关职能部门负责人、临床路径专家成员（包括临床医学、药学、检验、循证医学、护理、营养、医院管理、卫生经济学和医学信息等方面专家）构成，负责临床路径的制定、管理及评估工作；建立临床路径编写小组，负责起草和修订临床路径；设立临床路径实施小组，一般由临床科室主任担任组长，临床科室医疗、护理人员和相关科室的医务人员担任成员，负责临床路径的实施工作。

3.2 对其进行可行性分析

并非所有的医疗机构都适合制定并应用临床路径，所以有能力制定和应用临床路径的医院的临床路径委员会首先要召集各临床路径小组开会研究其可行性。2 型糖尿病为多发病、常见病，且治疗方案相对比较明确、技术相对比较成熟、诊疗费用相对较高、诊疗过程中差异相对较少、诊治水平有代表性。在结合医疗机构自身条件的情况下，选择性地使用相关证据来支撑该临床路径的构建。经过循证医学严格评价的研究证据，可以供临床选择应用，以解决临床实际问题。循证医学强调“证据的全球化、决策的本土化”，即研究证据是共性，而在指导临床时应当兼顾该医疗机构的实际情况，有选择性地使用，而不是生搬硬套。除了疗效和安全性的证据以外，还需要考虑成本—效果的问题，以确保合理的医疗费用开支、减少不必要的医疗资源的浪费。

3.3 制定相关管理文件并确定相关人员的职责

为保证临床路径制订和实施过程的有效、完整和顺利，必须首先制定与之相配套的管理文件。其主要包括法律法规、医院规章制度和职责分工文件；临床诊疗规范化文件，如疾病诊疗常规、医疗技术操作常规、护理常规和设备操作规程等；对患者及家属的健康宣教和培训文件；医院管理和评价指南类文件。如前所述，临床指南和临床路径是不同的，指南能帮助临床医生和患者做出恰当处理的指导意见，有助于规范临床医生的医疗行为，提高医疗服务质量。

3.4 文献查找与评估

在制定临床路径之前，首先要系统地检索 2 型糖尿病已有的临床路径及临床研究文献，吸取国内外临床路径标准制订的方法，并参考已有的临床实践指南、临床研究成果和政策法规性文件等，明确该疾病的诊疗手段，为纳入路径、制定流程和应用路径提供有力依据。随着着网络技术和医学信息学的发展，查询证据的手段和资源也越来越丰富。英文的网络数据库包括美国医学图书馆在线生物医学数据库 PubMed、国际 Cochrane 图书馆临床试验中心注册库以及欧洲最大的生物医学数据库 EMBASE；中文的数据库包括中国知网数据资源 CNKI、万方数据资源（WanfangData)、维普资讯数据库 (VIP)、中国生物医学文献数据库 CBMdisc、中国中医药数据库等等。另外还要根据研究过程中提出的临床问题制定相应的文献检索策略，包括所需查询的资料库、检索词、检索时间段、是否增加手工检索等。

由于 2 型糖尿病临床路径尚不成熟，所以在构建 2 型糖尿病中医临床路径的过程中，将搜索的关键词缩小至“临床路径”，以博采众长，吸纳多种临床路径建立、实施、应用的优势所在。以“临床路径”为关键词的中文期刊数据库检索显示，自 2001 年至 2014 年临床路径的研究逐年增加，尤其在 2010 年之后检索中文期刊数据库共检索到 7623 篇文献，并有 282 篇博士、硕士论文是关于已经实践临床路径的医院在实施过程中的疗效评价、可行性分析、变异分析等问题。这极大丰富了构建 2 型糖尿病中医临床路径过程中的证据支持。

3.5 确定完成临床路径标准诊疗流程所需要的时间

医疗机构应根据本医院实际情况和疾病本身的情况，确定完成临床路径标准诊疗流程所需要的时间，不仅包括总的诊疗时间，同时还包括主要诊疗阶段的具体时间范围。设立临床路径，要对诊疗过程中的主要环节进行描述，其次将主要环节按照不同类别进行分解，并进一步细分，然后对各个环节所需要的时间进行估算，并明确各个不同环节在时间上的逻辑关系，并根据上述逻辑关系，将其中影响项目执行时间的关键活动设立为关键路径。分析确定每个关键路径相关活动的最早开始时间、最迟开始时间（即在不延误整个路径的前提下最晚开始的时间），以及最早结束时间和最迟结束时间。通过历史数据调查和临床路径制定小组讨论，确定关键路径的时间，以此计算出整个项目完成的最长和最短时间。

3.6 设计临床路径文本

临床路径文本包括医生所应用的临床路径表、患者所应用的临床路径告知单和临床路径变异记录单。

3.6.1 医生版临床路径表单

医生版临床路径表是横轴为时间、纵轴为诊疗项目的表格，将临床路径确定的诊疗任务按时间顺序以表格的形式罗列出来。临床路径表单应包括的信息有：患者基本信息，疾病的分类、分型与分期，付费种类，变异报告，服务质量测量指标，临床结局评价指标。

3.6.2 患者版临床路径告知单

患者版临床路径告知单用于向患者告知其所需要接受的诊疗服务过程的表单，以通俗易懂的语言向患者介绍具体的诊疗过程，帮助其了解从入院到出院整个的诊疗过程，可以充分调动患者的积极性，使医患沟通得到充分发挥，这也是成功执行路径的关键所在。

3.6.3 临床路径变异记录单

变异，是指假设的标准临床路径与实际执行的过程出现了偏离，与任何的预期决定相比有所变化。按照变异发生的性质，有正负之分，负变异是指不符合临床路径的计划，其发生虽有可能具有一定的合理性，但会导致住院时间的延长，如 CT 检查推迟、出院推迟、病情加重等；正变异是指不符合临床路径的计划，但其发生具有一定的合理性，可以缩短住院时间，如 CT 检查提前、出院提前。按管理分类，变异可分为可控变异和不可控变异：前者是指其发生无合理性，但可以采取相应的措施加以制止和杜绝，应该加强管理的；后者是指其发生具有一定的合理性，且无法制止。按变异来源，可分为与医院相关的变异，与疾病相关的变异，与医务人员相关的变异和与家属相关的变异。

临床路径差异记录单即是用于记录和分析临床路径实施过程中的变异情况，可以依据医院的自身实际需要自行设计，其内容将作为分析临床路径实施效果的重要参考依据，可根据同一情况的变异发生情况来确定是否及如何修改临床路径。

3.7 召开研讨会

定期召开研讨会，征询专业小组以外的相关医疗科室和非医疗人员的意见，集合行业内著名专家的智慧，可以更好地维护患者的利益，从而进一步完善临床路径方案。在研讨会中，可以更深入地了解、评价、讨论具有中医特色的 2 型糖尿病中医临床路径的优势及不足，对于传统医学也是具有重要价值的。

3.8 对相关人员进行宣传、培训

对相关人员进行临床路径的宣传教育，使其对 2 型糖尿病中医临床路径的优势、作用、意义有所了解，并能积极地参与到临床路径的宣传与实施中来。对相关一线人员进行相关培训，可以避免在实施过程中造成遗漏、疏忽甚至技术性差错所导致的临床路径实施的失败，其培训的内容包括临床路径基础理论、管理方法及相关制度、临床路径主要内容和实施方法等。

医学，坚持以人为本，所以制定完成 2 型糖尿病中医临床路径后，首先要重视调动科室医务人员的积极性，充分理解临床路径实施的必要性、重要性和基本要求，并对科室医务人员进行业务培训。培训内容要使医务工作者真正理解并执行临床路径，这是临床路径实施成功与否的关键，也会使临床路径在实施过程减少问题和变异的出现。

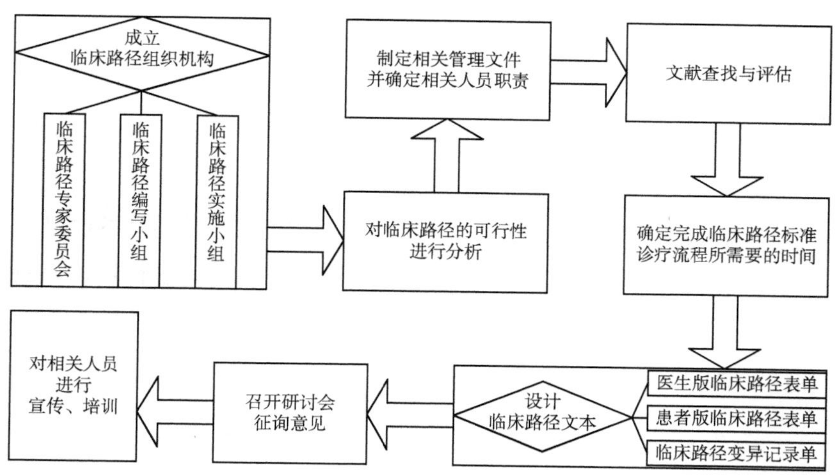

图 2-1　构建 2 型糖尿病中医临床路径的准备阶段

4　2 型糖尿病中医临床路径核心内容的构建方法

临床路径的核心内容主要包括 5 方面，分别为主要诊疗工作、重点医嘱（长期医嘱和临时医嘱）、主要护理工作、病情变异记录和出院后患者的自我管理。

4.1　主要诊疗工作

主要的诊疗工作是指医生接管一位患者的全过程，包括在患者入院时询问患者病史、对患者进行体格检查、下达医嘱、开出各项检查单、完成首次病程记录、完成入院记录、完成初步诊断和病情评估、讨论治疗方案、向患者及家属交代病情和注意事项；住院期间，上级医师定期查房并完成查房记录、完成每日病程、根据检查结果进行讨论并予相应的处理、完善必要检查、防治并发症、上级医师确定出院时间；在患者出院时，医生需完成出院记录、向患者交代出院的注意事项和门诊随诊时间。

4.2 重点医嘱

4.2.1 长期医嘱

长期医嘱是指有效时间在 24 小时以上的、可连续循环的医嘱，在医生注明停止时间之后失效。长期医嘱一般包括分级护理、饮食方案、药物治疗、非药物治疗、基础治疗等。

4.2.2 临时医嘱

临时医嘱是指有效时间在 24 小时以内的、一次性的医嘱，有些需要立即执行。临时医嘱一般包括检查、会诊、手术、处置、临时用药等，还包括出院时的出院带药、下达出院医嘱等。

4.3 主要护理工作

主要的护理工作一般由护士进行，主要包括在患者入院时进行入院介绍、入院评估、入院健康教育、介绍各项检查的注意事项、指导患者饮食及日常护理、按照医嘱执行诊疗护理常规、观察并记录患者的生命体征；在患者住院期间，进行心理指导、安抚疏导、健康教育、按医嘱执行诊疗护理措施、每天观察并记录患者的生命体征；在患者出院时，指导患者病后的康复工作、交代出院后的注意事项、进行卫生宣教、指导出院带药的服用方法、协助办理出院手续。

4.4 病情变异记录

患者住院期间，一般是护士和患者接触的时间较多，发现变异的几率也相应增加，那么，护士在发现患者出院病情变异时要及时通知医生，使医生可以在最短时间内评估病情、判断变异情况，同时双方均需要记录病情变异情况，以备日后对路径的修正提供有力的数据支持。一般病情变异记录单需明确标明“是否出现变异”，如出现变异，则需标明出现变异的时间、原因及其处理方式等。

4.5 出院后患者的自我管理

患者在出院后，仍需要按照住院期间医生及护士所告知的方案进行自我管理，饮食、运动、心理、药物、血糖、作息等，均需要自我的约束与管理，这样才能把住院期间临床路径的实施延伸到医院以外、家庭之中，才能更好地发挥临床路径的优势。

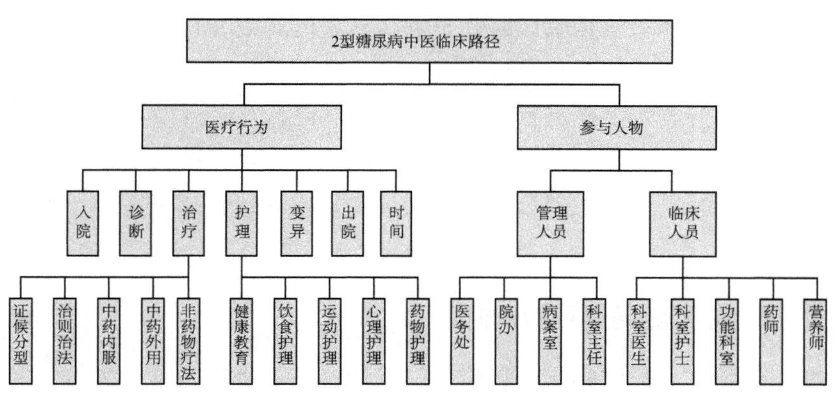

图 2-2　2 型糖尿病中医临床路径

2 型糖尿病中医临床路径的构建，主要由医疗行为和参与人物两方面构成。前者包括患者入院、诊断、治疗、护理、变异、出院和住院时间，其中“治疗”涵盖了对疾病的证候分型、治则治法、中药内服、中药外用和非药物疗法，“护理”则包括了对患者的健康教育、饮食护理、运动护理、心理护理及药物护理；后者主要包括管理人员和临床人员，管理人员住院是指院办、医务处、病案室和科室主任等，临床人员主要是指本科室内的医生和护士、功能科室、药师、营养师。

5 各部门的职能作用

在实施临床路径的整个诊疗过程中，不仅需要医生、护士的全程参与，同时也需要患者及其家属的密切配合，也少不了药师、营养师、检验科人员、行政管理人员等的合作。

5.1 临床路径专家委员会

制定本医疗机构临床路径开发与实施的规划和相关制度，制定临床路径的评价指标和评价程序；确定实施临床路径的病种，对临床路径的开发、实施进行技术指导；协调临床路径开发与实施过程中遇到的问题；审核临床路径文本组织临床路径相关的培训工作；对临床路径的实施效果进行评价和分析，根据评价结果提出临床路径管理的改进措施。

5.2 临床路径编写小组

负责提出科室临床路径病种选择建议，负责临床路径相关资料的证据收集、记录、整理和评估工作；负责汇集同病种相关研究证据和专家共识意见，并同药剂、检验及财务等部门共同制定临床路径的文本，完成临床路径的初稿；组织实施临床路径，并对实施情况及信息进行实时采集；结合临床路径实施情况，提出临床路径文本的修订建议，完成临床路径的定稿；参与临床路径的实施效果评价与分析，并根据临床路径实施的实际情况对科室医疗资源进行合理调整。

5.3 临床医生

医生决定患者是否进入、退出及完成临床路径；执行临床路径表单中所列举的诊疗项目；评估临床路径实施的进度；分析临床路径实施中的差异，完成住院病历。

5.4 护士

护士在患者入院后应立即通知医生（个案管理者），并照顾好患者；坚决执行医生的医嘱及临床路径表单中所列举的护理项目；准确记录患者每天的诊疗流程；详细记录与临床路径不相符的情况；对患者进行糖尿病的健康教育、饮食运动等宣传教育。由于护士与患者接触最多，发现变异的机会也最多，所以在发现问题时应及时与医生沟通讨论，修正不必要的差异。

5.5 药师

疾病的治疗离不开药品，没有优良的药品管理，临床路径的实施就会受到影响，保证药品的质量及供应并参与药学监护是非常重要的。药师要保证药品的质量，同时也要保证货源紧张药品的及时供应，为临床路径的用药打开绿色通道。

5.6 营养师

营养师不仅要保证每个患者的足够营养，还要保证患者的营养不能过剩，根据患者的实际情况，明确患者什么缺少、什么过多，为患者制定相应的饮食规划。

5.7 检验科及功能科室

疾病的诊断及治疗是建立在检验、检查结果的基础之上的，检验科和功能科室及时将结果向医生进行汇报，有助于医生在临床中及时、有效、准确地判断患者病情，并对其进行积极治疗。

5.8 医务处及院办

临床路径需要整合检验、检查、诊断、治疗和护理等各种处置措施，任何一个环节延误或受阻，都会影响临床路径的实施。所以医院领导的高度重视、各科室的协调合作是实施临床路径的首要保证。另外，也要需要结合医院和科室的特长，科主任、护士长的领导能力和协调能力，科室人员的合作精神等。

5.9 病案室

在临床路径的准备阶段，病案室主要参与病种的选择、临床路径表单设计，并对相关人员进行培训；在临床路径的实施阶段，病案室主要参与对相关资料的收集、整理、审核与质量控制，对数据进行分析与评估，并针对所出现的难点与问题提出相应的解决方案；在临床路径完成阶段，病案室主要负责病案的保存。

第三章
2 型糖尿病中医临床路径的形成

1　诊断及治疗规范

2 型糖尿病中医临床路径的诊疗规范，分为诊断标准、治疗方案选择、建议住院天数、纳入路径标准、病例排除标准、中医证候学观察、治疗方法、出院标准、有无变异及原因分析等方面。

1.1　诊断与治疗标准

中医疾病诊断标准参照中华中医药学会《糖尿病中医防治指南》（ZYYXH/T3，1 ～ 3.15–2007），证候诊断标准是在此基础上结合“国家中医药管理局‘十一五’重点专科协作组消渴病（2 型糖尿病）诊疗方案”；西医疾病诊断标准参照中华医学会糖尿病分会《中国 2 型糖尿病防治指南》（2007 年）。中医第一诊断应为“2 型糖尿病”，西医第一诊断应为“2 型糖尿病”。

1.2　治疗标准

中医治疗标准应参照中华中医药学会糖尿病分会《糖尿病中医防治指南》（2007 年）和“国家中医药管理局‘十一五’重点专科协作组消渴病（2 型糖尿病）诊疗方案”；西医疾病治疗标准参照中华医学会糖尿病分会《中国 2 型糖尿病防治指南》（2007 年）。

1.3 建议标准住院天数

根据2型糖尿病疾病的特点，一般建议住院天数为不大于14天。

1.4 中医症候学观察

四诊合参，收集2型糖尿病不同证候的主症、次症及舌、脉特点，并注意证候的动态变化。

1.5 治疗方法

2型糖尿病治疗主要包括中医的辨证选择中药汤药、中成药、静脉滴注中药注射液、中药外用疗法，西医对2型糖尿病的基础治疗、非药物疗法和相应护理方案。

1.6 有无变异及原因分析

根据患者住院期间情况，对其是否偏离临床路径进行评估，主要分为患者病情变化及患者与家属意愿两种情况。对于有变异者进行原因分析、总结，使临床路径在实践中改进，更好地应用于临床。

1.7 其他

纳入临床路径标准和病例排除标准使得纳入临床路径的2型糖尿病患者比未纳入临床路径的2型糖尿病患者，要求更高、范围更窄，使得该临床路径的诊治方案对筛选出来的病例更贴合、更实用。

2 2型糖尿病中医临床路径表单

临床路径的表单主要包括患者的基本信息、主要诊疗工作、重点医嘱（长期医嘱和临时医嘱）、主要护理工作和病情变异记录。其中患者的基本信息包括姓名、性别、年龄、门诊号、住院号、发病时间、住院日期、出院日期、实际住院天数。见图 3–1。

适用对象：第一诊断为消渴病（2型糖尿病）（TCD编码：BNV060、ICD–10编码：E11.902）
患者姓名：______ 性别：_____ 年龄：____ 住院号：
发病时间：____年___月___日 住院日期：____年___月___日 出院日期：____年___月___日
标准住院日≤14天 实际住院天数：____天
主证：□肝胃郁热 □胃肠实热 □脾虚胃热 □上热下寒
□阴虚火旺（阴虚热盛） □气阴两虚 □阴阳两虚
兼证：□瘀证 □湿证 □痰证 □浊证

图 3–1 2 型糖尿病中医临床路径图

根据 2 型糖尿病疾病本身的特点、其可能出现的并发症、中医对 2 型糖尿病的理解，制定医生和护士对患者进行的主要诊疗计划、重点医嘱、主要护理工作和记录病情变异情况。

2.1 主要诊疗工作

2.1.1 入院第 1 ~ 3 天

（1）询问病史，体格检查、舌象、脉象；
（2）下达医嘱、开出各项检查单；
（3）完成首次病程记录、完成入院记录；
（4）完成初步诊断和病情评估；
（5）治疗前讨论，确定治疗方案；
（6）上级医师查房，确定进一步诊疗方案；
（7）向患者及家属初步交代病情。

2.1.2 入院第 4 ~ 13 天 / 出院日

（1）上级医师查房，确定进一步的检查和治疗方案；
（2）完成当日病程及上级医师查房记录，并根据上级医师诊疗意见和建议进行修改、完善必要检查和诊治方案；
（3）防治并发症。

2.1.3 第 14 天 / 出院日

（1）上级医师查房，确定出院时间；

（2）通知患者及家属出院；

（3）向患者交代出院后的注意事项：血糖、血压、心率等监测频率，饮食、运动情况，预约复诊日期；

（4）完成出院记录，将“出院记录”交给患者；

（5）如果患者不能出院，在“病程记录”中说明原因和继续治疗的方案。

时间	____年____月____日 （第 1 ～ 3 天）	____年____月____日 （第 4 ～ 13 天 / 出院日）	____年____月____日 （第 14 天 / 出院日）
主要诊疗工作	□询问病史、体格检查、舌象、脉象 □下达医嘱、开出各项检查单 □完成首次病程记录 □完成入院记录 □完成初步诊断和病情评估 □治疗前讨论，确定治疗方案 □向患者交待病情和注意事项 □特殊追问糖尿病病程，为三型辨证提供依据	□上级医师查房，完成当日病程和查房记录 □据检查结果进行讨论，并予相应处理 □完善必要检查 □防治并发症	□上级医师查房，确定出院时间 □完成出院记录 □出院宣教：向患者交代出院注意事项及随诊方案 □通知出院

图 3–2

2.2 重点医嘱

2.2.1 长期医嘱

2.2.1.1 入院第 1 ～ 3 天

中医内分泌科 2 型糖尿病护理常规，分级护理（一 / 二级护理），低盐低脂糖尿病饮食，确定总热量及营养比例（每天碳水化合物、蛋白质、脂肪的摄入量），基础治疗，中成药，中药汤剂，中药注射液，中药外用，非药物疗法，动态血糖监测，胰岛素泵等。

2.2.1.2 入院第 4–13 天 / 出院日

中医内分泌科 2 型糖尿病护理常规，分级护理（一 / 二级护理），低盐低脂糖尿病饮食，确定总热量及营养比例（每天碳水化合物、蛋白质、脂肪的摄入量），基础治疗，中成药，中药汤剂，中药注射液，中药外用，非药物疗法，动态血糖监测，胰岛素泵等。

2.2.1.3 第 14 天 / 出院日

停止所有长期医嘱。

时间	____年____月____日 （第 1 ～ 3 天）	____年____月____日 （第 4 ～ 13 天 / 出院日）	____年____月____日 （第 14 天 / 出院日）
重点医嘱	长期医嘱 □中医内分泌科护理常规 □分级护理 □低盐低脂糖尿病饮食 □中医辨证 □口服中药汤剂 □口服中成药 □静脉滴注中药注射液 □中医外用 □非药物疗法 □基础治疗 □确定总热量及营养比例 □动态血糖监测 □胰岛素泵	长期医嘱 □中医内分泌科护理常规 □分级护理 □低盐低脂糖尿病饮食 □中医辨证 □口服中药汤剂 □口服中成药 □静脉滴注中药注射液 □中医外用 □非药物疗法 □基础治疗 □确定总热量及营养比例 □动态血糖监测 □胰岛素泵	长期医嘱 □停止所有长期医嘱

图 3–3

2.2.2 临时医嘱

2.2.2.1 入院第 1 ～ 3 天

检查：入院常规急查（血常规、C 反应蛋白、肝功能、肾功能、电解质、入院即刻血糖、尿常规、便常规 + 潜血、心电图、胸片），生化全项，全血肌钙蛋白，血沉，DIC 初筛，胰岛功能，胰岛细胞抗体、糖化血红蛋白，24 小时尿蛋白分析，尿肾功，心脏彩超，腹部 B 超，颈动脉 B 超，下肢动静脉 B 超，肌电图，交感皮肤测定，肢体动脉检查，骨密度，PPG 指、趾动脉检查，彩色眼底照相，24

小时动态血压，24 小时动态心电图等；

对症处理：临时予以静脉输液及口服药物；

会诊：必要时请相关科室协助诊疗。

2.2.2.2 入院第 4–13 天 / 出院日

根据病情复查异常项目，必要时增加新的检查项目，并对病情进行对症处理。

2.2.2.3 第 14 天 / 出院日

开具出院医嘱、出院带药。

时间	____年____月____日 （第 1 ～ 3 天）	____年____月____日 （第 4 ～ 13 天 / 出院日）	____年____月____日 （第 14 天 / 出院日）
重点医嘱	临时医嘱 □入院常规急查（肝、肾、电解质、血糖） □血常规、尿常规、大便常规 □生化全项 □多次血糖 □胰岛功能 □心电图 □糖化血红蛋白 □胸片 其他检查: □肌钙蛋白 □心彩超 □肌电图 □动态血压 □胰岛细胞抗体三项 □交感皮肤测定 □肢体动脉检查 □双光能 X 线骨密度检查 □ PPG 指、趾动脉检查 □激光多普勒血流检查 □ 24 小时尿蛋白定量及定性 □动态心电图 □尿肾功三项 □腹部 B 超（或彩超） □彩色眼底照像 □ CT、MRI 等影像学检查 □血沉、C- 反应蛋白	临时医嘱 □必要时复查异常项目 □必要时增加新检查项目 □对症处理	临时医嘱 □开具出院医嘱 □出院带药 □门诊随诊

图 3–4

2.3 主要护理工作

2.3.1 入院第 1 ~ 3 天

(1) 入院介绍及入院评估;

(2) 进行入院健康教育;

(3) 介绍各项检查前的注意事项;

(4) 饮食、日常护理的指导;

(5) 按照医嘱执行治疗护理措施;

(6) 观察并记录生命体征。

2.3.2 入院第 4-13 天 / 出院日

(1) 按医嘱执行诊疗护理措施;

(2) 饮食指导;

(3) 安抚疏导、健康教育;

(4) 心理护理;

(5) 观察并生命体征。

2.3.3 第 14 天 / 出院日

(1) 指导患者病后康复;

(2) 交代出院后注意事项，进行卫生宣教;

(3) 指导出院带药的煎服方法;

(4) 告知患者门诊复诊时间及注意事项。

时间	____年____月____日 （第 1 ～ 3 天）	____年____月____日 （第 4 ～ 13 天 / 出院日）	____年____月____日 （第 14 天 / 出院日）
重点医嘱	□做入院介绍、入院评估 □进行入院健康教育 □介绍各项检查前注意事项 □饮食、日常护理指导 □按照医嘱执行诊疗护理措施 □观察生命体征并记录	□按医嘱执行诊疗护理措施 □饮食指导 □安抚疏导、健康教育 □心理护理 □观察生命体征并记录	□指导患者病后康复 □交待出院后注意事项，进行卫生宣教 □指导出院带药的煎法服法 □协助办理出院手续 □送患者出院

图 3-5

第四章
2 型糖尿病中医临床路径的实施

1 对纳入及排除标准的判定

患者被门诊收入病房后，护士通知医生（个案管理者），医生根据患者疾病情况，判断患者会否符合纳入 2 型糖尿病中医临床路径的标准：（1）中医第一诊断必须符合消渴病（TCD 编码：BNV060），西医第一诊断必须符合 2 型糖尿病（ICD-10 编码：E11.902）；（2）空腹血糖 ≤ 11.1mmol/L 且非空腹血糖 ≤ 16.7mmol/L，符合《糖尿病的入院指南》的患者；（3）当患者同时具有其他疾病，如在住院期间不需特殊处理也不影响第一诊断的临床路径流程实施；（4）患者适合并同意接受中医为主的综合治疗。

在患者符合上述标准后，医生再对其进行排除标准的判定，患者是否属于：（1）1 型糖尿病患者；（2）妊娠糖尿病患者；（3）继发性糖尿病患者；（4）有心、肝、肾功能严重衰竭者、糖尿病性酮症酸中毒、糖尿病性高渗非酮症昏迷、糖尿病性乳酸酸中毒等严重急性并发症，以及严重感染、手术、放疗等应激情况、近 3 个月内有严重出血性疾病；（5）癫痫、痴呆或精神病患者。

2 体格检查及望闻问切四诊

医生在接收患者后，需对其进行全科的体格检查，并针对 2 型糖尿病疾病特点，进行专科体格检查。同时，对患者进行中医的望、闻、问、切四诊，收集患者的主症、次症、舌、脉等特点。

3 按诊断标准对患者进行诊断

医生在体格检查和四诊合参后，按 2 型糖尿病的疾病诊断标准和消渴病证候诊断标准对患者的疾病、证候进行诊断，具体诊断标准如下。

3.1 2 型糖尿病的诊断标准

中医诊断标准参照中华中医药学会《糖尿病中医防治指南》（ZYYXH/T3，1 ～ 3.15–2007）；西医诊断标准：参照中华医学会糖尿病分会《中国 2 型糖尿病防治指南》（2007 年）。具体标准如下（满足其一则可）：

（1）典型症状（多饮、多尿及不能解释的体重下降），并且随机（餐后任何时间）血浆葡萄糖（VPG）≥ 11.1mmol/L（200 mg/dl）；

（2）空腹（禁热量摄入至少 8 小时）血浆葡萄糖（FPG）水平≥ 7.0 mmol/L（126 mg/dl）；

（3）口服葡萄糖（75g 脱水葡萄糖）耐量试验（0GTT）中 2 小时的血浆葡萄糖（2hPG）水平≥ 11.1mmol/L（200mg/dl）。

3.2 消渴病证候诊断标准

参照中华中医药学会《糖尿病中医防治指南》（2007 年）和“国

家中医药管理局‘十一五’重点专科协作组消渴病（2 型糖尿病）诊疗方案”。

3.2.1 主证

（1）肝胃郁热证：脘腹痞满，胸胁胀闷，面色红赤，形体偏胖，腹部胀大，心烦易怒，口干口苦，大便干，小便色黄，舌质红，苔黄，脉弦数；

（2）胃肠实热证：脘腹胀满，痞塞不适，大便秘结，口干口苦，或有口臭，或咽痛，或牙龈出血，口渴喜冷饮，饮水量多，多食易饥，舌红边有齿痕，舌下有络脉青紫，苔黄，脉滑数；

（3）脾虚胃热证：心下痞满，胀闷呕恶，呃逆，水谷不消，纳呆，便溏，或肠鸣下利，或虚烦不眠，或头眩心悸，或痰多，舌淡胖，舌下络脉瘀阻，苔白腻，脉弦滑无力；

（4）上热下寒证：心烦口苦，胃脘灼热，痞满不痛，或干呕呕吐，肠鸣下利，手足及下肢冷甚，舌红，苔黄根部腐腻，舌下络脉瘀阻；

（5）阴虚热盛（阴虚火旺）证：五心烦热，急躁易怒，口干口渴，渴喜冷饮，易饥多食，时时汗出，少寐多梦，溲赤便秘，舌红赤，少苔，脉虚细数；

（6）气阴两虚证：消瘦，倦怠乏力，气短懒言，易汗出，胸闷憋气，脘腹胀满，腰膝酸软，虚浮便溏，口干口苦，舌淡体胖，苔薄白干或少苔，脉虚细无力；

（7）阴阳两虚证：小便频数，夜尿增多，浑浊如脂如膏，甚至饮一溲一，五心烦热，口干咽燥，耳轮干枯，面色黧黑；畏寒肢凉，面色苍白，神疲乏力，腰膝酸软，脘腹胀满，食纳不香，阳痿，面目浮肿，五更泄泻，舌淡体胖，苔白而干，脉沉细无力。

3.2.2 兼证

（1）瘀证：胸闷刺痛，肢体麻木或疼痛，痛定不移，肌肤甲错，健忘心悸，心烦失眠，或中风偏瘫，语言謇涩，或视物不清，唇舌紫暗，舌暗有瘀斑，舌下络脉青紫迂曲，苔薄白，脉弦或沉而涩；

(2) 痰证：嗜食肥甘，形体肥胖，呕恶眩晕，口黏痰多，食油腻则加重，舌体胖大，苔白厚腻，脉滑；

(3) 湿证：头重昏蒙，四肢沉重，遇阴雨天加重，倦怠嗜卧，脘腹胀满，食少纳呆，便溏或粘滞不爽，舌胖大，边齿痕，苔腻，脉弦滑；

(4)浊证：腹部肥胖，实验检查血脂或血尿酸升高，或伴脂肪肝，舌胖大，苔黄腻，脉滑。

4　确定治疗方案

按照 2 型糖尿病中医临床路径表单所列的重点医嘱，下达与患者疾病、症状相关的医嘱，开出必要化验单、检查单，护士在收到医生下达的医嘱之后，严格按其执行。医生对患者的治疗方案，按以下执行。

4.3　西医治疗

4.3.3　降糖治疗

根据《中国 2 型糖尿病防治指南》（2010 年版）选择治疗方案。配合使用“双 C 方案”即动态血糖监测加胰岛素泵治疗。根据国家法律法规，对有适应症者，进行胃转留手术、胰岛移植和 / 或干细胞治疗，以及臭氧等。

4.3.4　并发症治疗

根据《中国 2 型糖尿病诊疗指南》选择治疗方案。配合非药物疗法，如半导体激光治疗、红外线疼痛治疗、低频 + 高频治疗、中频治疗、气压循环驱动治疗、激光治疗、臭氧治疗、骨质疏松治疗仪等。

4.4 中医治疗

4.4.1 辨证选择口服中药汤剂、中成药

4.4.1.1 主证

（1）肝胃郁热证：开郁清热

大柴胡汤加减：柴胡、黄芩、清半夏、枳实、白芍、大黄、生姜等；中成药可选用大柴胡颗粒。

（2）胃肠实热证：通腑泄热

大黄黄连泻心汤加减：大黄、黄连、枳实、石膏、葛根、元明粉等；中成药可选用牛黄清胃丸、一清胶囊、新清宁片、复方芦荟胶囊。

（3）脾虚胃热证：辛开苦降

半夏泻心汤加减：半夏、黄芩、黄连、党参、干姜、炙甘草等。

（4）上热下寒证：清上温下

乌梅丸加减：乌梅、黄连、黄柏、干姜、蜀椒、附子、当归、肉桂、党参等；中成药可选用乌梅丸。

（5）阴虚热盛（阴虚火旺）证：滋阴降火

知柏地黄丸、白虎汤加减：知母、黄柏、山萸肉、丹皮、山药、石膏、粳米、甘草、天花粉、黄连、生地黄、藕汁等。中成药可选用知柏地黄丸、十味玉泉丸、金糖宁胶囊（片）、津力达颗粒等。

（6）气阴两虚证：益气养阴

参芪麦味地黄汤加减：人参、黄芪、麦冬、五味子、熟地黄、山药、茯苓、丹皮、泽泻、山茱萸等；中成药可选用消渴丸、降糖甲片、渴乐宁胶囊、参芪降糖颗粒、芪药消渴胶囊、芪蛭降糖胶囊、降糖丸。

（7）阴阳两虚证：阴阳双补

金匮肾气丸加减；偏阴虚者选用左归饮加减，偏阳虚者选用右归饮加减；桂枝、附子、熟地黄、山萸肉、山药、茯苓、丹皮、泽泻、枸杞子、甘草、杜仲、菟丝子、肉桂、当归、鹿角胶等；中成药可选用金匮肾气丸（桂附地黄丸）、右归胶囊、左归丸等。

4.4.1.2 兼证

（1）瘀证：活血化瘀

桃红四物汤加减：地黄、川芎、白芍、当归、桃仁、红花等；中成药可选用渴络欣胶囊、糖脉康颗粒、木丹颗粒、芪蛭降糖胶囊（片）。

（2）痰证：行气化痰

二陈汤加减，偏痰热可用黄连温胆汤加减：半夏、陈皮、茯苓、甘草、枳实、竹茹、黄连、大枣；中成药可选用参芪白术颗粒。

（3）湿证：健脾燥湿

三仁汤加减：杏仁、蔻仁、薏苡仁、厚朴、半夏、通草、滑石、竹叶等；中成药可选用二陈丸。

（4）浊证：消膏降浊

大黄黄连泻心汤加味：大黄、黄连、枳实、石膏、葛根、元明粉、红曲、生山楂、五谷皮、西红花、威灵仙等；中成药可选用加味保和丸。

4.4.2 辨证选择静脉滴注中药注射液

可根据消渴病变证的具体情况，结合丹参、银杏、苦碟子、灯盏花、葛根、红花、川芎、人参、黄芪等提取物制成的注射液所规定的适应证，遵照国家《中药注射剂使用指导原则》合理选择，并严格观察安全性。

（1）舒血宁注射液

活血化瘀通络，扩张血管、改善微循环。适用于缺血性心脑血管疾病、冠心病、心绞痛、脑栓塞、脑血管痉挛等。

（2）丹红注射液

活血化瘀，通脉舒络。适用于瘀血闭阻所致的胸痹及中风、冠心病、心绞痛、心肌梗塞、瘀血型肺心病、缺血性脑病、脑梗塞。

（3）注射用血栓通

活血祛瘀，通脉活络。适用于瘀血阻络引起的中风偏瘫、胸痹心痛及视网膜中央静脉阻塞症。

（4）丹参酮Ⅱ A 磺酸钠注射液

活血祛瘀，通脉活络。适用于冠心病、心绞痛、心肌梗死的辅助治疗。

（5）疏血通注射液

活血化瘀，通经活络。适用于瘀血阻络所致的中风—中经络急性期。

（6）天麻素注射液

平肝熄风止痉。适用于神经衰弱、神经衰弱综合症及血管神经性头痛等症（如偏头痛、三叉神经痛、枕骨大神经痛等）亦可用于脑外伤性综合症、眩晕症如美尼尔病、药性眩晕、外伤性眩晕、突发性耳聋、前庭神经元炎、椎基底动脉供血不足等。

（7）苦碟子注射液

活血止痛，清热祛瘀。适用于瘀血闭阻的胸痹、冠心病、心绞痛、脑梗塞。

（8）肾康注射液

降逆泄浊，益气活血，通腑利湿。适用于慢性肾功能衰竭属湿浊血瘀证。

（9）灯盏细辛注射液

活血祛瘀、通络止痛。适用于瘀血阻滞所致的中风偏瘫、胸痹心痛、缺血性中风、冠心病、心绞痛。

4.4.3 中药外用治疗

辨病位使用中药熏洗疗法、中药外敷、中药离子导入、穴位注射、足底反射治疗等方法，辨证选择中药组方。

（1）中药泡洗治疗

下肢麻和／或凉和／或痛和／或水肿者，可采用汤剂泡洗，可选用腿浴治疗器和足疗仪。

（2） 中药外敷治疗

可选用芳香辟秽，清热解毒中药研末加工双足心贴敷。

（3） 中药离子导入治疗

可根据具体情况，辨证使用中药离子导入。可配合选用智能型中药熏蒸汽自控治疗仪。

（4） 穴位注射治疗

可根据具体情况，辨证选择穴位、药物，和辅助器械。

（5） 足底反射治疗

可根据具体情况，辨证选择穴位、药物，和辅助器械。

4.4.4 非药物疗法

非药物疗法包括膳食与药膳调配、运动疗法、针灸、气功疗法（八段锦、六字诀、易筋经、五禽戏、丹田呼吸法）、其他（红外线疼痛治疗、气压式血液循环驱动器、半导体激光照射、电磁疗法）。

（1）膳食和药膳调配

做到个体化，达到膳食平衡。尽可能基于中医食物性味理论，进行药膳饮食治疗。

（2）运动治疗

运动治疗的原则是适量、经常性和个体化。坚持有氧运动。保持健康为目的的体力活动包括每天至少 30 分钟中等强度的活动，运动时注意安全性。其他尚有散步、广播操、太极拳、游泳、打球、滑冰、划船、骑自行车等。

（3）针灸疗法

可根据病情选择体针、耳针、穴位贴敷、穴位注射、穴位磁疗、激光穴位照射等。

（4）气功疗法

可根据病情选择八段锦、六字诀、易筋经、五禽戏、丹田呼吸法、太极拳等。可配合中医心理治疗仪、中医音乐治疗仪和子午流注治疗仪。

5 对患者进行必要的护理

护士根据医生对该患者病情的交代及其医嘱，对患者进行糖尿病教育、饮食护理、运动护理、心理护理和药物护理等 5 个方面的护理，缺一不可。

5.1 糖尿病教育

糖尿病教育内容非常广泛，贯穿于糖尿病整个防治过程。 通过教育使患者了解治疗不达标的危害性、掌握饮食和运动的方法与实施、了解口服降糖药与胰岛素合理使用及调节、急性并发症临床表现，预防，处理、慢性并发症的危险因素及防治。血糖的监测、自我保健的重要性和必要性等。

5.2 饮食护理

饮食护理的原则：“五谷为养，五果为助，五畜为益，五菜为充”应做到合理搭配，食养以尽，勿使太过。谨和五味，膳食有酸、苦、甘、辛、咸等五味以入五脏。五味调和，水谷精微充足，气血旺盛，脏腑调和。

食应有节：一日三餐应做到定时定量，合理安排。主食量分配：早餐占全日量的 25%、午餐为 40%、晚餐为 35%、或全日主食分为 5 等份，早餐为 1/5，中餐和晚餐各 2/5。并提倡适量膳食纤维、优质蛋白、植物脂肪。戒烟限酒：烟可促进患者大血管病变的发生与加重。酒精可诱发使用磺酰脲类药或胰岛素患者低血糖。可限量 1 ～ 2 份标准量 / 日（每份标准量啤酒 285 ml、白酒 30 ml 等约含 10 g 酒精）。限盐：每天限制食用盐摄入在 6 g 内，高血压患者应更严格。

5.3 运动护理

运动方式多样，内容丰富。日常选择散步、中速或快速步行、慢跑、广播操、太极拳、气功八段锦、五禽戏、游泳、打球、滑冰、划船、骑自行车等。提倡比较温和的有氧运动，避免过度激烈。运动量可按心率衡量。有效心率计算：男性最高心率＝ 205 －年龄 /2；女性最高心率＝ 220 －年龄 /2。最适合运动心率范围，心率应控制在最高心率的 60%～ 85%。运动必须个体化，尤其老年或有较严重并发症者，量力而行。

5.4 心理护理

人的心理状态、精神情绪对保持健康、疾病发生，病情转归等发挥重要作用。情志过激，超越生理调节限度，使脏腑、阴阳、气血功能失调，气机升降失司，可诱发疾病、或使疾病加重或恶化。“喜则气和志达，营卫通利”精神愉悦，正气旺盛以利战胜疾病。

5.5 药物护理

了解药物的功效主治和服用时间，注意药物之间的交互作用，预防药害。

6 三级医师查房并记录病程

入院当天，住院医生应完成纳入 2 型糖尿病中医临床路径患者的首次病程记录、入院记录。在患者住院期间，科内（副）主任医师应对患者每周至少进行 1 次查房，解决疑难病理论，抽查医嘱、病例及护理质量并指导改正，利用典型、特殊病例进行教学；科内主治医师应每天对患者进行 1 次系统查房，确定诊断、治疗方案，了解患者病情，系统检查病历和各项医疗记录，了解医嘱执行情况，避免和杜绝医疗差错事故发生，对疑难病例向上级汇报并安排（副）主任医师查房；住院医师每天应至少对患者进行 2 次有效查房，及时观察并向上级医师汇报病情变化，查房期间对实习医生讲授诊断要点、体检方法、四诊方法、治疗原则、疗效判定及医疗操作要点，同时每日记录患者病情且对（副）主任医师查房内容进行认真记录。

查房过程中，对实习医生、进修医生要做好 2 型糖尿病中医临床路径的宣传、讲解工作，使其深入了解临床路径，同时也要讲授中医对 2 型糖尿病的理解与认识，包括诊断、治疗、预防、康复、护理等，使其更加深入得了解消渴病（2 型糖尿病）。

7 及时发现并迅速有效处理变异

2 型糖尿病中医临床路径虽然是一个固定的治疗模式，但是患者的情况每天每时都是变化的、其他有关科室的配合程度也是不一致的、医生或护士的水平也存在一定的差异的，这些都有可能导致患者在按临床路径诊治期间，出现不同程度、不同原因、不同情况的变异。这些都需要临床医生、护士及时发现，并及时报告，使得医生能在最短时间内采取最有效、最迅速的措施进行解决。

如果变异程度小，不影响整个中医临床路径的实施，需将变异情况、原因如实记录下来；如果变异程度大，可能或必然会影响整个中医临床路径的实施结果，则临床医生应及时修正，使得诊断、治疗回到中医临床路径中来，避免影响整个的预期效果，并将变异情况、原因、修正方案如实记录；如果变异程度大、影响中医临床路径的实施结果、且无法修正，则临床医生需将该患者退出临床路径进行治疗。

无法修正的变异情况及原因如下：

(1) 空腹血糖＞ 11.1 mmol/L 或非空腹血糖＞ 16.7 mmol/L，退出本路径；

(2) 病情加重，出现严重的糖尿病慢性并发症（糖尿病肾病、眼部疾病、心血管疾病、神经系统并发症、皮肤病变、糖尿病足等）或合并感染，需要延长住院时间，增加住院费用，退出本路径；

(3) 治疗过程中发生病情变化，出现急性并发症（低血糖昏迷、高渗性昏迷、酮症酸中毒、乳酸性酸中毒等）时，退出本路径，并按相应路径或指南进行救治；

(4) 合并有心血管疾病、内分泌疾病等其他系统疾病的患者，在住院期间此类病情加重，需要特殊处理，导致住院时间延长、费用增加，退出本路径；

(5) 若必须同时服用对血糖或降糖药物有影响的药物，或患者对胰岛素制剂、降糖药物有过敏情况，导致住院时间延长、住院费用增加，退出本路径；

(6) 因患者及家属的意愿而影响本路径的执行时，退出本路径。

8 判断是否符合出院标准

对于纳入 2 型糖尿病中医临床路径的患者，一般建议住院时间不长于 14 天，当患者符合以下标准，医生将择期安排患者出院。

（1）病情稳定，主要症状改善；

（2）血糖控制达标或血糖趋于稳定，且无低血糖昏迷事件发生；

（3）形成具有中医特色的个体化治疗和预防方案。

若患者符合上述出院标准，则通知患者及其家属出院，完成出院记录，将出院记录交给患者及家属；如果患者在住院第 14 天仍不能达到出院标准，则需要在“病程记录”中说明原因和继续治疗的方案。

9　对患者进行出院后的宣传教育

在住院期间，护士已经根据患者病情，按照 2 型糖尿病中医临床路径的内容，对其进行了关于疾病、饮食、运动、健康、心理、药物等的宣传教育，在出院日当天或前一天，可以对其进行相关知识考核，以加强患者对自身疾病的认识与重视，从而可以增强 2 型糖尿病中医临床路径应用的效果。另外，医生和护士需向患者交代出院后的注意事项：血糖、血压、心率等监测频率，饮食、运动情况，并预约复诊日期。

无论何种原因、何种方式、或者何时出现变异，医生、护士等与中医临床路径相关人员，应每隔一段时间对其进行统计、分析，对于经常出现的变异情况，应进行反思，并及时对 2 型糖尿病中医临床路径进行有效修订，不断改进，使其能更好得应用于临床。

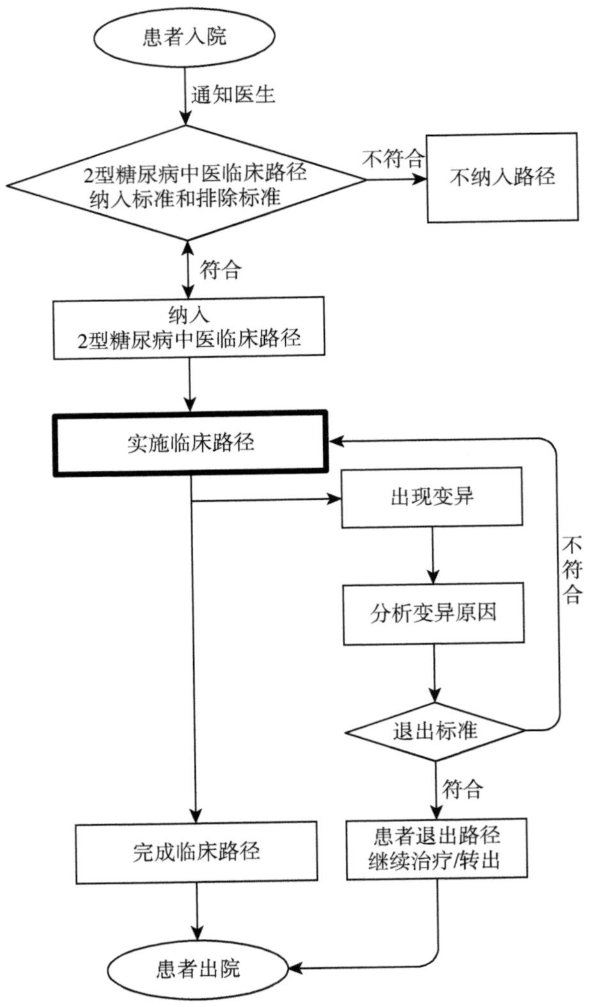
患者入院
通知医生
2型糖尿病中医临床路径
纳入标准和排除标准
不符合
不纳入路径
符合
纳入
2型糖尿病中医临床路径
实施临床路径
出现变异
分析变异原因
不符合
退出标准
符合
完成临床路径
患者退出路径
继续治疗/转出
患者出院

图 4-1

第五章
2 型糖尿病中医临床路径的设施质量控制

2 型糖尿病中医临床路径的归纳总结阶段，并不独立于其实施阶段之外，它不仅包括对医疗质量的监测评价与控制，也包括对该临床路径的持续改进，而这两者也应贯彻于实施阶段。

1　医疗质量的评价与控制

监测和评价 2 型糖尿病中医临床路径，不仅可以及时发现和解决其实施过程中存在的问题，也可以验证该临床路径的科学性、合理性和有效性。通过对该临床路径应用过程中的相关信息进行持续性地收集，可以动态监控其实施情况，以对其进行系统的、全面的分析。

对 2 型糖尿病中医临床路径的医疗质量的监测评价，应考虑到能客观反映治疗和护理 2 型糖尿病的医生和护士的质量、效率、效益指标以及患者满意度等内容，如对患者的症状改善、住院时间、住院费用、血糖达标率、满意度等进行统计分析，运用统计学、运筹学等方法，对临床路径运用于临床诊疗过程的效果进行综合评价。

医疗质量的评价结果应及时反馈给临床路径实施小组，以便于临床一线及时根据监测评价的结果对临床路径进行适当调整。对临床路径医疗质量的监测评价，其内容包括对诊疗质量、病案质量、护理质量、医疗成本的评价等。对临床路径医疗质量的实时监测与评价，是其持续改进的基础，所以建立 2 型糖尿病中医临床路径医疗质量监测评价体系，是增强临床路径实施效果的重要途径。它不仅可以及时发现和解决临床路径实施过程中所存在的问题，同时也能对其科学性、合理性、有效性进行验证，以对其进行全面而系统的分析。

1.1 一级质控

一级质控为科室监控，由科室主任、主治医师和护士长组成，辅助临床路径的具体执行与管理，质控的重点为检查项目的完成情况、诊断的准确性、护理的合理性以及对变异情况的记录。

患者在被纳入临床路径之后，即开始启动质控；将纳入病历所接受的诊疗项目与临床路径中规定的相关项目每天进行比对并记录变异情况，发现问题应立即予以纠正；将执行医嘱与路径表单中的医嘱项目进行比对，包括必做项目与治疗措施都应与路径执行手册中的相关内容进行对比；对于路径表单中要求执行而未在医嘱中体现的非医嘱性内容，如病情评估、健康宣教等，要进入到病房向患者询问，以减少质控盲区；如执行过程中发现变异原因涉及多学科间的诊疗流程问题，应报与院级质控组，由其出面进行协调。

1.2 二级质控

二级质控为院级质控，由医院医疗质量管理部门组成，负责对临床路径进行评估、指导、监控及协调。质控的重点主要为临床路径的执行情况以及一级质控的执行效果。需要对上述情况进行定期抽查检验，并收集执行过程中所发现的各种问题，在院级层面上给予指导和协调。执行过程中需注意：早期介入，现场检查，以过程管理为主，定期抽查各路径的执行情况，对关键环节的完成情况给予充分重视。

2 临床路径的持续改进

2 型糖尿病中医临床路径作为一种新的医疗质量管理办法，仍存在一定的缺陷，不仅其准备不足、效果欠佳，同时也缺乏科学有效的实施效果评价和完善机制。该临床路径的目标是为 2 型糖尿病患者提供最佳的医疗服务。而随着社会的发展、医学的进步以及我国对 2 型糖尿病中医临床路径研究的进一步深入，在结合本医院的实际情况的基础之上，需要对已构建完成的临床路径进行持续修改、补充和完善，进行周期性的回顾和更新。2 型糖尿病中医临床路径持续改进是一个内部技术、管理能力、硬件及软件设施的不断完善和发展的过程。

2.1 完善临床路径的设计

在临床路径实施一段时间之后，有必要对于其整个路径的设计进行反思，在当前医疗体制改革的大背景下，其是否实现了医疗质量和医疗安全的目标；实施的策略和步骤是否合理、有效；临床路径的实施条件是否完善；实施效果是否达到预期。如何进行进一步修改和完善，不仅仅是临床路径本身的完善，同时也要以医疗机构所配套的政策为保证。

2.2 改善临床路径的基础设施条件

医疗机构内部医疗、护理、药理、医技、营养和管理等多个部门资源的重新整合，需要很多基础条件的有力支撑。医疗机构实施 2 型糖尿病中医临床路径，需要明确各部门的职责，科学论证临床路径的设计和评估，让参与其中的医务人员也全面参与到持续改进过程中。而信息化的支持也是临床路径标准化实施的一个非常重要的环节，应建立一套以实现科学化、科技化、标准化、规范化管理为目标的，集“医生医嘱处理与病历质控、患者医疗费用及相关指标的统计分析”的，并具有临床路径持续改进等功能的综合性信息管理系统。

2.3 注重临床路径关键环节

临床路径的制度和流程是管理的重心和质量改进的起点。临床路径的设计、诊断依据、医院领导的支持力度、结果的反馈与应用等环节是最主要的关键环节。很多差错源于服务流程上的问题，重要的是要分析原因，找出缺陷，不断改进。医院应鼓励医护人员在出现差错的时候能积极上报并提出改进措施。管理者应强调，如果流程有问题，临床应用的人员并无责任，但出现问题不上报，则不容宽恕。

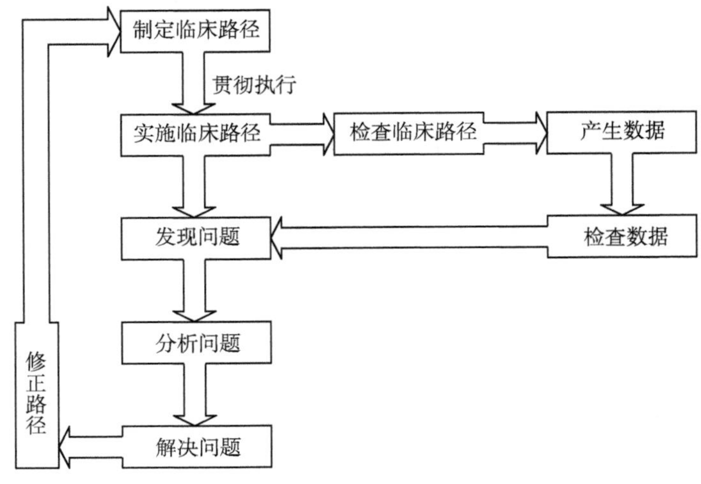

图 5-1

第六章
2 型糖尿病中医临床路径的诊疗质量评价

“质量”，就是合乎标准、零缺点，即在现有的能力下做出的让使用者最满意的产品。2000 年版的国际标准 ISO9000 特别强调：质量就是一组固有特性满足要求的程度。医疗质量是医院的生命线，与工作效率、费用控制、服务态度等多方面有密切关系，无论是社会、医院还是患者，都对医疗质量及其管理控制十分重视。医疗质量包括决策质量和实施准确，临床路径则重点关注其准确实施的质量，通过采用专家共同研究制定的最佳处理方式，患者诊疗一致性的增强，可以减少患者住院时变异的发生，避免医疗处置失当，从而提高医疗质量。

对于 2 型糖尿病中医临床路径的质量评价，仍缺乏一定的客观性，人为的、主观的因素在目前中医辨证治疗中很难完全客观化、标准化。所以，对其诊疗质量的评价，应从主观和客观两方面进行评价，包括患者症状的改善程度、住院时间、住院费用、患者的满意度、血糖的达标率、并发症发生率等。

1　2 型糖尿病中医临床路径诊疗质量评价的意义

临床路径具有高效性和实用性，并以节约医疗资源、减少医疗费用为目标，临床路径的制定和执行是遵循医疗质量管理的 PDCA

（计划、执行、检查、处理）循环法则，循环中必须对其进行正确、有效的评价，才能保证其医疗质量。临床路径的管理是通过规范医疗过程，以减少 2 型糖尿病患者在不同医生之间的医疗差异为目的，把患者的病情和诊疗过程用图表的形式直观地表现出来，并通过计算机管理信息系统对 2 型糖尿病患者从入院到出院整个诊疗过程的全程监控，使质量管理从终末管理向过程管理转变。临床路径评价体系的建设可以进一步明确临床路径建设的环节目标，对提高医疗质量、降低医疗费用、缩短住院时间、促进医疗资源的合理利用、提高医院的竞争力具有重要作用。

2　2 型糖尿病中医临床路径诊疗质量评价指标的筛选标准

中医临床路径在我国的实施尚未成熟，目前无论对西医临床路径还是中医临床路径的评价，都集中于临床路径实施后的效果评价上，尤其是经济指标，如住院时间、住院费用等。但是，单纯以此来评价 2 型糖尿病中医临床路径是并不全面的。

2.1　诊疗质量评价指标筛选原则

评价 2 型糖尿病中医临床路径的诊疗质量，其指标应具有重要性、系统性、导向性、可比性和可操作性。

重要性体现在该指标可以反映诊疗质量的重要问题，这些问题是否会直接或间接影响患者的康复；该指标也可以反映政府、社会和患者所关注的问题；该指标也要与医疗服务直接相关，改善医疗服务也能正面影响该指标的变化。系统性是构建临床路径管理评价指标体系的基本要求，且应全面考虑临床路径的组织环境。导向性是引导和鼓励被评价对象向正确的方向和目标发展。可比性是指指标体系和各项指标、参数的内涵和外延应保持稳定。可操作性是指在满足评价需要的前提下，评价指标的概念要清晰，表达方式简单易懂，数据易采集，计算公式科学合理，评价过程简单，利于掌握和操作，利于降低成本和提高管理的时效性。

2.2 诊疗质量评价指标的确定方法

根据以上筛选原则，对各专家所提出的评价指标进行至少 3 轮以上的论证，并使用综合评分法和层次分析法确定各指标的权重，并根据权重系数对诊疗质量进行评价。

3 2 型糖尿病中医临床路径诊疗质量评价的指标

3.1 症状改善程度

症状的改善，是患者对自身病情变化最明显、最直接的反映。患者的自身感觉较入院前舒服了，不仅会增加对临床路径应用的信任，也会增加对医务工作者的信任，使其在住院期间甚至在出院后都能配合治疗，也会对自己疾病的缓解增强信心，更有利于对血糖进行控制、延缓并发症的发生。对于有明显典型症状、血糖升高的 2 型糖尿病患者来说，应用西药降糖药物，可能会使血糖下降显著，但症状的改善尚需要一段时间，然而加入中药汤药、中成药和其他非药物疗法共同治疗，可以缩短患者症状改善的时间。虽然这是患者主观性的感受，但也是该中医临床路径质量评价中不可或缺的一部分。

3.2 住院时间

住院时间的长短与患者病情、检查安排、治疗效果、患者配合程度等多种因素有关，所以并非是住院时间越短、治疗效果越好、临床路径的实施质量越高。尤其当患者患有 2 型糖尿病时，应根据患者的病情、治疗效果等指标综合评价患者住院时间是否过长或者过短，以此来评价该 2 型糖尿病患者实施中医临床路径的质量。对患者而言，住院时间过短，也会认为医生在治疗期间不负责任；治疗时间过长，可能会认为医生业务不熟练，故意增加住院费用等：两者均会降低患者对中医临床路径、对医护人员、对医院的满意程度，从而影响到医疗质量。但是，患者对住院时间的长短是主观的，医生在对其进行诊治时，秉着认真、负责的态度即可。

3.3 住院费用

与住院时间的评价方式相同，住院费用的多少与住院时间、患者病情、检查项目、治疗方案等多种因素相关，所以并非是住院费用越少治疗效果越好，临床路径的实施质量越高。同样，对患者而言，住院费用的过高与过低都会影响满意度。对于 2 型糖尿病而言，有些并发症隐匿，如糖尿病性周围神经病变、周围血管病变，需要依靠检查仪器，做到早发现、早诊断、早治疗。所以不能单纯从住院费用的高低来评价临床路径实施的质量，而应从患者疾病的全过程来分析评价。

3.4 血糖达标率

2 型糖尿病中医临床路径的应用，不仅适用于血糖控制不佳的患者，也适用于 2 型糖尿病患者的定期体检。而对于因血糖控制差而入院的患者，血糖的尽快达标也是对该临床路径的质量评价方式之一。但是另一方面，对于长期血糖处于高水平的患者，血糖的迅速下降可能会引起低血糖症状，所以，在质量评价中，不仅要考虑患者血糖达标的时间，也要考虑在达标过程中是否有其他并发症状的发生。

3.5 变异率

如前所述，变异的情况与种类很多，但并不是每一个变异原因和情况都可以作为医疗质量评价的指标，而每一个变异因素也应有不同的重要性：可控变异的重要性大于不可控变异，与医院相关变异的重要性则应大于与疾病相关变异。变异率的情况，不仅可以反映临床路径的医疗质量，也可以促进临床路径的持续改进。

3.6 患者满意度

患者的满意度是评价 2 型糖尿病中医临床路径诊疗质量的一个不可忽略的因素。

患者的经济状况、参加的医保以及对 2 型糖尿病中医临床路径的认识影响着他们对该临床路径的态度。自身经济条件优越或者享受公费医疗的患者，追求使用高档药、延长住院日等，出现不愿意遵从临床路径规定的住院时间及药物，使临床路径得不到很好地实施。另一方面，患者对医疗及临床路径管理模式认识不足，对临床路径所能够达到的作用缺乏一定的信任，且对于临床路径实施过程中所出现的变异并不理解，对路径中规定的诊疗项目产生怀疑、不接受，担心会影响他们的康复效果等，这些都增加了临床路径实施推广的难度。

患者不仅要对住院期间症状好转、血糖达标而满意，同时也应对自己病情的了解加深而满意，对医护人员对他们的关心而满意，对住院费用满意。患者在住院期间对以上多方面都满意了，就是对 2 型糖尿病中医临床路径的满意，所以患者的满意度也是直接影响临床路径实施质量的原因之一。

3.7 并发症发生率

2 型糖尿病的并发症分为急性与慢性两种，尤其是慢性并发症，不可能只是在住院这 14 天之内突然发生的。所以，并发症的发生率对于评价质量来讲，要分析其发生的时间及原因，尤其是当次住院期间发生的急性并发症。如果入院即有急性或者慢性并发症，那么在评价临床路径的质量时是不予考虑的。那么，并发症的发生率应该在何时进入到质量评价体系之中呢？2 型糖尿病中医临床路径的应用，对患者的并发症来讲，主要是早发现、早诊断、早治疗，所以此次纳入临床路径的患者未诊断的并发症，应在下次住院时或在随访中得知其是否发生、发生时间及其程度等，依此来对前一次临床路径进行质量评价。现今，由于各种条件的限制，包括患者的信息情况、患者经济状况、患者的地域情况、医务工作者的紧缺等因素，可能会使这样的工作受阻。

综上，2 型糖尿病中医临床路径的质量评价方法应综合各项来看，而不是从单一一个方面着手。除了最后一项质量评价的标准外，都可以在当次临床路径完成后进行评价，但从并发症的角度来讲，还是一个更为长期的工作。

第七章
2 型糖尿病中医临床路径的诊疗质量控制

临床路径的应用，本身就是对医疗质量的控制方式之一，可以达到节约医疗资源，提高医疗质量，提高工作效率，缩短住院时间，降低医疗成本，减少患者住院费用的目的。在对 2 型糖尿病进行中医临床路径方式的管理的基础上，仍要对其进行更高要求的诊疗质量控制。

1　质量控制在临床路径管理中的特点

以临床路径对 2 型糖尿病患者进行管理，是为了规范医疗过程，减少不同患者在不同医生的治疗下的医疗差异，将诊断、治疗、护理三者标准化，而质量控制在这其中起到监督和促进的作用。

质量控制在 2 型糖尿病中医临床路径中具有以下特点：

（1）完整性：同是 2 型糖尿病，寻求符合成本—效益的最佳处理方案；

（2）时效性：确定 2 型糖尿病的标准住院日（≤ 14 天）和检查项目；

（3）协作性：协调内分泌科与其他各科室之间的横向联系，规范与 2 型糖尿病中医临床路径实施过程有关的医务人员的诊疗流程；

（4）满意度：合理地控制质量，不仅可以提高 2 型糖尿病本身的医疗质量，同时可以减少其并发症的发生率，从而提高医务人员及患者对临床路径的满意度；

（5）效益性：应用临床路径，可以减少不同患者间的差异、规范医疗费用，从而降低医疗成本，并及时发现、改进质量控制体系所存在的问题。

2 正常质量控制方法

临床路径仍处于探索阶段，其质量控制的方法也仍在探索阶段，在系统、综合的基础之上，对其进行不断的评估与改进，才能使临床路径发挥得更平稳、更高效。

在制定 2 型糖尿病中医临床路径的质量控制体系时，要在医院基本功能的基础之上，结合个别质量控制、科室质量控制、院级质量控制及综合性质量控制。质量控制体系的制定，既要有 2 型糖尿病的普遍性特征，又要突出该疾病本身的特殊性特点；既要关注患者住院全过程，也不忽视患者住院期间每一个可能发生的变化；既要发挥本科室的优势，又要考虑到其条件限制、结合其他各科室优势；既要注重患者住院的质量效果，也要注重对患者治疗的过程。在 2 型糖尿病中医临床路径的实施中，可以从以下 3 个方面进行有效的质量控制。

2.1 上级领导加强对临床路径的重视

临床路径是多学科、多科室、多专业协作完成的诊疗过程，尤其是 2 型糖尿病，其并发症涉及到眼科学、神经内科学、心脏病学、肾病学、皮肤病学等多个专业及相应科室，所以任何一个环节受阻，都会影响临床路径的顺利完成。医院领导需要对临床路径给予关注与重视，多科室相互合作，提供高效的各科室协作沟通的桥梁，采取必要的激励和约束机制，以保证临床路径在所有环节都能在规定时间和要求内完成。

2.2 对临床路径诊疗过程的控制

2.2.1 医患之间加强沟通与理解

良好的医患沟通及医患关系，在实施临床路径的过程中，起着不可忽视的作用。2 型糖尿病作为一个长期的、慢性的疾病，患者本身就会对患有该疾病有一定的心理负担、心理恐惧和心理压力。在住院期间，相关医护人员能够严格按照临床路径的要求，深入、细致地完成每日的诊疗护理工作，按时间框架及病情发展变化及时向患者沟通有关病情、治疗目标及进展，不仅在一定程度上满足了患者的知情同意权，增加患者对医生的信任，同时增加了医护人员与患者的交流机会，而这样的沟通交流又可以促进临床路径的有效实施，增强医生与患者对临床路径实施的信心。医患良好的沟通关系，是控制临床路径质量的有效方式之一，使诊疗过程不与临床路径发生大的偏离，从而可以缩短住院时间、降低住院费用、提高医疗效果，减少医患纠纷，提高患者满意度。

2.2.2 加强诊疗方案的质量控制

2 型糖尿病中医临床路径是根据该疾病制定的一种标准化的、规范化的诊疗模式，被医护人员所认可，患者由入院到出院均依据此标准模式接受诊治。然而，这样的诊疗方案有一定的缺陷。医护人员多年来在治疗 2 型糖尿病中已养成了自己的一套诊疗习惯，实施临床路径则意味着对自身习惯的改变。所以在实施临床路径之前，要做好充分的动员工作，让所有医护人员了解中医临床路径在 2 型糖尿病中应用的必要性和重要性，从而在临床路径的实施中给予积极的配合，才能更有效地对临床路径进行质量控制。同时，这种诊疗模式的医疗质量控制体系，可以有效防止医护人员提供过度的医疗服务，也是对质量控制的方法。

2.2.3 对诊断、治疗、检查的质量控制

2 型糖尿病中医临床路径通过规范对疾病的诊断、规范降糖药物及糖尿病并发症药物的使用、规范 2 型糖尿病常规治疗项目和检查项目的应用、规范护理流程等，来减少诊疗行为的盲目性、随意性，并加强实施三级查房制度、病历审查制度，从而对纳入临床路径的患者从诊断、治疗、护理、检查、住院时间、住院费用等各个环节进行质量控制，提高医疗质量，直至患者出院、病历出科。

2.2.4 对变异情况的质量控制

临床路径通过对具体病例的变异进行实时监控，对变异情况进行及时处理，从而提高医疗质量，同时对临床路径的缺陷可以提出相应的处理方案，以完善 2 型糖尿病中医临床路径。这不仅可以对此次临床路径的实施进行有效的质量控制，同时也可以对此后实施临床路径提供有效的质量控制依据。

2.2.5 对时间的质量控制

通过对住院过程的分阶段控制，如检查的时间、结果回报的时间、处理检查结果的时间和方案制定、查房的时间、会诊的时机、病例讨论的时间等，以减少住院期间患者的无效等待，从而达到减少医疗成本、缩短住院时间的目的，促进整体医疗效率提高。

3 变异之后的处理方法

2 型糖尿病的发展是一个动态的过程，在中医临床路径的实施

中，具有疾病发展的不可预知性、患者个体差异性、其他相关科室不可抗拒的原因等，难免会出现患者偏离标准临床路径的情况，即使患者符合纳入临床路径的标准，它也并不能反映所有可能发生的变异情况及其处理方案。所以在临床路径实施过程中，要根据实际情况，对变异进行及时处理。

3.1 正变异之后的处理方法

正变异虽然具有一定的合理性，可以缩短住院时间，但如果后续的诊断、治疗、检查仍是按照原路径实施，没有因为正变异的出现而及时进行方案的调整，那么其所节约的时间并没有被有效利用。所以，对于正变异的出现，要及时应对，及时与各科室间沟通协调，使后续的诊断、检查、治疗跟上现在的进度，这不仅需要医生有较强的沟通能力，也需要各科室之间的配合，在调整方案后也要及时与患者沟通，说明方案调整的原因。患者一般都会同意在预计期限之前达到住院目标的，尤其是血糖在比预期短的时间内达到理想范围、自身症状在较短时间内有明显的改善。

3.2 负变异之后的处理方法

负变异，说明患者未在预期的时间内达到既定的目标和治疗效果，这可以分为以下几类。

3.2.1 系统或操作原因

患者在节假日期间入院时，医院的辅助科室（如检验科、放射科、B 超室等）不上班或者只有值班医生，使得患者无法按时完成入院急查或其他一般检查项目，延长了住院时间，影响临床路径的实施。针对此原因引起的负变异，应积极与相应科室、医院管理部门进行沟通与协商。如果条件允许的话，可以对自己科室的医生进行相应的操作培训，使得在值班医生无暇顾及临床路径的患者时，仍不会推迟患者的相应检查项目，如胰岛功能可以在自己科室进行化验。

3.2.2 患者及家属原因

患者及其家属由于自身原因或条件限制，要求中途退出 2 型糖尿病中医临床路径或在治疗结束前强烈要求出院，此时患者不得不退出路径。若患者及家属不愿继续接受诊疗而退出路径的，病例自行脱落；若患者有意继续治疗却不想按照临床路径实施方案继续进行，医生及护士应积极取得患者配合，向患者说明按临床路径实施的优势所在。

无论哪一种情况，只要是因患者及家属的原因而引起的临床路径实施受阻，那么医护人员及上级医师需要反思，在将患者纳入临床路径之前，是否与患者及家属认真沟通过，是否取得了知情同意，而在实施之前签署知情同意书也是有一定必要的。医疗资源是有限的，而医院为临床路径的实施开通了绿色通道，若有患者临时退出路径，不仅是对医疗资源的浪费，对患者而言，也会延长住院时间、增加住院费用，得不偿失。

3.2.3 疾病发展变化原因

由于每个患者自身情况的不同，住院期间可能由于疾病本身的原因或其他原因而引起的疾病发展变化，发生了严重的急性并发症、慢性并发症急性发作或严重的心脑血管疾病等，使其偏离了临床路径，此时应退出本临床路径，并对急症按相应路径或指南进行积极救治，如需其他科室协助治疗应及时请会诊；如需转入其他科室治疗，应及时办理转出手续，并在其他科室需要时及时进行协助。

3.3 小结

无论是正变异还是负变异引起的患者退出临床路径，都应当及时地、详尽地对其进行记录，并分析发生变异的根本原因，找出相应的解决方案，以免下次出现相同的情况。变异会影响临床路径的实施效果和诊疗质量，变异分析的过程是一个信息反馈和完善路径的过程，它可以提高临床路径的实施效果。因此，临床路径不是一成不变的，而应该在应用过程中，根据临床实际情况进行及时的、适当的、有依据可循的调整，从而促进临床路径的发展，提高其诊疗质量。

第八章
2 型糖尿病中医临床路径病案质量评价与控制

现阶段，电子病历的法律地位还不十分明确，临床路径表单作为病历内容之一，其在病案中的地位、作用更不明朗。然而，2 型糖尿病中医临床路径的实施都是围绕临床路径表单而展开的，其病历也是以临床路径表单为中心的。所以，对病历的书写也要有相应的质量控制体系。对临床医生进行临床路径病历书写的培训，达到病历书写得规范、详细、认真的目的，控制病历的质量，也是对临床路径质量控制效果的有效反馈。

1 病案及其质量监控的概念

1.1 病案的概念

病案，是指有关患者健康情况的文件资料，其包括患者本人或他人对患者病情的主观描述，医务人员对患者的客观检查结果，对患者病情发生、发展、转归等情况的总结分析，医疗资源的使用和医疗费用的支付等信息。病历从建立到整理归档之前被称为病历，而转交到病案室经整理、归档后则称为病案。它的记录形式可以为文字、图表、图像、录音等，载体可以是纸张、缩微胶片、磁盘、硬盘、光盘等。病案是非常重要的医疗文献，同时，病案在医疗保险、医疗事故技术鉴定、司法机关判定医疗过失等事件中也起着举足轻重的证据作用，具有法律意义。

1.2 病案质量的概念

病案质量，是指病案在从建立、形成、归档到利用等一系列工作环节中，按照各项工作预定标准和要求需要达到的程度。病案质量包括病案管理质量和病案书写质量，前者主要是指病案专业人员对病案的收集、整理、统计等管理，后者则是指医护人员对病历内容的书写，反映了医疗水平和医院的管理水平。

1.3 病案质量监控的概念

病案的质量监控，包括病案的管理质量和病案书写质量的控制。前者反映的是病案管理水平和服务水平，后者则反映医护人员的医疗护理水平、个人素质和医院的管理水平。无论是病案的管理质量还是病案的书写质量，两者质量控制都是对其服务质量和技术质量的控制。

国内多数三甲医院实行的病案质量监控方法主要分为四级。

一级质控为运行质量监控，是指患者在住院期间，病历尚处于书写记录之中，由病房主治医师按照卫生部制定的病历书写基本规范和各省、市卫生厅（局）制定的医疗文书书写规范细则，对每份病历进行检查并签字的质量管理过程。它侧重于检查病历书写和相关签字的及时性、有效性。

二级质控为环节质量控制，是指病历在出科前，（副）主任医师对病历进行最后的质量审查与签字，也包括对内涵的质量控制。

三级质控是指病案室专职人员按照相关规范、细则对病案进行综合的质量控制，其包括在患者住院期间对病历的不定期抽查，也包括在患者出院后、医生将书写完整的病历归档到病案室之后，对完成的病案进行综合的检查、评分。

四级质控是指分管临床业务的院长、医务处对未完成的病历和对已经归档的病案进行随时的检查评分。三级和四级质控统称为终末质量控制。

表 8-1　2 型糖尿病中医临床路径病案质量监控人员职责与质控要点

质控等级	质控人员	主要职责	质控要点
一级质控（运行质控）	主治医师	监督、指导住院医师完成病历书写，对每份病历进行检查并签字	诊断的准确性、完整性、一致性，上级查房记录，诊疗是否符合临床路径规范，医师签字等
二级质控（环节质控）	（副）主任医师	在病历出科前对其进行最后的质量审查和签字，对其进行科内质量控制	鉴别诊断是否详尽、全面，病历讨论是否全面、深入，对 2 型糖尿病的诊断、治疗、护理是否及时、准确等
三级质控（终末质控）	病案室专职人员	对病案进行综合质控，不定期 / 定期对其进行抽查，包括未完成的病历及即将归档的病历	病案首页信息是否错误，各种检查单、医嘱单、护理单、知情同意书是否遗漏，日常病程是否完成临床路径中的每日诊疗要求
四级质控（终末质控）	院办、医务处	不定期 / 定期抽查病历和已经归档的病案	病案信息是否错误，临床路径表单和签字是否遗漏、错误等

2　2 型糖尿病中医临床路径的病案内容特点

实施临床路径的知情同意书：在实施 2 型糖尿病中医临床路径之前，需征得患者及家属的同意，并签署“实施 2 型糖尿病中医临床路径知情同意书”。

内容复杂但更详细、准确：实施临床路径之后，病历的记录和临床路径的标准住院流程、临床路径表单应相一致，并且对表单中每一个流程进行解释和记录。这些要求都较原先的病历更为复杂、准确。

更具有时效性：实施临床路径之后，其每一个诊疗过程都要在规定的时间内完成并及时地记录，它是临床路径制定、应用、评价、修改、处理变异的依据。

出入院诊断必须一致：2 型糖尿病中医临床路径的患者，入院与出院的中医诊断均为消渴病，西医诊断均为 2 型糖尿病。

具有变异性：实施临床路径的患者，每一个诊疗过程、每一个结果都是可预知的，当出现临床路径之外的情况时，属于变异，变异不仅应及时修正，还应如实记录变异发生的时间、原因及处理方式。

规定住院时间：2 型糖尿病中医临床路径对患者规定了住院时间≤ 14 天，如果超出，则需要记录其原因。

3　2 型糖尿病中医临床路径的病案质量评价标准

3.1　病案质量评价原则

（1）全面性：评价病案的质量，不能仅仅局限于病案的某一部分，而应全面审视病案中的优点、缺点。

（2）客观性：评价病案的质量一定要客观，不能带有主观色彩，不能带有个人情感于其中，客观地指出病案中的问题，不包庇。

（3）科学性：评价病案的质量，一定要从科学的角度审视病案。

（4）合理性：病案质量的评价标准，一定要具有合理性，不能“鸡蛋里挑骨头”。

（5）可操作性：评价病案质量的方式，要具有可操作性，具有使病案审查人员方便、快捷、一目了然地明确评价的指标，使其高效率地完成对其质量的监管。

3.2 病案质量控制标准

3.2.1 病案首页

（1）患者及其家属基本信息填写完整、准确；

（2）出入院诊断准确、合理，且第一诊断一致（西医诊断均为“2型糖尿病”，中医诊断均为“消渴病”）；

（3）ICD 编码准确；

（4）科室主任、主管医生、主管护士签字完整且清楚；

3.2.2 入院记录

（1）患者基本信息填写完整、准确；

（2）主诉简明、扼要，且与“2 型糖尿病”诊断相符；

（3）现病史发生时间与主诉一致，且准确记录发病时间、发病诱因、发病症状、就诊医疗机构、诊疗方案、医嘱执行情况，及症状加重的原因、时间、地点、症状及处理情况；

（4）既往史、家族史、过敏史、（女性）月经史及婚育史等记录全面、合理、准确无误；

（5）体格检查无遗漏，记录得认真、准确、详实；

（6）与“2 型糖尿病”症状及诊断标准相关的辅助检查结果记录准确，其他重要指标的阴性、阳性结果均有记录；

（7）西医入院第一诊断均“2 型糖尿病”，中医入院第一诊断为“消渴病”，并对证型进行诊断；

（8）主治医师签字完整且清楚。

3.2.3　病程记录

3.2.3.1　首次病程记录

（1）患者基本信息、病情要点、体格检查、辅助检查、入院诊断与入院记录内容一致；

（2）根据患者症状、体征进行鉴别诊断，包括中医与西医的鉴别诊断，并要求其全面、详尽；

（3）治疗方案和护理方法，包括中医及西医两方面，根据患者的症状、体征，按照 2 型糖尿病中医临床路径中的治疗方案和护理方案进行；

（4）住院医师和主治医师签字完整且清楚。

3.2.3.2　日常病程记录

（1）入院 3 天内（副）主任医师查房、主治医师每日查房，并由住院医师记录查房记录，按照三级医师查房制度，详细记录上级医师查房内容，包括患者症状体征的改变、辅助检查结果、患者治疗方案的修改及其原因、相关教学内容等；

（2）记录是否完成了“2 型糖尿病中医临床路径表单”每日的诊疗要求，并说明未完成项目的原因；

（3）如果患者不能在 14 天之内出院，详细记录其原因和继续治疗的方案；

（4）（副）主任医师、主治医师、住院医师签字完整且清楚。

3.2.4　辅助检查单

辅助检查单不重复、无缺失。

3.2.5　医嘱单

（1）医嘱中辅助检查项与辅助检查单项目一致，符合 2 型糖尿病中医临床路径的要求，包括医嘱内容、时间、用量等，且无遗漏、无多项；

(2) 医嘱中治疗及护理方案与病程记录一致，无遗漏、无多项。

3.2.6 护理单

护理单详细记录患者每天的生命体征（体温、心率、血压、呼吸）及体重。

3.2.7 知情同意书

（1）签署实施“2 型糖尿病中医临床路径”的知情同意书；

（2）其他与治疗方案、用药、拒收红包等相关的知情同意书的签署；

（3）家属及主治医师签字完整且清楚，并包含签字时间。

3.2.8 出院记录

（1）患者基本信息与入院时一致，且准确无误；

（2）“入院诊断”“出院诊断”与首页一致；

（3）“入院治疗经过”简明扼要，且与病程一致、无出入；

（4）“出院时病情”简明扼要，与患者病情相符；

（5）“出院带药”标明药品化学名称、规格、用药剂量、用药时间、用药方式等。

（6）“出院医嘱”与患者病情相关，没有无关的套话；

（7）主治医师签字完整且清楚。

4 2 型糖尿病中医临床路径的病案质量控制方法

对 2 型糖尿病中医临床路径的病案质量控制，首先必须统一思想，“上下一致”，提高各级对该临床路径工作的认识，把各项责任落实到每一个参与病历书写、管理的人员身上，无论是书写病历的住院医师，还是检查后签字的主治医师、（副）主任医师，亦或是对未完成的病历和已完成的病历进行检查归档的病案室专职人员，都必须为经手的病案负责。

其次，利用网络信息平台，实时对病历进行监控。2 型糖尿病中医临床路径中很多的诊疗步骤都有很强的时效性，对病历的实时监控可以一定程度上避免病案质量控制的滞后性，同时也防止了医生随意修改病历的内容、时间及签字。

第三，注重病案内涵质量的检查。我国临床路径实施时间不长，尤其中医临床路径更不成熟，2 型糖尿病中医临床路径更有很多地方需要从实践中不断改进，病案质量的高内涵，不仅是对医疗质量的保证，更能向临床路径制定小组提供丰富的临床资料，以便于其改进。所以，对于内涵质量低的病历，要进行批评、指正或有相应的处罚，以提高临床医护人员对病案的重视。

最后，对病案质量的监控，一定要做到公平、公正、公开，对于病案中出现的各种问题，不回避、不包庇，并加强监管力度。医护人员养成良好的病历书写习惯也是对医护人员自我的保护。

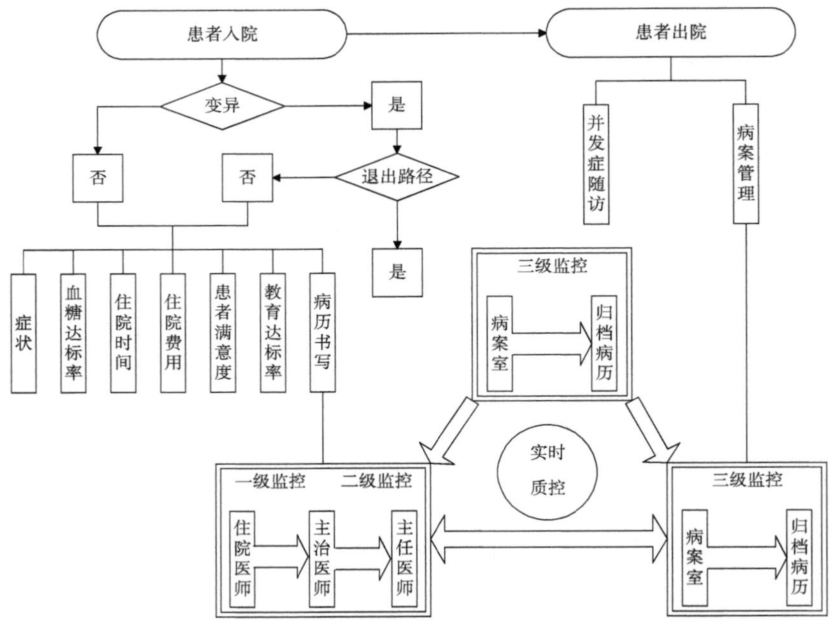

图 8-1　2 型糖尿病中医临床路径的病案质量控制图

第九章
2 型糖尿病中医临床路径护理质量评价与控制

2 型糖尿病中医临床路径是集诊断、治疗、护理、康复、教育等于一身的管理模式，在临床实践中，护士不仅要照顾好患者，坚决执行医生的医嘱及临床路径表单中所列举的护理项目；准确记录患者每天的诊疗流程；详细记录与临床路径不相符的情况；对患者进行糖尿病的健康教育、饮食运动等宣传教育。第六至八章是对医生诊疗质量和病案质量进行控制的论述，这一章是对护士执行医生医嘱的护理方面进行有效的质量控制的论述，两方面入手，全面控制 2 型糖尿病中医临床路径的实施。

1　2 型糖尿病中医临床路径护理质量评价与控制的意义

护理工作是 2 型糖尿病中医临床路径中不可或缺的一部分。对于 2 型糖尿病患者而言，常常伴有心理、心脑血管、皮肤、周围神经、周围血管等多方面的并发症，使患者身心感受到不同程度的痛苦与压力。而护士对患者进行的及时、有效、耐心、温柔的心理疏导、鼓励支持、关心帮助及各种康复训练的人文关怀，使患者在心理上、身体上都减少对疾病的痛苦感，从而有助于疾病的治疗。由于护士与患者接触最多，发现变异的机会也最多，所以在发现问题时应及时与医生沟通讨论，修正不必要的差异。

正是护理工作的重要性，决定了其在临床路径实施过程中也是要不断进行改进的。通过对其护理质量进行评价，可以促进整个医疗护理过程中临床路径的管理，实现质量的改进。通过这种持续的改进，可以对患者不满意的地方进行分析并加以解决。贯彻临床路径管理，实施护理质量监控就是通过科学有效的管理措施和手段，使护理质量不断提高，节省人力资源及经济支出，同时也可以减轻护理人员的心理压力和负担，减轻患者的身心不适感，提高患者的满意度。

2　2 型糖尿病中医临床路径护理质量评价指标

2.1　健康教育达标率

2 型糖尿病中医临床路径的效应，不应只局限于住院期间，而应以患者自我管理的方式延伸至出院后甚至更长的时间。对住院患者的健康教育，是临床路径护理工作内容之一，在住院期间或者出院之前对患者进行健康教育的相关考核，不仅是对患者负责，也是临床路径护理部分信息反馈的重要环节，还是对临床路径实施的质量评价方法之一。根据患者考核的结果，应对考核结果不理想的患者加强教育与管理，提高其对 2 型糖尿病及自身病情的认识。如果患者健康教育考核的达标率普遍较低，护士在对后续的患者进行普及糖尿病相关知识的教育中应更认真、更详细，尤其对于老年人或理解能力相对较差者，更应注意对知识的表达方式，使其更容易理解、更容易记住。

出院后，患者的自我管理不仅对 2 型糖尿病疾病本身是不可忽视的，对于其所引起的并发症及其合并症也是必不可少的。住院期间对患者的健康教育，是为了使患者在出院后也可以做到对自己的健康管理，这也是实施 2 型糖尿病中医临床路径的意义所在，使得患者真正地受益于临床路径。

2.2 患者满意度

与医疗质量评价相同，患者对护理的满意是对护士护理工作的肯定，所以患者的满意度是临床路径护理质量评价指标之一。

2.3 症状改善程度、住院时间、住院费用等

诊疗质量评价指标中，症状改善程度、住院时间、住院费用是不可或缺的部分，但是无论症状改善与否，还是住院时间的长短、住院费用的多少，并不是只由诊疗质量所决定的，护士对患者的护理质量也对其起到一定的影响。护理工作及时、认真、耐心、高效，可以缩短患者症状改善的时间、缩短患者住院的时间、减少患者的住院费用，同时节约护理资源及成本，从而又可以增加患者满意度，提高护理质量。

3 2 型糖尿病中医临床路径护理质量控制方法

3.1 建立护理质量管理组

建立“科室主任→护士长→护士组长→护士”护理质量管理组。将全体护士进行分组，通过护理质量管理组，层层对全体护士进行临床路径业务知识、护理行为等方面的培训和指导。在临床路径实施中，护理质量管理组承担对临床路径实施的管理与维护，实时对护理质量进行监督、修正，并处理护理质量方面的投诉，从落实全面质量控制的角度出发，在工作中把握护理质量。

3.2 引进人文质量管理理念

人文质量管理理念中的“人”，不仅包括患者，也包括医务人员。一方面要求从患者的角度综合考虑（包括患者的运动、感觉、心理、情感、性能力等），予以最优化服务；另一方面，加强对护士的关心、支持，关注她们在工作中的感受、心理变化、情绪波动，不仅要使护士能够为患者服务，而且能够使她们提高工作积极性、始终保持良好的心态去关心患者、服务患者，从而提供高质量的护理服务。

3.3 提高护士的积极性，增加护患沟通

2 型糖尿病患者多为中老年人，其治疗、护理的积极性及理解能力不如年轻人，提高护士的积极性，可以促进其对患者健康教育的耐心，可以增加患者的满意度，从而增加护士的工作满足感，进而有助于提高护士的积极性，两者是相辅相成的；而患者在对疾病发生、发展、自我管理等方面了解得更详尽，其并发症的发生也会相应延迟，降低了并发症的发生率；患者对护士护理工作的满意，也相应会增加其对医生诊疗的信任，使患者住院的诊疗效果有所提升。所以，护士在 2 型糖尿病中医临床路径的实施中是枢纽，是连接患者与护理工作、诊疗工作三者顺利进行的桥梁，有助于临床路径有序、规范化实施。

3.4 制订护理质量管理制度

由护理质量管理组随机、不定期 / 定期对护士的业务知识、护理行为进行检查，检查时间应横跨一个患者从入院到出院的整个临床路径过程，一般应当从护士所分管的患者中随机选择非急性期的病例，并对护士的护理进行评分，其中也包括患者对护士护理工作的满意程度，并按得分进行奖惩。

3.5 建立护士管理制度

临床路径是预先制订了诊疗护理日程计划表，可用于训练新的医护人员，使之在短期内掌握医护规范、诊疗常规，避免处置失当，防止错误发生。对发现问题较多的工作首先讨论出可行的改进方案。护士应明确所从事工作中的每个环节的职责和任务，严格按照 2 型糖尿病中医临床路径护理方式进行对患者的护理工作。科室应定期对护士业务知识和护理行为进行考核，建立护士综合评价系统，将护士在护理工作中的表现和业务能力分数等项目量化后记入该评价系统。同时制定奖惩制度，并对考核结果进行阶梯式分层，对不同层次的护士进行不同要求、不同频次的培训与考核。

3.6 建立护理反馈制度

建立“护士→护士组长→护士长→科室主任”的护理反馈制度。在 2 型糖尿病中医临床路径的护理实施中，护士对护理中出现的问题应逐级向上级进行反馈。同时，护士组长受理患者对主管护士护理工作所进行的投诉，并对投诉所涉及的问题与主管护士进行沟通，有责任则对其进行追究，并将其问题上报给护士长。护士长汇总各护士组长的问题，对于共性问题和个性问题分别进行开会教育，并将汇总结果汇报至科室主任，以辅助护理制度的逐渐改善。

3.7 建立投诉与申诉制度

护士在工作中出现问题、错误，患者有权向该护士所在组的护士组长进行投诉，同时该护士也有权对其受到的投诉进行申诉和反驳，对有关问题进行深入解释。该制度的建立，不仅是为了使临床路径的患者对护理工作满意，也是为了使护士在工作中保持良好的心态。

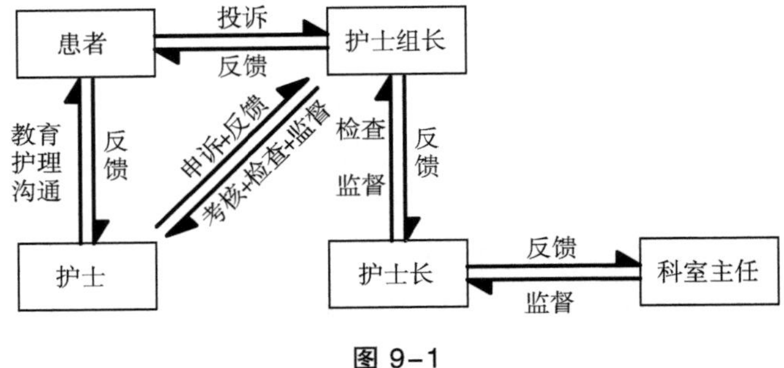

图 9-1

第十章
2 型糖尿病中医临床路径医疗成本的质量控制

医疗资源是指医疗服务的生产要素的总称，包括医务人员、医疗费用、医疗机构、医疗床位、医疗设施和装备、知识技能等。对医疗资源利用的评价，涵盖了上述多个方面，虽然知识技能的应用等无法用数据来进行评价，但是医务人员的利用率充分、床位和医疗设施利用率的提高、医疗费用的降低等，都可以用数据来分析、评价 2 型糖尿病中医临床路径。实施中医临床路径的效果之一，是节约医疗资源，而在实施临床路径的过程中，也应对医疗资源进行更好的质量控制。

1 医疗成本及其质量控制的概念

医疗成本一般指医院在向社会提供医疗服务过程中所支出的各种费用的总和；医院成本核算是指医院把一定时期内发生的医疗服务费用进行归集、汇总、分配、计算总成本和单位成本的管理活动。医疗成本的控制，是指医院在管理方面采取检查、监督、调节、纠正各项活动等一系列的手段，对医疗服务过程中所发生的费用开支进行控制，及时发现偏差，采取纠正措施，目的是为了以最低的成本达到预先规定的质量和数量，加强医疗成本控制，不仅有利于医院优化卫生资源的配置，为患者提供优质的医疗服务，提升医院的社会效益，而且有利于促进医院整体经营管理水平的提高，增加医院的经济效益。

成本控制包括以下三方面：一是对成本目标的控制，这与成本预测、成本决策、成本计划有着密切关系；二是控制过程，为今后的成本控制指明方向；三是对成本目标完成过程的控制。根据控制时间的不同，分为前馈控制、过程控制和反馈控制。前馈控制是指在制定目标成本之前，依据之前医院实际的成本，并结合医院目前经济状况和未来发展趋势，进行成本预算和决策，以力争排除将来可能发生的问题的隐患；过程控制，是指在成本发生过程中进行的控制，以随时纠正过程中的偏差；反馈控制是事后控制，为了对下一次的质量进行改进。医院的日常成本控制就是反馈控制的一种，根据制定好的成本目标，对各部门科室发生的各项实际成本进行严格地计算、监督，揭示实际与预算之间的差异及其成因，以便采取有效措施纠正不足和确保成本目标的实现。

一个大型医院的内部运行费用是巨大的，其管理必须做到科学化、制度化，加强内部环境控制。目前，医院成本控制是对入院患者所发生的费用进行统一管理和核算，主要包括检查费、诊疗费、中西药费用、护理费、床位费、吸氧费、卫生耗材费用及分摊的管理费等。

2　医疗成本的质量控制的意义

传统的成本控制主要以是否节约为主，片面地从降低成本甚至避免某些费用的发生入手，重点强调节约和节省。在市场经济条件下，经济效益一直是管理者追求的首要目标，在医院成本控制中应该树立成本效益观念，实现由传统的“节约、节省”向现代效益观念的转变。特别是随着我国市场经济体制的逐步完善，医院成本管理则更应以市场需求为导向，通过提供高质量、低费用、功能完善的服务，使医院获取尽可能多的利润。

实施医疗成本管理，有利于降低医疗服务成本，减轻患者的经济负担，取得良好的社会效益和经济效益；增强干部职工成本费用意识，调动广大职工的积极性和主动性，进一步挖掘内部潜力，有效利用人力、物力、财力等资源；有利于决策者了解到通过成本核算所产生的经济效益，从而做出正确的经营决策；有利于促进医院管理科学化；有利于健全和完善物质激励机制，体现按劳分配、效率优先的原则；有利于区分是政府投入不足造成的政策性亏损，还是医院管理不善造成的经营性亏损；并最终推动医院向优质、高效、低耗的健康方向发展。

3　医疗成本控制存在的问题

3.1　成本管理意识淡薄

医疗服务是一种特殊行业，由于医疗机构的专业性和垄断性，患者的盲目性和被动性，使医疗服务的成本不易被控制。医院的管理人员仍受计划经济管理传统模式的影响，没有充分重视医疗成本的控制在医院管理中的重要性。重医疗和收入、轻经营和成本、医院设备攀比观念强烈、盲目追求购置高新医疗设备，但却使用率低，使得成本回收难，造成医疗资源的浪费，医院收支不平衡，导致科室往往把工作重点放在创收上，以图见效快、收益高，从而会出现开大处方、乱收费等现象的发生，从而加重了患者的经济负担，但很少在降低医疗成本的问题上下功夫。所以，在这个过程中，就会出现许多错误思想，如医疗服务过程中消耗的医用材料无论多少都可以从患者身上收回来等。

3.2　成本管理仍停留在反馈控制阶段

成本管理应该是一个完整的流程管理，如前所述，包括前馈控制、过程控制和反馈控制。而医院有时只重视了事后成本控制，即反馈控制，仅仅在事后写一份报告了事，对于资金的使用却毫无预计，致使资金的使用无标准依据。而且，这种反馈控制无法让医院管理者真实了解医疗成本支出情况，也就无法及时地控制医疗支出。

3.3　政府投入不足导致逐利行为

政府财政对医疗卫生事业的投入尚有不足，根本无法保证医院的正常运营，只强调了医院的市场化经营，但却忽视了医院的公益性，致使医务人员的个人收入和医院的经济效益直接挂钩。所以，医院为了生存，也片面地追求经济效益，导致了个别医务人员出现逐利行为，如开大处方、大检查单、使用贵重药品、乱收费等不良现象，这些不仅加重了患者的经济负担，同时也影响了医院的声誉。

3.4　成本控制流于形式

在成本控制的反馈阶段，不能只流于形式，记完账、做完表，但却不分析。所以，医院应该按医疗项目进行成本分析，找出成本变化的原因，同时落实到各个科室、各个部门，并与经济责任制有机结合起来，使职工对自己应承担的经济责任做到心中有数，从而使消耗的费用支出得到限制。

3.5　医疗成本管理手段陈旧，缺乏现代化管理手段。

现代医院管理的一个基本要求是提供的管理信息及时、全面和准确，而且医疗服务涉及面广且复杂多样，专业分工精细，医疗成本核算的各种数据庞大繁杂，需要以网络化管理方式进行计算。而目前我国医院的计算机网络化管理尚处于起步阶段，将电子计算机用于医疗成本管理的则更少。因此，医疗成本管理手段的落后也制约着医疗成本管理水平的提高。

4　医疗成本的质量控制原则

（1）全面介入的原则

全面介入原则是指成本的全部、全员控制。全部是对服务的全部费用要加以控制，不仅对变动费用要控制，对固定费用也要进行控制。全员控制是要发动医疗机构的全体职工建立成本意识，把成本分析与经济责任制相结合，使全员共同积极地参与成本的控制。

（2）例外管理的原则

对成本中发生的意外进行管理控制，因为实际发生的费用往往与预算有差距，如发生的差异不大，也就没有必要查明详细原因，而要把注意力集中在非正常的例外事项上，并及时进行信息反馈。

（3）经济效益的原则

提高经济效益，不单是依靠降低成本的绝对节约，更重要的是实现相对的节约，取得最佳的经济效益，以较少的消耗，取得更多的效益。

5　医疗成本的质量控制方法

5.1　树立综合效益观念

综合效益观念，是指医院在经营管理中不仅需要社会效益，同时也要要兼顾经济效益。在提高社会效益的前提下，努力提高经济效益，以市场需求为导向，改善就医条件，通过提高医疗技术含金量来逐步摆脱“以药养医”的被动局面，为患者提供高质量的医疗服务，降低服务成本和医院管理成本，并合理降低患者的医疗费用。

5.2 实施全面预算管理

要想改变成本管理局限于反馈控制的局面，就必须全面开展预算管理，将医院所有开支纳入预算中来，这不仅要根据医院的全年工作计划制定年度预算，同时也要在开展重大项目之前做好预算，以保证医院的成本。

5.3 进行服务成本调研与分析

通过对成本上升的分析，计算出医疗服务项目实际发生的成本，然后通过对实际成本的比较，分析单项成本的劳动量、工作量的变化、质量与劳动生产率变动、医疗设备利用、流动资金占用等情况，分析医疗成本升降的原因。通过比较，找出原因，并提出实现目标成本的措施，使成本控制在医院成本管理中不断完善和发展。针对成本上升的原因，医院必须采取严格有效的措施加以控制，使成本尽量降到最低水平，以达到节约费用、降低消耗的作用，从而获得更大的经济效益。

5.4 注意研究隐性成本

“隐性成本”，是指在平时看不见、摸不到，但又真实存在的耗费支出。它主要包含两方面内容：一是医疗设备的日常维护、保养，若不重视则会产生高于日常维护、保养成本几倍甚至十几倍的隐性成本；二是人力成本，在医院除药品成本外，人力成本是另一大成本，存在着严重的隐性耗费。无论哪个行业，人是唯一真正的资源，一方面人是可以创造收入，需要不断开发的对象；另一方面人又是资源的消耗者，需要节约甚至减少的对象。“让合适的人在合适的位置上”工作，这就是最大的节约，而这恰恰是在成本控制中最重要也是最困难的任务之一。

5.5 降低医疗固定成本

固定成本，是指成本总额在一定时期和一定业务量的范围内，不随业务量增减而变动的成本。医疗固定成本是医疗成本的重要组成部分，对医疗成本的控制起着至关重要的作用。在医院成本的管理中，尤其要对医疗固定成本的购置进行严格审批，防止固定资产的过度购置，避免医疗资源的浪费、运营成本不必要的增加。同时，将固定资产的折旧、设备的维修、房屋的修缮以及人员的经费等均应纳入成本核算之中。

5.6 降低医疗变动成本

变动成本，是指总额的变动与医疗服务量的变动成正比例关系的成本，它的控制与医院能否增加经济效益有密切关系，尤其是要严格控制医疗服务过程中的医疗实物用品的消耗。务必将消耗的实物用品的消耗与科室的收支结余、绩效奖金挂钩，将变动成本与医务人员的切身利益挂钩，促使医务人员自觉降低消耗，合理地领用卫生材料，降低医疗的变动成本，从而提高医院的经济效益。

5.6.1 适度控制职工人数，降低人力成本

加强医院人力配置规划，避免职能交叉，尽量压缩和控制空闲多余人员，提高工作效能；临床和医技科室按本身业务量合理制订用人计划，确保最佳运行效果；将富余人员送出培训学习，丰富知识，增强技能，学成后可以回院转岗安排。通过人事制度改革，达到减员增效的目标。根据业务活动需要，遵循精简、高效的原则，制定相应工作岗位，“因岗设人”而非“因人设岗”，

并根据岗位特点，可以试行一人多岗，挖掘员工潜能，高效率地配置人力资源，以降低人力成本，合理体现劳动价值。激发职工的积极性和主动性，提高医院的管理效率，让医院有更多的精力进行医疗服务质量的提高。

5.6.2 提倡节约，控制运行及设备、材料成本

控制水电的使用，并计入科室成本；科室电话费采用定额管理。建立健全的内部结算价格，量化医院内部服务价格。后勤保障部门提供的服务、维修涉及到的材料成本、设备折旧和占用的固定资产，全部进行量化，促使临床科室在使用内部服务时必将考虑其使用成本。

5.6.3 控制医疗卫生用品的成本

目前医疗费用的增长主要集中在贵重药品、化验和先进设备检查上。因此，医疗机构必须结合本地区经济社会发展水平、人民群众承受能力以及医院发展目标，严格控制设备、卫生材料等用品的购置成本，严格规范采购程序，按照“集中招标、比价采购”“公开、公平、公正”的原则，采购质优价廉者，降低医疗成本，提高医疗质量，提高患者满意度。

5.7 提高医疗业务总量

开源节流、增加医疗业务总量，对提高医院整体经济效益必不可少。而医疗业务量的扩大与医院的医疗服务质量、社会声誉是密切相关的。通过提升学科医疗技术、树立医院品牌、扩大医院的知名度来吸引患者，并通过提高医疗质量、提高服务态度、为患者提供全程且优质的服务来留住患者，从而提高医院的整体效益。

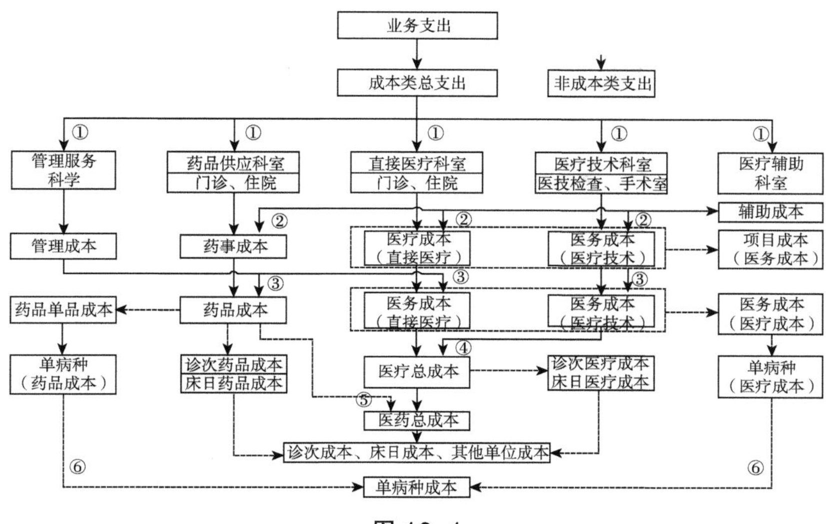

图 10-1

（引自 [冯伟勋，曾丽萍，沈祖泓 . 信息系统衔接下中西医结合临床路径管理及成本控制研究 [J]. 现代医院，2011,11（11）：138-142]）

5.8 控制患者住院时间

合理制定住院时间是临床路径成本控制的关键点，依据病种特点科学制定临床路径的用药标准是成本控制的难点，临床路径流程的偏差和各种原因的变异是成本控制的制约因素。

研究数据表明，从全成本的角度来看，对成本影响最大的因素是住院时间，缩短住院时间能相应降低种类分摊成本，从而降低了总成本。临床路径的制定，规范了诊疗程序，是控制住院时间最行之有效的管理手段，控制住院时间不仅有利于降低患者的住院费用，也将会使医院床位周转加快，提高床位周转率，单位时间收治的患者增加，医院的平均成本将下降，总体收入将会增加。目前 2 型糖尿病的单项成本主要还表现在药品使用上，因此，该临床路径要把握好药品使用的合理性，严把中西药品的质量关，使住院费用中“药占比”得以下降，从而在药品上节约成本，以期降低医院成本。

第十一章
2 型糖尿病中医临床路径住院费用管理

实施 2 型糖尿病中医临床路径，从短期来看，住院费用可能不会有明显的减少，但从长期来看，随着患者对糖尿病相关知识的了解增加、患者用药的规范和其对治疗的配合，必然会延缓患者并发症的发生；随着随访频率的增加，加强患者并发症的监测，使得对于糖尿病患者的并发症做到早发现、早诊断、早治疗，必然会延缓患者并发症的发生或加重：以上 2 方面均可以减少并发症的治疗费用，而使得 2 型糖尿病患者致残、致死的原因恰是并发症，所以在减少费用的同时，也可以相应提高患者的生存质量、延长患者生命。

而在政策方面，我们现行的是按治疗项目付费，是控制费用效果最差的支付方式。支付方式对医疗质量有不同的影响。如果不对支付方式进行改革，医疗提供者推行临床路径的积极性就会降低。对于实施 2 型糖尿病中医临床路径来说，病种固定、诊断及治疗方法的范围相对缩小，可以根据医院的情况选择其他的付费项目，如按服务单元支付、按病种支付、按人头支付、按总额预算支付等。所以，对于 2 型糖尿病中医临床路径的费用管理的方面，仍是现阶段讨论的话题。

1 住院费用的主要影响因素

临床路径的费用管理方式的制定需要从诸多方面着手，尤其是对于 2 型糖尿病的费用管理，该疾病本身在慢性病中费用就相对较高，根据相关研究发现，性别、住院时间、糖尿病并发症、合并症、医保类型、住院次数、患者年龄、病程长短、患者自身对疾病重视程度等因素，会对住院费用产生一定的影响，其中前四者为主要影响因素。

1.1 性别因素

研究指出，男性患者的住院费用要比女性患者高，所以对男性 2 型糖尿病患者加强健康教育和自我管理是有必要的，不仅可以提高其对糖尿病的认知态度，同时也可以提高其对自身的管理约束能力，使治疗更快地达到预期效果，减少住院费用。

1.2 住院时间

相关数据分析表明，住院时间越长，住院费用越高。缩短平均住院日，不仅可以为患者节省时间，同时可以提高医院床位的周转率，使医院有限的医疗资源让更多的患者所受益，进而提高医院的社会效益和经济效益。

1.3 并发症及合并症

2 型糖尿病的并发症或合并症都可以增加患者住院的费用。研究表明，主要引起住院费用增加的并发症是糖尿病性肾病、糖尿病性神经病变，主要增加住院费用的合并症是高血压、冠心病、脑供血不足、呼吸系统疾病、腰椎间盘突出症。

1.4 医保类型

相对自费患者，有医疗保险可以报销的患者，在住院期间的费用要明显增加。

2 单病种限价管理方式

单病种限价管理是指以病种的成本为依据，按病种付费。对于以单病种付费为主要付费方式的医疗行为，若实施临床路径，则可以缩短住院时间、减少住院费用、减少过度医疗的发生。但对于以临床路径为主要医疗流程的 2 型糖尿病诊疗，若实施单病种定额付费，则存在诸多问题。

2.1 标准不详尽

按病种付费，首先要求医生对患者疾病的诊断进行详尽的分类、分级。首先，我国的现状是没有相应的工作组进行这项研究工作，且不能对每一个疾病都做出详尽的限价标准，所以医生在对患者进行诊断时没有一个统一的标准，也就没有一个价格的实施方案。其次，对于一个 2 型糖尿病患者而言，可以有多种合并症及并发症，但对于纳入临床路径的患者，在不影响其临床路径的实施时，是可以同时诊治其他疾病的，而对该疾病是否有相应的限价管理政策、限价管理标准又是否适合此患者的疾病诊疗呢？第三，2 型糖尿病及其并发症的治疗方案有多种，价格层次不齐，所以这种付费方式可能不能满足 2 型糖尿病患者。

2.2 降低医护人员积极性

按病种付费，可能会降低医院及医护人员在医疗消费中的主导地位，尤其是其在医疗诊治中的主导地位，从而降低医院及科室对该支付方式的积极性。

2.3 地域局限性

由于全国各地区的物价水平、人均消费水平等不同，所以单病种限价管理的方式有一定的地域局限性。这就需要每个地区要根据自身情况而制定不同的限价标准，而不能与其他地区的标准一致，这需要更多的人员来进行这项工作。

2.4 单病种限价管理对医疗质量的影响

单病种付费，相对总额预付方式，入院人次数有所下降，院内死亡率和再入院率没有或有很小的变化，而平均住院日明显下降。

单病种限价管理有许多限制性条件，在消渴病（2 型糖尿病）临床路径的实施中仍存在许多问题，所以对于临床路径的费用管理方式，仍需要不断地探索。

3 按总额预算 + 服务单元付费的管理方式

“总额预算 + 服务单元付费”组合的支付方式的实施，必须以有效协调医改各方利益为前提，以“一揽子”解决看病贵等问题为目标。该付费方式，是以医院业务收入的预算总额和按服务单元的收费标准为指标，同时确保医疗机构业务收入总额和单元收费基准保持在当前水平的基础之上，按照相适宜的增长指标同步增长。同时，该付费方式，要考虑到经济条件的影响，政府投入的压力不可大幅增加，以不增加仓正投入为前提，保证医疗费用与社会经济发展同步，为医保收支平衡提供稳定的环境。无论是按总额预算，还是按服务但与付费，其设计方法同样适用于全国以及各省、市、县和单个医疗机构的门诊次均费用和出院床日费用的模拟测算。

3.1 消除患者看病贵及其担忧

按总额预算 + 服务单元付费，以清晰的“一口价”服务消除患者的看病贵的感觉，以风险共担的原则免除了患者高额费用的风险，医保报销的比例提升使得患者就医负担有所减轻，政府投入的增加与单元收费标准的降低直接挂钩。

3.2 显著改善医疗费用对患者收入公平性的恶化

相关调查数据显示，按服务单元付费后医疗费用对患者收入公平性的恶化程度大大下降，缓解了按项目付费下医疗费用所致的不公平性的八成以上，且对各级医疗机构的门诊和住院患者收入公平性具有不同程度的改善，其中高额医疗费用发生较为集中的县级医疗机构缓解程度高达八成以上。所以对医保机构而言，若要改善医疗费用所致的患者收入公平性的恶化，有必要变按项目付费方式为按服务单元付费方式。

3.3 缓解患者及家庭“因病致贫”

在按项目付费支付方式下，高额医疗费用的发生必然存在，因病致贫发生的风险也相应增加。按总额预算 + 服务单元付费组合的支付方式，通过费用平均化，能够有效降低高额医疗费用的风险，显著缓解患者及其家庭因病致贫。

3.4 彻底扭转医疗机构扭曲的补偿机制

医疗机构在此组合支付方式下，通过追求购买价廉质优的药物、以同类药中低价药代替高价药、尽可能使用常规项目替代高精尖项目、“少开药、少做检查”等途径，增加净收益，从而改善扭曲的补偿机制。对于 2 型糖尿病中医临床路径来说，相应的检查、治疗方式是相对固定的，以此可改善其补偿机制。

3.5 消除药品生产、流通、购买、使用“一条龙”的混乱现象

现行的医疗机构扭曲的补偿机制导致药品市场混乱，药品的价格、数量、品种、渠道、产地等适宜性大大降低，该组合之一方式，能够促进药品市场的有序发展，切断医疗机构收入与药品之间的联系，消除药品生产企业低水平重复建设等畸形特征，扭转流通领域“百业经营药品”的局面，药品监管部门回归监管职责，使得患者用药价廉质优。

3.6 确保医疗费用与社会经济发展同步

基于该支付方式的设计原理，通过明确设立医疗机构业务收入总额及按 GDP 同步增长的增速指标，可以实现医疗费用增长的可预测性、可调控性，确保医疗费用的增长纳入社会经济承受能力范围。体现该付费方式优势的前提是合理设立业务收入总额，结余留用以确保医疗机构的合理补偿，享受社会经济发展平均利润。

3.7 为医保收支平衡提供稳定的环境

从该支付方式的设计原理出发，医疗费用支出具有可预测性、可调控性，能确保医保费用支出与筹资基本同步，为医保基金收支平衡提供稳定的环境。且由于对每次服务实行定额收费，所以易于与医保给付方式接轨，收支平衡补偿方案容易制定。

3.8 政府便于监管、易于操作

该组合支付方式下，政府所需设置指标明确、测算方法简单，所以数据易于获得，指标调整也易于操作，效果评价指标是明确的、

易于考核的，实践中可能出现的问题及其应对措施也是明确的，只要政府回归监管本职定能将社会震荡降到到最小。

3.9 总额预算与按服务单元付费对医疗质量的影响

3.9.1 总额预算对医疗质量的影响

该支付方式的测算不发展，医院易于接受，且管理成本相对较低，医疗费用更容易控制，可以促使医院缩短患者的住院时间，从而控制了住院期间的成本，但却不能控制住院人数，可能会主动减少医疗服务的提供，盲目节约成本，并影响医疗机构的运行效率，使得医务人员缺乏工作的积极性。

3.9.2 按服务单元付费对医疗质量的影响

该支付方式的优点在于标准单一、 固定，操作方法比较简便，利于保险机构操作，医院易于接受，能鼓励医院或医生降低单位服务成本，通过提高工作效率以获得更多的费用，费用控制效果相对较明显，且可以降低医保机构的审核工作量和管理成本。但是却有诱导医院选择性收治患者的可能性，且可能延长患者住院时间，也可能分解患者的住院次数以达到增加单元数的目的。

4 按人头支付的管理方式

按人头付费，是一些国家将其作为战略配置卫生资源的一种工具，将卫生资源向初级卫生保健、预防、健康促进和疾病管理方向转移。根据人群的卫生保健需求，将国家卫生基金分配给筹资机构或者保险机构用于某些人群的某类服务。如美国政府可能与保险公司签约按每人每月固定的保费为老年人提供某种类型的医疗服务。同时，买方或者保险机构可能按每年每位服务对象或患者固定的费用支付给供方，是以产出为基础，产出的单位是在预订时间内对某人群提供所有预订服务的实际服务量，关键原则是给供方的支付与供方实际投入和服务量不直接挂钩，供方自负盈亏部分风险从买方转向供方。

4.1 按人头支付的优势

按人头支付的优势在于可以确保控制支出，尤其是对门诊患者更为适用。该支付方式由供方承担经济风险，支付方一般会截留一部分资金，根据供方是否按照合同的要求完成任务而进行相应的奖惩。由于其是根据收纳的患者人数来拨付资金，因此供方成为管理中心，尽量控制服务成本，可以激励供方提供更能节约成本的服务。而按项目付费方式，供方不承担或很少承担经济风险，如果收入与服务量挂钩，则可能会出现过度医疗。同时，该支付方式可以使供方提高投入组合的效率，吸引更多的患者，降低投入、减少服务量，也更关注低成本的健康促进和预防项目。

相关研究结果显示：在糖尿病诊治过程中采用按人头支付的方式，客观延长了医患之间的沟通，提高了医生诊疗质量，使医患双方建立长期诊疗服务，为患者提供更多信息，使得医院对医生的管理更加科学完善，也增强了服务模式的信息化程度。

4.2 按人头支付存在的问题

按人头支付中最简单的形式，是每人按相同标准支付费用。然而，由于患者的需求及实际成本因年龄、性别、健康状况等多种因素而不同，若仍以相同金额支付，势必引起就医的公平性与逆向选择的问题。所以，供方会更倾向于病情相对轻的患者，而将病情较重的患者拒之门外，或者转给其他的供方，称为“偏向性选择”。在市场结构下，卫生系统内竞争的激烈程度、患者自由选择的能力以及供方挑选或者推诿患者的能力会改变按人头付费原有的激励机制。而患者，就会面临看病难的情况，例如在获取预约的时间、等候的时间、满足患者需要等方面都会遇到困难。

如果卫生系统内有强烈的竞争，赋予患者在该区域内自由选择就医的权利，供方就会因患者的不满意并向其他供方求诊而失去一定的经济收入，也就意味着不能以降低医疗服务质量来降低医疗成本。因此，一旦患者被纳入，供方就会有动力减少服务量，或者将患者转诊给其他供方。但如果同一个供方有不同的筹资来源和不同的支付方式来支付其不同类型的患者，供方也会向趋利的方向调整资源结构和服务量。所以，可以将按人头支付与其他支付方式相结合的方式，来达到这种政策目标，但却会弱化按人头支付的激励机制。

我国现有的医疗体系，仍以公益医院为主体，不可能形成有效的竞争机制。没有了竞争压力，也就没有了提高服务水平、改进医疗质量的动力。

按我国现有的医疗服务体制，开展按人头付费，是以大量的费用测算数据为基础，并需要制定一套机制来监控医疗卫生服务的质量，且仍存在人事分配制度的障碍，使得医疗机构在医院配置方面的自主调配的权利收到限制，同时机构和人员的管理能力也亟待提高。所以，按人头支付的方式对门诊机构的激励约束作用，必须建立在医生自由执业为基础的、私营诊所为主体的竞争性的医疗服务体系。显然，我国现状并非如此。

4.3 按人头付费与按总额预付的区别

总额预算会提前设定好覆盖地区或者医疗机构在一定期间内，通常是 1 年，由机构和买方共同确定的一系列服务的总支出，总额预算设定了支出总目标或者限制价格，明确服务总量。按人头付费和总额预付两者的相同之处是都以产出为结算基础，都可以用于资源配置，都采用风险校正的方法，更精确反映实际的服务提供和成本差异。但总额预算可以在行政区域或部门、不同类型的医疗机构甚至是不同类型服务的基础上进行细分，通常在总额预算下，可以与线性预算、按项目付费、按床日付费、按人头付费或者 DRGs 等支付方式相结合进行支付。而按人头付费则是以某类人群的某类服务作为划分基础，也可在总额预算的框架下，划出一部分资金用于覆盖按人头付费的服务。

4.4 按人头付费对医疗质量的影响

与按项目付费相比，该付费方式的医生的患者患病率和病死率更低，下班后提供的服务更少，急诊利用率更高，提高医学影像学检查的治疗并减少总卫生支出，但新登记的患者更少，医疗质量要低，对医生的信任也相应降低。该付费方式，可能出现医院选择性地收治患者，分解患者的住院次数，过分关注成本管理却不能完全解决控制成本的问题，并较少考虑改善健康结果的问题，使得医务人员没有提高医疗服务的积极性，导致医疗服务的水平下降。

5 费用管理方式

2 型糖尿病中医临床路径的费用，不仅要考虑上述因素，还要考虑到患者年龄、病程、住院次数、患者自身对疾病重视程度、患者经济状况等，这些并不是单病种限价管理方式、按总额预算 + 服务单元付费的管理方式或者按人头支付的管理方式就可以解决的问题。费用的管理方式，要与循证医学相结合，并对其进行持续改进，同时，医院及国家高层管理者对临床路径的费用管理的重视也是其实施的重要保证。

根据每个患者情况、医护人员的习惯、医院条件情况等不同，2 型糖尿病患者的住院费用也会有一定的差距。合理利用卫生资源是管理住院费用不可忽视的方式，可采用不同级别的医院确定不同的起付线，以三级医院为最高。在这约束性的同时，也需要对医护人员和患者有一定的开放性、自由性。相关研究表明，节约成本也是对住院费用进行管理的方式之一，包括尽量减少实验室测试和程序，提高诊断的特异性，处方一般使用有效且更便宜的药物，提高医生的质量等。

所以，在中医临床路径尚不完善之时，寻求更适用的、更有效的、更具特色的费用管理方式，是 2 型糖尿病中医临床路径实施过程中的一大挑战，是全体医务工作者共同努力的方向。

第十二章
2 型糖尿病中医临床路径设施中可能出现的问题与对策

1　临床路径的应变效应

临床上，消渴病患者住院原因大致可分为以下三类：单纯持续高血糖状态，不可控制；高血糖状态引起急性并发症；血糖尚可控制，伴随一种或多种慢性并发症的急性发作。由于患者住院原因不同、所需要解决的问题不同，从而决定了患者治疗的路径也有相应的不同。从 2 型糖尿病中医临床路径的纳入标准来看，血糖尚在可控范围，不伴有急性并发症，故临床上针对急性并发症和慢性并发症急性发作的患者，均不纳入路径。

1.1　纳入临床路径时机的应变

患者虽以急性并发症入院，但在住院初期病情及时控制，急性并发症得到及时缓解，那么在不需要延长住院时间、且无其他心脑血管等疾病威胁的前提下，可以考虑此时将患者纳入 2 型糖尿病中医临床路径继续对患者进行诊断及治疗，以达到更好的住院效果。例如，患者因糖尿病性酮症酸中毒入院，当第三天患者的酸中毒得以纠正之后，在符合临床路径的纳入标准的前提下，即可考虑将患者纳入临床路径以继续治疗。这可以作为临床路径的应变作用，以使 2 型糖尿病中医临床路径的应用达到最大化。

1.2 临床路径时间安排中的应变

临床路径的制定之时，每一步均有其特定的“预期效果”，但是在临床中，无论是辅助还是治疗方案，每个患者达到“预期效果”的时间都是有一定的差别的，那么医生和护士在执行临床路径的时候，要对这样的情况进行及时地应对。如患者的心脏超声检查，本是预约在入院第 4 天，但由于超声科室预约过多而排在了第 5 天，那么护士需要及时和医生沟通后，并调整第 4 天与第 5 天的检查与治疗，一般科内检查的可活动度比较大，那么可以考虑是否改为科内的检查，从而避免患者住院时间的延长；又如患者入院时有泌尿系感染，但给予常规抗生素治疗 3 天后无明显效果，则要考虑是否需要做细菌培养以明确诊断，从而针对用药。

1.3 用药选择上的应变

2 型糖尿病中医临床路径可以在临床医生治疗 2 型糖尿病患者的过程中起到一定的支持性的、指导性的作用，但是临床医生在应用临床路径的过程中也可能会被其束缚，尤其在口服汤药的选用上，严格按照路径所指导的组方用药，加减变化也会受到一定的束缚。然而，临床路径所指导的，是绝大部分的 2 型糖尿病患者，临床中并不是所有患者均在汤药的选择上符合临床路径中所提出的方剂，而且中医临床路径本身就有一定的个体化属性，所以这就需要临床医生在遣方用药时，结合患者自身的情况进行加减变换，从而达到更好的治疗效果，这就是临床路径对医生在用药选择上的应变作用。

1.4 建议标准住院天数的应变

在 2 型糖尿病中医临床路径的诊疗标准中，建议的标准住院天数为不超过 14 天，临床医生要对住院天数进行应变。如果患者住院第 14 天恰好为周末或者临近周末，此时患者的住院目的达到、已经符合出院标准，但有些患者或患者家属可能因为自身原因希望患者多住一天，那么是否会因为 15 天住院天数而退出路径呢？这就需要临床医生对临床路径的应变。所谓的“建议”，是尽量达到这样的标准，而事实上，在住院第 13 天、第 14 天的时候，患者的确达到了临床路径的“出院标准”，那么就是说，患者达到了“临床出院”，此时如果由于一些其他与病情无关的因素而酌情延长住院的情况，应该是在临床医生可操作范围内的，而不是严格按照 14 天的标准。

2 辨证论治的个体化

中医以“整体观”为主要的医学模式，认为“人是一个整体”，即人体本身脏腑经络、气血津液之间的联系和整体调节，以及人体与外界环境相统一的模式，同时还包括生理与病理的统一，诊断与治疗的统一。这里的外界环境不仅是指自然环境，同时也包括社会环境。所以，中医诊疗的个体化会表现在其整体观的基础之上，并重视人体本身的自理能力和生存质量。

所以，在 2 型糖尿病中医临床路径的实施中，整体观与辨证论治也都是不可避免的，那么在中医的临床路径中要把握好“变”与“不变”的统一。“不变”的是诊断标准、纳入标准、变异标准、出院指征，及中医治疗中的“理、法、方、药”四者的统一，而“变”的恰是这四者针对每一个患者的辨证论治，即所谓的个体化治疗。“求大同、存小异”是其制定与实施的原则，临床医生在临床路径的指导基础之上，不脱离路径，而又不被其所束缚，可以充分应用其可变的空间，针对患者自身的情况，进行辨证论治。

3 对临床路径的理解

临床路径参与者的知识层次和认识水平有限，即使是对既定好的临床路径，其理解也是不同的，虽然会有专业医生对其进行培训，但在实施过程中，对其理解仍有偏差，而有些却是临床路径设定时一些概念的模糊。

3.1 对病例排除标准的理解偏差

临床路径的排除标准中第 4 条为“有心、肝、肾功能严重衰竭者、糖尿病性酮症酸中毒、糖尿病性高渗非酮症昏迷、糖尿病性乳酸酸中毒等严重急性并发症，以及严重感染、手术等应激情况、近 3 个月内有严重出血性疾病”。

误解之一：对于患者只是“糖尿病性酮症”或者“糖尿病性高渗状态”，而未达到“酸中毒”或者“昏迷”的程度，临床医生却因此没有将其纳入临床路径。而实际上，对于这类患者，根据临床路径的纳入标准，应按临床路径实施。

误解之二：对于患者只是伴有泌尿系感染，而无严重的感染状态（如糖尿病足伴有体温明显升高等）时，临床医生也因此而未将其纳入临床路径。而理论上，泌尿系感染不严重、不足以使血糖应激性明显增高时，是可以按照临床路径实施的。

误解之三：对于从未诊断过 2 型糖尿病的患者，此次因血糖升高达到 2 型糖尿病的诊断标准、并同时伴有感染而住院，临床医生误将此类患者纳入路径进行诊断、治疗。而事实上，此类患者的血糖升高，可能是由于感染的应激性造成的，所以在控制感染后，及时检查胰岛功能，以明确患者是否为 2 型糖尿病患者，如果可以明确诊断为 2 型糖尿病，并且符合其他的纳入标准，则再进入临床路径治疗也不迟。

3.2 临床路径中的概念理解

3.2.1 低血糖与低血糖昏迷

2 型糖尿病中医临床路径诊疗标准中的变异原因明确注明急性并发症包括低血糖昏迷，而不是低血糖。所谓的低血糖，对于糖尿病患者来说，诊断上一般是低血糖的症状或血浆葡萄糖浓度低于 3.9mmol/L，二者中有其一即可诊断；而低血糖昏迷者，一般会表现为神志不清，不能进食，言语、记忆及对周围事物的反应能力均丧失；两者均会在注射葡萄糖之后缓解。

对于临床路径中的变异原因，标明的是低血糖昏迷而非低血糖，所以临床医生在患者出现只是单纯的低血糖而未出现昏迷的情况时，患者是不需要退出路径的。

3.2.2 严重慢性并发症如何界定

2 型糖尿病中医临床路径诊疗标准的变异原因中“严重的糖尿病慢性并发症（糖尿病肾病、眼部疾病、心血管疾病、神经系统并发症、皮肤病变、糖尿病足等）”应该如何界定，也是亟待解决的问题。

临床上可以将糖尿病肾病分为 5 期，那么是只要诊断为糖尿病肾病就需要变异而退出路径，还是应该以糖尿病肾病 IV 期为分界线呢？又如糖尿病眼病，其中的糖尿病性视网膜病变 2002 年国际临床分级标准分为非增殖期和增殖期，那么只要是非增殖期的轻度、有微动脉瘤就必须变异，还是需要到达增殖期时才需要变异？而糖尿病眼病还包括糖尿病合并白内障、糖尿病合并青光眼，这时是否需要变异，变异因素该如何界定？而之后所提到心血管疾病、神经系统并发症、皮肤病变、糖尿病足，亦是如此。

4　医患之间沟通与信任

临床路径的实施，虽然看起来医生和护士是主要行动力者，而实际上，患者在其中也扮演着很重要的角色，尤其是患者的依从性，决定着整个临床路径的实施效果。所以，无论是向患者了解病情，还是对患者说明病情、安排检查、提供治疗方案，都需要患者的配合，而这又少不了相互之间的沟通与信任。虽然为了缩短住院时间，临床路径都已规定了患者的检查、治疗的方案与时间，但有些患者并不喜欢这些条条框框，所以医患之间提前的融洽沟通，不仅可以相对的缩短住院时间，同时也可以达到更好的住院疗效。另一方面，实施之前签署知情同意书也是有一定必要的。医疗资源是有限的，而医院为临床路径的实施开通了绿色通道，若有患者临时退出路径，不仅是对医疗资源的浪费，对患者也会延长住院时间、增加住院费用，得不偿失。

5　病案质量

随着计算机技术、网络技术等的发展和应用，病案质量监控原有的传统手工操作模式和流程逐渐由现代方法参与与取代，如利用医院信息系统控制病案记录时间等，这极大地推进了病案质量监控的发展。现有的病案质量监控方法和流程存在的问题主要有：一、不重视环节质控，病案首页信息不全或出现错误，这最容易导致医疗纠纷；病历各部分书写的时候不能被实时监控，如首次病程记录应在入院 8 小时内完成，入院记录应在 24 小时内完成，病历记录在规定时间内完成是医疗质量的重要保证。二、病历出科前，没有对病历的内涵质量进行监控，导致病历内容空洞、复制粘贴、没有对病情进行深入分析，临床利用价值低。三、监控力度不够，奖惩执行不严，病案管理人员往往会包庇医生的错误。

第十三章
2型糖尿病中医临床路径应用

通过对中国中医科学院广安门医院在2013年1月至2014年9月期间纳入消渴病（2型糖尿病）中医临床路径的患者进行试点调查，统计患者基本信息、证型分布、中医治疗方案、检查项目、非药物疗法、住院费用、发生变异情况等7个方面信息，对临床路径的应用进行总结分析，并从中选取2013年气阴两虚证的患者对其进行体重指数、症状、糖化血红蛋白、血糖、血压与血脂的分析，从而对消渴病中医临床路径进行评价，使其可以更好地应用于临床，以达到节约医疗资源、提高医疗质量、提高工作效率、缩短住院时间、降低医疗成本、减少患者住院费用的目的。

1 病例来源

根据现有的、填写完整的《消渴病（2型糖尿病）中医临床路径住院表单》，选取2013年1月至2014年9月纳入临床路径患者的基本信息进行回顾性研究，运用结构化住院病例采集系统进行采集，并对不完整的信息于计算机中心和病案室进行补录。

2 诊断及治疗规范

2.1 诊断标准

2.1.1 2 型糖尿病诊断标准

中医诊断标准参照中华中医药学会《糖尿病中医防治指南》（ZYYXH/T3，1 ～ 3.15–2007）；西医诊断标准：参照中华医学会糖尿病分会《中国 2 型糖尿病防治指南》（2007 年）。具体标准如下（满足其一则可）：

（1）典型症状（多饮、多尿及不能解释的体重下降），并且随机（餐后任何时间）血浆葡萄糖（VPG）≥ 11.1mmol/L（200mg/dl）；

（2）空腹（禁热量摄入至少 8 小时）血浆葡萄糖（FPG）水平≥ 7.0mmol/L（126mg/dl）；

（3）口服葡萄糖（75g 脱水葡萄糖）耐量试验（0GTT）中 2 小时的血浆葡萄糖（2hPG）水平≥ 11.1mmol/L（200mg/dl）。

2.1.2 证候诊断

参照中华中医药学会《糖尿病中医防治指南》（2007 年）和“国家中医药管理局‘十一五’重点专科协作组消渴病（2 型糖尿病）诊疗方案”。

2.1.2.1 主证

（1）肝胃郁热证：脘腹痞满，胸胁胀闷，面色红赤，形体偏胖，腹部胀大，心烦易怒，口干口苦，大便干，小便色黄，舌质红，苔黄，脉弦数；

（2）胃肠实热证：脘腹胀满，痞塞不适，大便秘结，口干口苦，或有口臭，或咽痛，或牙龈出血，口渴喜冷饮，饮水量多，多食易饥，舌红边有齿痕，舌下有络脉青紫，苔黄，脉滑数；

(3) 脾虚胃热证：心下痞满，胀闷呕恶，呃逆，水谷不消，纳呆，便溏，或肠鸣下利，或虚烦不眠，或头眩心悸，或痰多，舌淡胖，舌下络脉瘀阻，苔白腻，脉弦滑无力；

(4) 上热下寒证：心烦口苦，胃脘灼热，痞满不痛，或干呕呕吐，肠鸣下利，手足及下肢冷甚，舌红，苔黄根部腐腻，舌下络脉瘀阻；

(5) 阴虚热盛（阴虚火旺）证：五心烦热，急躁易怒，口干口渴，渴喜冷饮，易饥多食，时时汗出，少寐多梦，溲赤便秘，舌红赤，少苔，脉虚细数；

(6) 气阴两虚证：消瘦，倦怠乏力，气短懒言，易汗出，胸闷憋气，脘腹胀满，腰膝酸软，虚浮便溏，口干口苦，舌淡体胖，苔薄白干或少苔，脉虚细无力；

(7) 阴阳两虚证：小便频数，夜尿增多，浑浊如脂如膏，甚至饮一溲一，五心烦热，口干咽燥，耳轮干枯，面色黧黑；畏寒肢凉，面色苍白，神疲乏力，腰膝酸软，脘腹胀满，食纳不香，阳痿，面目浮肿，五更泄泻，舌淡体胖，苔白而干，脉沉细无力。

2.1.2.2 兼证

(1) 瘀证：胸闷刺痛，肢体麻木或疼痛，痛定不移，肌肤甲错，健忘心悸，心烦失眠，或中风偏瘫，语言謇涩，或视物不清，唇舌紫暗，舌暗有瘀斑，舌下络脉青紫迂曲，苔薄白，脉弦或沉而涩；

(2) 痰证：嗜食肥甘，形体肥胖，呕恶眩晕，口黏痰多，食油腻则加重，舌体胖大，苔白厚腻，脉滑；

(3) 湿证：头重昏蒙，四肢沉重，遇阴雨天加重，倦怠嗜卧，脘腹胀满，食少纳呆，便溏或黏滞不爽，舌胖大，边齿痕，苔腻，脉弦滑；

(4)浊证：腹部肥胖，实验检查血脂或血尿酸升高，或伴脂肪肝，舌胖大，苔黄腻，脉滑。

2.2　治疗方案的选择

参照中华中医药学会糖尿病分会《糖尿病中医防治指南》（2007年）和“国家中医药管理局‘十一五’重点专科协作组消渴病（2型糖尿病）诊疗方案”，诊断明确，第一诊断为消渴病（2型糖尿病）。

2.3　建议标准住院天数：≤ 14 天。

2.4　纳入临床路径标准

（1）中医第一诊断必须符合消渴病（TCD 编码：BNV060），西医第一诊断必须符合 2 型糖尿病（ICD−10 编码：E11.902）；

（2）空腹血糖≤ 11.1mmol/L 且非空腹血糖≤ 16.7mmol/L，符合《糖尿病的入院指南》的患者；

（3）当患者同时具有其他疾病，如在住院期间不需特殊处理也不影响第一诊断的临床路径流程实施；

（4）患者适合并同意接受中医为主的综合治疗。

2.5　病例排除标准

（1）1 型糖尿病患者；

（2）妊娠糖尿病患者；

（3）继发性糖尿病患者；

（4）有心、肝、肾功能严重衰竭者、糖尿病性酮症酸中毒、糖尿病性高渗非酮症昏迷、糖尿病性乳酸酸中毒等严重急性并发症，以及严重感染、手术、放疗等应激情况、近 3 个月内有严重出血性疾病；

（5）癫痫、痴呆或精神病患者。

2.6 中医证候学观察

四诊合参，收集不同证候的主症、次症、舌、脉特点。注意证候的动态变化。

2.7 治疗方法

2.7.1 辨证选择口服中药汤剂、中成药

2.7.1.1 主证所选择的治则、中药汤剂、中成药

（1）肝胃郁热证：开郁清热

大柴胡汤加减：柴胡、黄芩、清半夏、枳实、白芍、大黄、生姜等；中成药可选用大柴胡颗粒。

（2）胃肠实热证：通腑泄热

大黄黄连泻心汤加减：大黄、黄连、枳实、石膏、葛根、元明粉等；中成药可选用牛黄清胃丸、一清胶囊、新清宁片、复方芦荟胶囊。

（3）脾虚胃热证：辛开苦降

半夏泻心汤加减：半夏、黄芩、黄连、党参、干姜、炙甘草等。

（4）上热下寒证：清上温下

乌梅丸加减：乌梅、黄连、黄柏、干姜、蜀椒、附子、当归、肉桂、党参等；中成药可选用乌梅丸。

（5）阴虚热盛（阴虚火旺）证：滋阴降火

知柏地黄丸、白虎汤加减：知母、黄柏、山萸肉、丹皮、山药、石膏、粳米、甘草、天花粉、黄连、生地黄、藕汁等。中成药可选用知柏地黄丸、十味玉泉丸、金糖宁胶囊（片）、津力达颗粒等。

（6）气阴两虚证：益气养阴

参芪麦味地黄汤加减：人参、黄芪、麦冬、五味子、熟地黄、山药、茯苓、丹皮、泽泻、山茱萸等。中成药可选用消渴丸、降糖甲片、渴乐宁胶囊、参芪降糖颗粒、芪药消渴胶囊、芪蛭降糖胶囊、

降糖丸。

（7）阴阳两虚证：阴阳双补

金匮肾气丸加减；偏阴虚者选用左归饮加减，偏阳虚者选用右归饮加减；桂枝、附子、熟地黄、山萸肉、山药、茯苓、丹皮、泽泻、枸杞子、甘草、杜仲、菟丝子、肉桂、当归、鹿角胶等；中成药可选用金匮肾气丸（桂附地黄丸）、右归胶囊、左归丸等。

2.7.1.2 兼证所选择的治则、中药汤剂、中成药

（1）瘀证：活血化瘀

桃红四物汤加减：地黄、川芎、白芍、当归、桃仁、红花等；中成药可选用渴络欣胶囊、糖脉康颗粒、木丹颗粒、芪蛭降糖胶囊（片）；

（2）痰证：行气化痰

二陈汤加减，偏痰热可用黄连温胆汤加减：半夏、陈皮、茯苓、甘草、枳实、竹茹、黄连、大枣；中成药可选用参芪白术颗粒；

（3）湿证：健脾燥湿

三仁汤加减：杏仁、蔻仁、薏苡仁、厚朴、半夏、通草、滑石、竹叶等；中成药可选用二陈丸；

（4）浊证：消膏降浊

大黄黄连泻心汤加味：大黄、黄连、枳实、石膏、葛根、元明粉、红曲、生山楂、五谷皮、西红花、威灵仙等；中成药可选用加味保和丸。

2.7.2 辨证选择静脉滴注中药注射液

可根据消渴病变证的具体情况，结合丹参、银杏、苦碟子、灯盏花、葛根、红花、川芎、人参、黄芪等提取物制成的注射液所规定的适应证，遵照国家《中药注射剂使用指导原则》合理选择，并严格观察安全性。

2.7.2.1 舒血宁注射液

活血化瘀通络，扩张血管、改善微循环。适用于缺血性心脑血管疾病、冠心病、心绞痛、脑梗死、脑血管痉挛等。

2.7.2.2 丹红注射液

活血化瘀，通脉舒络。适用于瘀血闭阻所致的胸痹及中风、冠心病、心绞痛、心肌梗死、瘀血型肺心病、缺血性脑病、脑梗死。

2.7.2.3 注射用血栓通

活血祛瘀，通脉活络。适用于瘀血阻络引起的中风偏瘫、胸痹心痛及视网膜中央静脉阻塞症。

2.7.2.4 丹参酮Ⅱ A 磺酸钠注射液

活血祛瘀，通脉活络。适用于冠心病、心绞痛、心肌梗死的辅助治疗。

2.7.2.5 疏血通注射液

活血化瘀，通经活络。适用于瘀血阻络所致的中风—中经络急性期。

2.7.2.6 天麻素注射液

平肝熄风止痉。适用于神经衰弱、神经衰弱综合征及血管神经性头痛等症（如偏头痛、三叉神经痛、枕骨大神经痛等）亦可用于脑外伤性综合征、眩晕症如美尼尔病、药性眩晕、外伤性眩晕、突发性耳聋、前庭神经元炎、椎基底动脉供血不足等。

2.7.2.7 苦碟子注射液

活血止痛，清热祛瘀。适用于瘀血闭阻的胸痹、冠心病、心绞痛、脑梗死。

2.7.2.8 肾康注射液

降逆泄浊，益气活血，通腑利湿。适用于慢性肾功能衰竭属湿浊血瘀证。

2.7.2.9 灯盏细辛注射液

活血祛瘀、通络止痛。适用于瘀血阻滞所致的中风偏瘫、胸痹心痛、缺血性中风、冠心病、心绞痛。

2.7.3 基础治疗

参照中华医学会《中国 2 型糖尿病防治指南》执行。

2.7.3.1 降糖治疗

根据《中国 2 型糖尿病防治指南》（2010 年版）选择治疗方案。配合使用“双 C 方案”即动态血糖监测加胰岛素泵治疗。根据国家法律法规，对有适应症者，进行胃转留手术、胰岛移植和／或干细胞治疗，以及臭氧等。

2.7.3.2 并发症治疗

根据《中国 2 型糖尿病诊疗指南》选择治疗方案。配合非药物疗法，如半导体激光治疗、红外线疼痛治疗、低频 + 高频治疗、中频治疗、气压循环驱动治疗、激光治疗、臭氧治疗、骨质疏松治疗仪等。

2.7.4 中药外用

辨病位使用中药熏洗疗法、中药外敷、中药离子导入、穴位注射、足底反射治疗等方法，辨证选择中药组方。

2.7.4.1 中药泡洗

下肢麻和／或凉和／或痛和／或水肿者，可采用汤剂泡洗，可选用腿浴治疗器和足疗仪。

2.7.4.2 中药外敷

可选用芳香辟秽，清热解毒中药研末加工双足心贴敷。

2.7.4.3 中药离子导入

可根据具体情况，辨证使用中药离子导入。可配合选用智能型中药熏蒸汽自控治疗仪。

2.7.4.4 穴位注射

可根据具体情况，辨证选择穴位、药物和辅助器械。

2.7.4.5 足底反射治疗

可根据具体情况，辨证选择穴位、药物和辅助器械。

2.7.5 非药物疗法

非药物疗法包括膳食与药膳调配、运动疗法、针灸、气功疗法（八段锦、六字诀、易筋经、五禽戏、丹田呼吸法）、其他（红外线疼痛治疗、气压式血液循环驱动器、半导体激光照射、电磁疗法）。

2.7.5.1 膳食与药膳调配

做到个体化，达到膳食平衡。尽可能基于中医食物性味理论，进行药膳饮食治疗。

2.7.5.2 运动治疗

运动治疗的原则是适量、经常性和个体化。坚持有氧运动。保持健康为目的的体力活动包括每天至少 30 分钟中等强度的活动，运动时注意安全性。其他尚有散步、广播操、太极拳、游泳、打球、滑冰、划船、骑自行车等。

2.7.5.3 针灸疗法

可根据病情选择体针、耳针、穴位贴敷、穴位注射、穴位磁疗、激光穴位照射等。

2.7.5.4 气功疗法

可根据病情选择八段锦、六字诀、易筋经、五禽戏、丹田呼吸法、太极拳等。可配合中医心理治疗仪、中医音乐治疗仪和子午流注治疗仪。

2.7.5.5 其他疗法

根据病情需要选择骨质疏松治疗康复系统治疗糖尿病合并的骨质疏松症，三部推拿技术治疗糖尿病合并的难治性失眠，结肠透析机治疗糖尿病肾病肾功能不全等，可配合使用红外线疼痛治疗、气压式血液循环驱动器、半导体激光照射、电磁疗法。

2.7.6 护理

护理方式包括糖尿病教育、饮食护理、运动护理、心理护理和药物护理等 5 个方面，根据患者情况进行护理，但缺一不可。

2.7.6.1 糖尿病教育

糖尿病教育内容非常广泛，贯穿于糖尿病整个防治过程。通过教育使患者了解治疗不达标的危害性、掌握饮食和运动的方法与实施、了解口服降糖药与胰岛素合理使用及调节、急性并发症临床表现，预防，处理、慢性并发症的危险因素及防治。血糖的监测、自我保健的重要性和必要性等。

2.7.6.2 饮食护理

饮食护理的原则：“五谷为养，五果为助，五畜为益，五菜为充”应做到合理搭配，食养以尽，勿使太过。谨和五味，膳食有酸、苦、甘、辛、咸等五味以入五脏。五味调和，水谷精微充足，气血旺盛，脏腑调和。

食应有节：一日三餐应做到定时定量，合理安排。主食量分配：早餐占全日量的 25%、午餐为 40%、晚餐为 35%、或全日主食分为

5 等份，早餐为 1/5，中餐和晚餐各 2/5。并提倡适量膳食纤维、优质蛋白、植物脂肪。戒烟限酒：烟可促进患者大血管病变的发生与加重。酒精可诱发使用磺酰脲类药或胰岛素患者低血糖。可限量 1 ～ 2 份标准量 / 日（每份标准量啤酒 285ml、白酒 30ml 等约含 10g 酒精）。限盐：每天限制食用盐摄入在 6g 内，高血压患者应更严格。

2.7.6.3 运动护理

运动方式多样，内容丰富。日常选择散步、中速或快速步行、慢跑、广播操、太极拳、气功八段锦、五禽戏、游泳、打球、滑冰、划船、骑自行车等。提倡比较温和的有氧运动，避免过度激烈。运动量可按心率衡量。有效心率计算：男性最高心率＝ 205 －年龄 /2；女性最高心率＝ 220 －年龄 /2。最适合运动心率范围，心率应控制在最高心率的 60%～ 85%。运动必须个体化，尤其老年或有较严重并发症者，量力而行。

2.7.6.4 心理护理

人的心理状态、精神情绪对保持健康、疾病发生，病情转归等发挥重要作用。情志过激，超越生理调节限度，使脏腑、阴阳、气血功能失调，气机升降失司，可诱发疾病、或使疾病加重或恶化。“喜则气和志达，营卫通利”精神愉悦，正气旺盛以利战胜疾病。

2.7.6.5 药物护理

了解药物的功效主治和服用时间，注意药物之间的交互作用。预防药害。

2.8 出院标准

（1）病情稳定，主要症状改善；

（2）血糖控制达标或血糖趋于稳定，且无低血糖昏迷事件发生；

(3) 形成具有中医特色的个体化治疗和预防方案。

2.9 有无变异及原因分析

(1) 空腹血糖＞11.1mmol/L 或非空腹血糖＞16.7mmol/L，退出本路径；

(2) 病情加重，出现严重的糖尿病慢性并发症（糖尿病肾病、眼部疾病、心血管疾病、神经系统并发症、皮肤病变、糖尿病足等）或合并感染，需要延长住院时间，增加住院费用，退出本路径；

(3) 治疗过程中发生病情变化，出现急性并发症（低血糖昏迷、高渗性昏迷、酮症酸中毒、乳酸性酸中毒等）时，退出本路径，并按相应路径或指南进行救治；

(4) 合并有心血管疾病、内分泌疾病等其他系统疾病的患者，在住院期间此类病情加重，需要特殊处理，导致住院时间延长、费用增加，退出本路径；

(5) 若必须同时服用对血糖或降糖药物有影响的药物，或患者对胰岛素制剂、降糖药物有过敏情况，导致住院时间延长、住院费用增加，退出本路径；

(6) 因患者及家属的意愿而影响本路径的执行时，退出本路径。

3 研究方法

3.1 数据采集

根据现有的、填写完整的《消渴病（2 型糖尿病）中医临床路径住院表单》，选取 2013 年 1 月 1 日至 2014 年 9 月 30 日纳入临床路径患者基本信息，基于结构化住院病例，提取患者基本信息、证型、中医治疗方案、检查项目、非药物疗法、住院费用、发生变异情况等 7 个方面的信息。另外，为评价消渴病中医临床路径中气阴两虚证的疗效，对 2013 年 1 月 1 日至 2013 年 12 月 31 日纳入消渴病中医临床路径中气阴两虚证的患者，调取 BMI、病位、糖化血红蛋白及入院时和出院前的体重、症状、血糖、血压、血脂的分析。

3.2 数据整理

虽然在系统建立时已对病例的书写进行了结构化规范，但该系统是一个开放的系统，且为了尽量保证使用医生的个体化特点，就有了许多未被规范的名词、术语，因而在数据的整理过程中需要对诸如具体的方剂名称、药物名称、检查项目名称等进行整理，统一为规范的名词、术语。选取的数据如出现缺失数据较多，则通过病案室调取纸质病例进行补录、于计算机中心调取临时医嘱、长期医嘱、住院费用明细等进行补录，以保证数据质量。文本型数据参照广安门医院住院结构化病例系统的标准，整理成统一的形式；数值型数据整理成分类变量。示意见图 1、图 2。

	A	B	C	D	E	F	G	H	I	J	K	L	M
1	病案号	住院日期	主要治则	治法1	治法2	治法3	汤药主方	汤药合方1	汤药合方2	中成药1	中成药2	中成药3	中成
2	106906	2014.04.16	开郁清热				大柴胡汤			糖微康胶囊			
3	115456	2013.03.12	疏肝行气		活血		柴胡疏肝散			降糖通脉宁	全天麻胶囊		
4	117596	2014.02.24	开郁清热				大柴胡汤			降糖通脉宁胶囊			
5	125356	2013.07.04	开郁清热	祛湿			大柴胡汤			糖微康胶囊			
6	135168	2014.06.30	开郁清热	利湿			大柴胡汤			降糖通脉宁胶囊			
7	136316	2013.03.15	开郁清热				大柴胡汤			降糖通脉胶囊			
8	143741	2014.08.07	疏肝行气	利湿搜风			大柴胡汤			天丹通络胶囊			
9	147180	2013.11.15	开郁清热				大柴胡汤			糖微康胶囊			
10	150356	2013.10.16	疏肝和胃	化痰通络			大柴胡汤			糖微康胶囊			
11	151429	2014.04.14	平肝潜阳	利水	活血		天麻钩藤汤			降糖通脉宁	黄葵胶囊		
12	152178	2014.03.26	开郁清热	利湿	活血		龙胆泻肝汤			降糖通脉宁胶囊			
13	152333	2013.10.09	开郁清热	理气化痰			黄连温胆汤			新清宁			
14	152598	2014.04.09	开郁清热		化瘀		逍遥散			降糖通脉宁胶囊			
15	156236	2013.11.27	平肝潜阳	化痰			天麻钩藤饮			糖微康胶囊	五苓胶囊	百乐眠胶	人参
16	156713	2014.03.08	开郁清热				大柴胡汤			糖微康胶囊			
17	159404	2013.03.07	疏肝理气清	活血			小柴胡汤			降糖通脉宁胶囊			
18	159487	2013.03.08	疏肝理气清	活血			小柴胡汤			降糖通脉宁胶囊			
19	159724	2013.03.01	开郁清热	利湿	化瘀通络		自拟方			降糖通脉宁胶囊			
20	161831	2013.06.08	疏肝行气				柴胡疏肝散			降糖通脉宁胶囊			
21	162197	2013.06.25	开郁清热	活血化瘀			大柴胡汤			糖微康胶囊			
22	162420	2013.06.28	开郁清热	活血化瘀			大柴胡汤	桃红四物汤		糖微康胶囊			
23	163055	2013.07.15	开郁清热	化痰			大柴胡汤			降糖通脉宁胶囊			
24	165835	2013.11.06	开郁清热				大柴胡汤			糖微康胶囊			

图 13-1　文本型数据

	A	B	C	D	E	F	G	H	I
1	病案号	住院日期	收缩压1	舒张压1	体重1	总胆固醇1	甘油三酯1	早餐前1	早餐后1
2	161113	2013.04.23	148	74	50	3.97	0.5	8.5	12.9
3	139493	2013.04.25	124	69	72	3.11	0.55	7	11.5
4	165803	2013.11.04	144	78	62	3.58	0.58	5.1	10.5
5	157232	2013.02.20	130	78	92	3.39	0.59	8	15.6
6	157139	2013.02.16	149	80	42	5.06	0.64	8.5	13.1
7	146745	2013.11.21	140	62	60	3.7	0.65	7.9	12.2
8	164418	2013.09.04	112	60	86.8	3.67	0.68	6.2	10
9	157119	2013.02.16	133	69	55	5.47	0.69	4.3	7.3
10	158703	2013.01.16	131	96	71	4.76	0.74	9.4	11.1
11	157119	2013.07.08	149	79	50	5.18	0.77	8	7.4
12	148594	2013.03.18	144	77	84	3.62	0.79	7.1	16.3
13	160875	2013.04.07	138	76	45	6.01	0.81	6.9	16.3
14	136765	2013.11.11	119	65	64	2.78	0.82	6.9	16
15	162340	2013.07.03	104	69	69	4.81	0.82	6.9	14.4
16	166665	2013.12.05	148	84	89	1.14	0.84	7.4	14.9
17	166179	2013.11.14	134	66	75	3.46	0.86	5.2	10.8
18	165573	2013.10.22	148	88	80	3.76	0.86	8.3	14.7
19	159903	2013.03.22	134	57	61	5.63	0.86	6.7	11.7
20	156258	2013.03.19	110	70	46	4.48	0.87	8.6	15.1
21	087679	2013.11.11	149	76	64	3.78	0.88	5.6	10.4
22	064314	2013.08.21	130	68	57.6	4.61	0.88	6.4	14.9
23	103401	2013.12.05	146	81	73	2.47	0.89	7.3	16.4
24	148505	2013.03.13	112	64	52	4.75	0.89	5.5	12.2
25	143659	2013.03.28	152	86	62	6.19	0.89	4.5	14.9
26	159757	2013.10.17	136	60	64	3.89	0.9	8.2	11.2
27	160244	2013.04.03	130	67	61	4.92	0.92	6.5	9.2

图 13-2　数值型数据

3.3　数据取舍方法

选取的文本数据及数值数据，均为缺失情况少、录入质量好的数据，但又不失其逻辑性与真实性。对于缺失数据的病历，我们会于病案室调取纸质病历进行补录，以保证数据质量。涉及的各类理化指标，多为患者入院时和出院前的常规检查项目，因而保证了理化指标数据的完整性。

3.4　数据统计及分析方法

3.4.1　临床路径的应用情况

（1）采用 SPSS17.0 统计分析软件进行数据的描述性统计，按纳入临床路径的 7 个主要证型分组进行统计；（2）统计所有纳入临床路径患者的性别构成、民族构成、年龄分布、病程分布、各证型分布、兼证分布、检查项目情况、仪器治疗选择、中药外用情况、非药物疗法情况的频数、所占百分比；（3）统计各证型患者的兼证分布、中成药选择、中药注射液选择、住院时间分布情况的频数、所占百分比；（4）对住院的各项费用统计均值、标准差；（5）统计变异退出患者的证型分布情况及并分析变异的原因；（6）将上述统计结果分别进行分析，探讨各数据之间可能存在的联系。此研究部分，以期展现对 2013 年 1 月 1 日至 2014 年 9 月 30 日中国中医科学院广安门医院内分泌科应用消渴病（2 型糖尿病）中医临床路径的调查结果进行分析。

3.4.2 临床路径气阴两虚证的疗效评价

（1）采用 SPSS17.0 统计分析软件，筛选 2013 年 1 月 1 日至 2013 年 12 月 31 日中国中医科学院广安门医院内分泌科纳入消渴病（2 型糖尿病）中医临床路径气阴两虚证患者基本信息；（2）基于结构化住院病历系统，根据气阴两虚证的中医诊断标准，对患者体重指数、糖化血红蛋白及病位进行频数统计；（3）将患者入院时与出院前的症状进行评分，重度者计 +6 分，中度者计 +4 分，轻度者计 +2 分，无症状者计 0 分；（4）统计患者入院时与出院前的症状、血糖、血脂、血压及体重，并对其各项的变化及相互间的关系进行分析。此研究部分，为对消渴病中医临床路径气阴两虚证于临床的应用进行疗效评价。

5 结果

5.1 临床路径的应用情况

在 2013 年 1 月 1 日至 2014 年 9 月 30 日期间，于中国中医科学院广安门医院纳入消渴病中医临床路径的患者共计 679 例，结果统计及分析如下。

5.1.1 样本基本信息

5.1.1.1 纳入及变异退出情况

表 13-1 纳入及变异退出情况统计表

证型	纳入病例	变异退出病例		有效病例	
		频率	百分比（%）	频率	百分比（%）
肝胃郁热证	71	20	28.1690	51	71.8310
胃肠实热证	7	4	57.1429	3	42.8571
脾虚胃热证	35	10	28.5717	25	71.4283
上热下寒证	4	2	50.0000	2	50.0000
阴虚火旺证	118	33	27.9661	85	72.0339
气阴两虚证	417	167	40.0480	250	59.9520
阴阳两虚证	27	6	22.2222	21	77.7778
合计	679	242	35.6406	437	64.3594

从临床路径纳入和变异情况统计表看，除了胃肠实热证外，其他证型变异率均不高于有效率。

5.1.1.2 性别构成情况

针对纳入临床路径患者，进行性别构成统计，统计结果如表 2、表 3。

表 13-2 性别构成统计表

性别	频数	男	百分比（%）	女	百分比（%）
有效	437	249	56.9794	188	43.0206
退出	242	119	49.1736	123	50.8264

表 13-3 完成路径患者的性别构成情况统计表

证型	频数		百分比（%）	
	男	女	男	女
肝胃郁热证	34	17	66.6667	33.3333
胃肠实热证	1	2	33.3333	66.6667
脾虚胃热证	14	11	56.0000	44.0000
上热下寒证	2	0	100.0000	0
阴虚火旺证	57	28	67.0588	32.9412
气阴两虚证	129	121	51.6000	48.4000
阴阳两虚证	12	9	57.1429	42.8571
合计	249	188	56.9794	43.0206

从总性别比例看，完成路径的男女比例为 1.32：1，退出路径的男女比例为 1：1.03，男女比例相当；退出路径的男性患者占男性患者总数的百分比为 32.337%，退出路径的女性患者占女性患者总数的百分比为 39.550%，比例比男性高；这说明变异退出路径与性别有一定的关系。从完成路径患者的性别构成情况统计表看，除了胃肠实热证之外，男性患者均多于女性患者。

5.1.1.3 民族构成情况

针对完成临床路径患者，进行民族构成统计，统计结果如表 4。

表 13-4 民族构成情况统计表

民族	频数（例）	百分比（%）
汉	418	95.6522
满	4	0.9153
回	10	2.2883
蒙古	5	1.1442
合计	437	100.0000

从民族构成情况看，汉族明显多于少数民族，这与中国的国情有关，回族相对满族和蒙古族较多，与广安门医院的地理位置可能有一定的关系。

5.1.1.4 年龄分布情况

针对完成临床路径患者，进行年龄分布情况统计，统计结果如表 5 至表 7。

表 13-5 年龄描述统计表（单位：岁）

年龄	频数（例）	极小值	极大值	均值	标准差
有效	437	23	88	57.5469	11.4798
退出	242	28	89	59.2231	10.9087

表 13-6 完成路径的患者年龄分段频数统计表

年龄	频数（例）	百分比（%）
年龄≤ 45 岁	59	13.5011
45 岁＜年龄≤ 65 岁	284	64.9886
年龄＞ 65 岁	94	21.5103
合计	437	100.0000

表 13-7 退出路径的患者年龄分段频数统计表

年龄	频数（例）	百分比（%）
年龄≤ 45 岁	31	12.8099
45 岁＜年龄≤ 65 岁	144	59.5041
年龄＞ 65 岁	67	27.6860
合计	242	100.0000

从年龄描述统计表看，完成临床路径的患者年龄最小为 23 岁，最大为 88 岁，平均 57.5469±11.4798 岁；退出临床路径的患者年龄最小为 28 岁，最大为 89 岁，平均 59.2231±10.9087 岁。根据完成路径患者的年龄分段频数统计表，45 ～ 65 岁患者完成路径的比率明显多于 45 岁以下和 65 岁以上的患者；从退出路径的患者年龄分段频数统计表看，45 ～ 65 岁患者退出路径的比率明显多于 45 岁以下和 65 岁以上的患者；两个表相对比，只有 65 岁以上的老年患者退出路径百分率要大于完成路径百分率，这可能与患者年老、病情不稳定等因素有关。这说明变异退出路径与年龄有一定关系。

5.1.1.5 病程分布情况

针对完成临床路径患者，进行病程分布情况统计，统计结果如表 8 至表 10。

表 13-8　病程描述统计表（单位：年）

病程	频数（例）	极小值	极大值	均值	标准差
有效	437	0.0192	32	9.4719	6.6592
退出	242	0.0192	40	11.5427	8.0074

表 13-9　完成路径的患者病程分段频数统计表

病程	频数（例）	百分比（%）	累计百分比（%）
病程≤ 5 年	148	33.8673	33.8673
5 年＜病程≤ 10 年	122	27.9176	61.7849
病程＞ 10 年	167	38.2151	100.0000
合计	437	100.0000	

表 13-10　退出路径的患者病程分段频数统计表

病程	频数（例）	百分比（%）	累计百分比(%)
病程≤ 5 年	68	28.0992	28.0992
5 年<病程≤ 10 年	48	19.8347	47.9339
病程> 10 年	126	52.0661	100.0000
合计	242	100.0000	

从病程描述统计表看，完成临床路径的患者病程最短为 0.0192 年（7 天），最长为 32 年，平均为 9.4719±6.6592 年；退出临床路径的患病程最短为 0.0192 年（7 天），最长为 40 年，平均 11.5427±8.0074 岁。根据完成路径患者的病程分段频数统计表，三个病程阶段的患者均在 1/3 左右，差异不明显；从退出路径的患者病程分段频数统计表看，病程在 10 年以上的患者退出路径的比率达到一半以上，明显多于 10 年以下的患者。这说明变异退出路径与病程有一定关系。

5.1.2　证型分布情况

针对完成临床路径的患者，进行主证、兼证的分布情况统计，统计结果如表 11 至表 13。

5.1.2.1　主证类型分布情况

表 13-11　主证类型分布频数统计表

证型	频数（例）	百分比（%）	累积百分比（%）
肝胃郁热证	51	11.6705	11.6705
胃肠实热证	3	0.6865	12.3570
脾虚胃热证	25	5.7208	18.0778

续表

证型	频数（例）	百分比（%）	累积百分比（%）
上热下寒证	2	0.4577	18.5355
阴虚火旺证	85	19.4508	37.9863
气阴两虚证	250	57.2082	95.1945
阴阳两虚证	21	4.8055	100
合计	437	100	

根据完成路径的患者主证分布情况统计表，气阴两虚证占到一半以上，明显多于其他证型，其次为阴虚火旺证和肝胃郁热证；胃肠实热证与上热下寒证均不到 1%，明显少于其他证型。由此表明，消渴病多表现为气阴两虚证，很少表现为胃肠实热证和上热下寒证。

5.1.2.2　兼证分布情况

表 13–12　兼证类型分布频数统计表

兼证	频数（例）	百分比（%）
痰证	56	12.8146
湿证	121	27.6888
瘀证	313	71.6247
浊证	4	0.9153

从兼证分布情况统计表来看，兼有瘀邪的患者明显多于其他三个兼证，其次为湿证，而兼有浊邪者最少。说明消渴病患者多挟有瘀邪。

5.1.2.3 各主证的兼证分布情况

表 13–13 各主证的兼证分布频数统计表

主证		痰证	湿证	瘀证	浊证
肝胃郁热证	兼证频率（例）	12	14	28	0
	兼证百分比（%）	23.5294	27.4510	54.9020	0
胃肠实热证	兼证频率（例）	0	1	2	0
	兼证百分比（%）	0	33.3333	66.6667	0
脾虚胃热证	兼证频率（例）	4	16	16	2
	兼证百分比（%）	16.00	64.00	64.00	48.00
上热下寒证	兼证频率（例）	0	0	0	0
	兼证百分比（%）	0	0	0	0
阴虚火旺证	兼证频率（例）	4	13	57	0
	兼证百分比（%）	4.7059	15.2941	67.0589	0
气阴两虚证	兼证频率（例）	36	67	194	2
	兼证百分比（%）	14.40	26.80	77.60	0.80
阴阳两虚证	兼证频率（例）	0	10	16	0
	兼证百分比（%）	0	47.6190	76.1905	0

根据各主证的兼证分布情况统计表，兼有瘀证的患者均不少于兼有湿证的患者，说明瘀证在任何一个主证中，都占有较大的比重。

5.1.3 入院检查项目（被选择情况频数报告）

5.1.3.1 必须检查项目

表 13–14 必须检查项目被选择情况统计表

项目		频数（例）	百分比（%）
入院急查	全血细胞分析 + 血型	437	100
	肝肾功能 + 电解质	437	100
	全血肌钙蛋白 I	429	98.1693
	尿常规	437	100
	大便常规	414	94.7368
	入院即刻血糖	437	100
	心电图	416	95.1945
	胸部正侧位片 + 心胸比	426	97.4828
一般检查	生化全项 +C– 反应蛋白	437	100
	糖化血红蛋白	400	91.5332
	胰岛功能	335	76.6590
	腹部超声	211	48.2838
	心脏超声	408	93.3638
	颈动脉超声	416	95.1945
	双下肢动静脉超声	419	95.8810

从必须检查项目被选择情况统计表来看，除了腹部超声不足一半、胰岛功能只达到四分之三之外，其他检查被选择的比率均在 90% 以上。

5.1.3.2 可选择检查项目

表 13-15 可选择检查项目被选择情况统计表

可选择检查项目	频数（例）	百分比（%）
胰岛细胞抗体三项	398	91.0755
糖化白蛋白	46	10.5263
DIC 初筛	431	98.6270
动态红细胞沉降率	416	95.1945
骨代谢	401	91.7621
肾上腺功能	343	78.4897
性激素	400	91.5332
甲状腺功能	421	96.3387
B 型心钠素	39	8.9245
肝炎病毒系列	420	96.1098
肿瘤标志物	410	93.8215
尿肾功	314	71.8535
尿微量白蛋白肌酐比	407	93.1350
24 小时尿蛋白分析	390	89.2449
24 小时动态心电图	357	81.6934
24 小时动态血压	343	78.4897
甲状腺 B 超	323	73.9130
神经传导速度（科内）	338	77.3455
交感皮肤测定（科内）	357	81.6934
肢体动脉检查 + 测量（科内）	356	81.4645
彩色眼底照相（科内 + 眼科）	353	80.7780
双光能 X 线骨密度检查	294	67.2769
PPG 指、趾动脉检查	355	81.2357

续表

可选择检查项目	频数（例）	百分比（%）
遥控心电监护	115	26.3158
经颅多普勒超声	168	38.4439
CT、MRI 等影像学检查等	173	39.5881
步态检查	1	0.2288

从可选择检查项目被选择情况统计表来看，步态检查被选择得最少，仅有 1 例（0.2288%），其次为糖化白蛋白与 B 型心钠素被选择的比率在 10% 左右，胰岛细胞抗体三项、DIC 初筛、动态红细胞沉降率、骨代谢、性激素、甲状腺功能、肝炎病毒系列、肿瘤标志物、尿微量白蛋白肌酐比等检查的被选择率均在 90% 以上。

5.1.4 中医辨证论治

通过对各主证进行治则及处方的调查统计，分析其与消渴病（2 型糖尿病）中医临床路径的诊疗规范中各证型的治疗方案是否相符。

5.1.4.1 肝胃郁热证

5.1.4.1.1 治法频数表

表 13–16 治法频数统计表

治法		频数（例）	百分比（%）
开郁清热		40	78.4314
其他	平肝潜阳	3	5.8824
	疏肝和胃	3	5.8824
	疏肝理气	3	5.8824
	疏肝理气清热	2	3.9216

5.1.4.1.2　处方频数表

表 13–17　处方频数统计表

处方			频数（例）	百分比（%）
主方	大柴胡汤		32	62.7451
	其他	小柴胡汤	4	7.8431
		黄连温胆汤	3	5.8824
		天麻钩藤饮	3	5.8824
		龙胆泻肝丸	2	3.9216
		柴胡疏肝散	2	3.9216
		温胆汤	1	1.9608
		二陈汤	1	1.9608
		逍遥散	1	1.9608
		五味消毒饮	1	1.9608
		自拟方	1	1.9608
合方	丹参饮		2	3.9216
	桃红四物汤		1	1.9608
	茵陈蒿汤		1	1.9608
	半夏厚朴汤		1	1.9608
	二陈汤		1	1.9608
	清胃散		1	1.9608
	四妙丸		1	1.9608

肝胃郁热证的治法主要为开郁清热，处方主要为大柴胡汤加减，这与消渴病（2 型糖尿病）中医临床路径的诊疗规范中肝胃郁热证的治疗方案相符合。

5.1.4.2 胃肠实热证

5.1.4.2.1 治法频数表

表 13–18 治法频数统计表

治法		频数	百分比（%）
泄热清胃		2	66.6667
其他	清热利湿	1	33.3333

5.1.4.2.2 处方频数表

表 13–19 处方频数统计表

处方			频数（例）	百分比（%）
主方	大黄黄连泻心汤		0	0
	其他	三仁汤	1	33.3333
		半夏泻心汤	1	33.3333
		清胃散	1	33.3333
合方		桃红四物汤	1	33.3333
		玉女煎	1	33.3333

胃肠实热证的治法主要为泄热清胃，处方分别为三仁汤、半夏泻心汤、清胃散加减，这与消渴病（2 型糖尿病）中医临床路径的诊疗规范中胃肠实热证主要以大黄黄连泻心汤治疗的方案偏离明显。

5.1.4.3 脾虚胃热证

5.1.4.3.1 治法频数表

表 13-20 治法频数统计表

治法	频数（例）	百分比（%）
健脾清热	14	56.0000
辛开苦降	4	16.0000
健脾利湿	7	28.0000

5.1.4.3.2 处方频数表

表 13-21 处方频数统计表

处方			频数（例）	百分比（%）
主方	半夏泻心汤		6	24.0000
	其他	藿朴夏苓汤	11	44.0000
		半夏白术天麻汤	2	8.0000
		二陈汤	1	4.0000
		四妙散	1	4.0000
		温胆汤	1	4.0000
		玉女煎	1	4.0000
		身痛逐瘀汤	1	4.0000
		自拟方	1	4.0000
合方	二陈汤		1	4.0000
	平胃散		1	4.0000
	小陷胸汤		1	4.0000
	血府逐瘀汤		1	4.0000

脾虚胃热证的治法主要为健脾清热，处方主要为藿朴夏苓汤加减，其次为半夏泻心汤加减，这与消渴病（2 型糖尿病）中医临床路径的诊疗规范中脾虚胃热证主要以半夏泻心汤治疗的方案有所偏离。

5.1.4.4 上热下寒证

5.1.4.4.1 治法频数表

表 13-22 治法频数统计表

治法		频数（例）	百分比（%）
清上温下		2	100
其他	无	0	0

5.1.4.4.2 处方频数表

表 13-23 处方频数统计表

处方			频数（例）	百分比（%）
主方	乌梅丸		1	50.0000
	其他	半夏泻心汤	1	50.0000
合方	无		0	0

上热下寒证的治法主要为清上温下，处方分别为乌梅丸和半夏泻心汤加减，这与消渴病（2 型糖尿病）中医临床路径的诊疗规范中上热下寒证主要以乌梅丸治疗的方案有所偏离。

5.1.4.5 阴虚热盛（阴虚火旺）证

5.1.4.5.1 治法频数表

表 13–24 治法频数统计表

治法		频数（例）	百分比（%）
滋阴降火		56	65.8824
养阴清热		19	22.3529
其他	滋阴潜阳	4	4.7059
	补益肝肾	2	2.3529
	清热生津	1	1.1765
	清热养血	1	1.1765
	镇肝熄风	1	1.1765
	清热解毒	1	1.1765

5.1.4.5.2 处方频数表

表 13–25 处方频数统计表

处方			频数（例）	百分比（%）
主方	知柏地黄丸		57	67.0588
	白虎汤		2	2.3529
	其他	消渴方	4	4.7059
		天麻钩藤饮	4	4.7059
		当归六黄汤	2	2.3529
		六味地黄丸	2	2.3529
		镇肝熄风汤	2	2.3529
		杞菊地黄丸	1	1.1765

续表

处方			频数（例）	百分比（%）
		当归芍药散	1	1.1765
		温胆汤	1	1.1765
		天王补心丹	1	1.1765
		消风散	1	1.1765
		益胃汤	1	1.1765
		玉女煎	1	1.1765
		二妙丸	1	1.1765
		二至丸	1	1.1765
		栀子清肝汤	1	1.1765
		猪苓汤	1	1.1765
		自拟方	1	1.1765
合方	桃红四物汤		5	5.8824
	丹参饮		3	3.5294
	白虎汤		2	2.3529
	丹栀逍遥散		1	1.1765
	二至丸		1	1.1765
	清胃散		1	1.1765
	四物汤		1	1.1765
	天麻钩藤饮		1	1.1765
	温胆汤		1	1.1765
	消渴方		1	1.1765
	血府逐瘀汤		1	1.1765
	朱砂安神丸		1	1.1765
	猪苓汤		1	1.1765

阴虚热盛（阴虚火旺）证的治法主要为滋阴降火，其次为养阴清热，处方主要为知柏地黄丸加减，这与消渴病（2 型糖尿病）中医临床路径的诊疗规范中阴虚热盛证主要以知柏地黄丸或白虎汤治疗的方案相符合。

5.1.4.6 气阴两虚证

5.1.4.6.1 治法频数表

表 13-26 治法频数统计表

治法		频率（例）	百分比（%）
益气养阴		224	89.6000
其他	益气健脾	3	1.2000
	清热利湿	3	1.2000
	益气活血	2	0.8000
	健脾化湿	2	0.8000
	平肝潜阳	2	0.8000
	活血利水	2	0.8000
	活血化瘀	2	0.8000
	滋阴健脾	2	0.8000
	清热活血	1	0.4000
	清热化痰	1	0.4000
	祛风除湿	1	0.4000
	健脾化浊	1	0.4000
	平肝熄风	1	0.4000
	宽胸理气	1	0.4000
	滋阴清热	1	0.4000
	滋补肾阴	1	0.4000

5.1.4.6.2 处方频数表

表 13-27 处方频数统计表

处方			频数（例）	百分比（%）
主方	参芪地黄汤		35	14.0000
	参芪麦味地黄汤		88	35.2000
	其他	生脉散	40	16.0000
		六味地黄汤	17	6.8000
		天麻钩藤饮	5	2.0000
		当归芍药散	4	1.6000
		二陈汤	4	1.6000
		丹参饮	3	1.2000
		血府逐瘀汤	2	0.8000
		知柏地黄汤	2	0.8000
		半夏泻心汤	2	0.8000
		补阳还五汤	2	0.8000
		参苓白术散	2	0.8000
		八珍汤	1	0.4000
		柴胡疏肝散	1	0.4000
		川芎茶调散	1	0.4000
		当归六黄汤	1	0.4000
		二至丸	1	0.4000
		瓜蒌薤白半夏汤	1	0.4000
		黄芪赤风汤	1	0.4000
		藿朴夏苓汤	1	0.4000
		济生肾气丸	1	0.4000

续表

处方			频数（例）	百分比（%）
		明目地黄汤	1	0.4000
		杞菊地黄汤	1	0.4000
		清胃散	1	0.4000
		身痛逐瘀汤	1	0.4000
		四妙丸	1	0.4000
		四妙勇安汤	1	0.4000
		桃红四物汤	1	0.4000
		旋覆代赭汤	1	0.4000
		玉泉丸	1	0.4000
		玉液汤	1	0.4000
		猪苓汤	1	0.4000
		竹叶石膏汤	1	0.4000
		自拟方	23	9.2000
合方	丹参饮		26	10.4000
	桃红四物汤		16	6.4000
	瓜蒌薤白半夏汤		6	2.4000
	六味地黄汤		4	1.6000
	血府逐瘀汤		4	1.6000
	当归芍药散		3	1.2000
	四物汤		3	1.2000
	当归四逆汤		2	0.8000
	补阳还五汤		2	0.8000
	猪苓汤		2	0.8000
	半夏白术天麻汤		2	0.8000

续表

处方	频数（例）	百分比（%）
柴胡疏肝散	1	0.4000
半夏厚朴汤	1	0.4000
黄连温胆汤	1	0.4000
龙骨牡蛎汤	1	0.4000
麦味地黄汤	1	0.4000
平胃散	1	0.4000
身痛逐瘀汤	1	0.4000
生脉饮	1	0.4000
四君子汤	1	0.4000
四藤一仙汤	1	0.4000
天麻钩藤饮	1	0.4000
通窍活血汤	1	0.4000
五苓散	1	0.4000
玉屏风散	1	0.4000
知柏地黄汤	1	0.4000

气阴两虚证的治法主要为益气养阴，处方主要为参芪麦味地黄汤加减，其次为参芪地黄汤加减，这与消渴病（2 型糖尿病）中医临床路径的诊疗规范中气阴两虚证主要以参芪麦味地黄汤治疗的方案相符合。

5.1.4.7 阴阳两虚证

5.1.4.7.1 治法频数表

表 13-28 治法频数统计表

治法		频数（例）	百分比（%）
阴阳双补		11	52.3810
其他	益气温阳	3	14.2857
	益气养阴	1	4.7619
	健脾益气	1	4.7619
	温阳健脾	1	4.7619
	益气养阴	1	4.7619
	益气滋阴，通阳复脉	1	4.7619
	活血利水	1	4.7619
	解肌发表	1	4.7619

5.1.4.7.2 处方频数表

表 13-29 处方频数统计表

处方			频数（例）	百分比（%）
主方	金匮肾气丸		6	28.5714
	其他	瓜蒌薤白半夏汤	3	14.2857
		参苓白术散	2	9.5238
		右归丸	2	9.5238
		当归芍药散	2	9.5238
		黄芪桂枝五物汤	1	4.7619
		桂枝加厚朴杏子汤	1	4.7619
		济生肾气丸	1	4.7619
		炙甘草汤	1	4.7619

续表

处方		频数（例）	百分比（%）
	猪苓汤	1	4.7619
	自拟方	1	4.7619
合方	黄芪桂枝五物汤	1	4.7619
	丹参饮	1	4.7619
	四物汤	1	4.7619
	参苓白术散	1	4.7619
	四藤一仙汤	1	4.7619
	当归芍药散	1	4.7619

阴阳两虚证的治法主要为阴阳双补，处方主要为金匮肾气丸加减，其次为瓜蒌薤白半夏汤加减，但前者仅占有 28.5714%，不到三分之一，这与消渴病（2 型糖尿病）中医临床路径的诊疗规范中阴阳两虚证主要以金匮肾气丸治疗的方案有所偏离，但偏离不大。

5.1.5 中成药选择情况

通过对各主证、各兼证进行中成药选择治疗的调查统计，分析其与消渴病（2 型糖尿病）中医临床路径的诊疗规范中各证型的治疗方案是否相符。

5.1.5.1 主证中成药选择情况

表 13-30 肝胃郁热证中成药选择情况统计表

中成药		频数（例）	百分比（%）
大柴胡颗粒		0	0
其他	降糖通脉宁胶囊	24	47.0588
	糖微康胶囊	20	39.2157

续表

中成药	频数（例）	百分比（%）
渴乐宁胶囊	3	5.8824
天芪降糖胶囊	1	1.9608
天丹通络胶囊	1	1.9608
参芪降糖颗粒	1	1.9608
黄葵胶囊	2	3.9216
便通胶囊	4	7.8431
新清宁片	2	3.9216
银花泌炎灵片	3	5.8824
舒眠胶囊	3	5.8824
百乐眠胶囊	1	1.9608
枣仁安神液	1	1.9608
乌灵胶囊	1	1.9608
麻仁软胶囊	1	1.9608
五苓胶囊	2	3.9216
护肝宁片	2	3.9216
银丹心脑通软胶囊	1	1.9608
银杏叶片	1	1.9608
益气维血颗粒	1	1.9608
新癀片	1	1.9608
稳心颗粒	1	1.9608
参松养心胶囊	1	1.9608
木丹颗粒	1	1.9608
金水宝胶囊	1	1.9608
强力定眩片	1	1.9608

续表

中成药		频数（例）	百分比（%）
	全天麻胶囊	1	1.9608
	如意珍宝丸	1	1.9608
	万应胶囊	1	1.9608

肝胃郁热证患者主要选择的中成药为降糖通脉宁胶囊和糖微康胶囊，分别占 47.0588%、39.2157%，这与消渴病（2 型糖尿病）中医临床路径的诊疗规范中肝胃郁热证主要选择大柴胡颗粒中成药治疗的方案偏离明显。

表 13-31　胃肠实热证中成药选择情况统计表

中成药		频数（例）	百分比（%）
牛黄清胃丸		0	0
一清胶囊		0	0
新清宁片		0	0
复方芦荟胶囊		0	0
其他	降糖通脉宁胶囊	2	66.6667
	糖微康胶囊	1	33.3333
	便通胶囊	2	66.6667
	黄葵胶囊	1	33.3333
	四磨汤口服液	1	33.3333
	新癀片	1	33.3333
	通络散结丸	1	33.3333

胃肠实热证患者主要选择的中成药为降糖通脉宁胶囊、便通胶

囊，这与消渴病（2 型糖尿病）中医临床路径的诊疗规范中胃肠实热证主要选择牛黄清胃丸、一清胶囊、新清宁片、复方芦荟胶囊等中成药治疗的方案偏离明显。

表 13-32　脾虚胃热证中成药选择情况统计表

中成药		频数（例）	百分比（%）
降糖通脉宁胶囊		13	52.0000
糖微康胶囊		13	52.0000
其他	参芪降糖颗粒	1	4.0000
	强肝胶囊	4	16.0000
	银丹心脑通软胶囊	3	12.0000
	便通胶囊	2	8.0000
	新清宁片	2	8.0000
	通络散结丸	2	8.0000
	速效救心丸	2	8.0000
	复方丹参片	1	4.0000
	黄杨宁片	1	4.0000
	麝香保心丸	1	4.0000
	参松养心胶囊	1	4.0000
	灯盏生脉胶囊	1	4.0000
	稳心颗粒	1	4.0000
	心元胶囊	1	4.0000
	通滞苏润江胶囊	1	4.0000
	气滞胃痛颗粒	1	4.0000
	黄葵胶囊	1	4.0000
	护肝宁片	1	4.0000

续表

中成药		频数（例）	百分比（%）
	舒肝片	1	4.0000
	盘龙七片	1	4.0000
	风湿骨痛胶囊	1	4.0000

脾虚胃热证患者主要选择的中成药为降糖通脉宁胶囊和糖微康胶囊，消渴病（2 型糖尿病）中医临床路径的诊疗规范中针对脾虚胃热证并没有给出中成药治疗方案。

表 13-33　上热下寒证中成药选择情况统计表

中成药		频数（例）	百分比（%）
乌梅丸		0	0
其他	糖微康胶囊	2	100
	降糖通脉宁胶囊	2	100
	芪蓉润肠口服液	1	50.00
	木丹颗粒	1	50.00

上热下寒证患者主要选择的中成药为降糖通脉宁胶囊和糖微康胶囊，这与消渴病（2 型糖尿病）中医临床路径的诊疗规范中上热下寒证主要选择乌梅丸中成药治疗的方案偏离明显。

表 13-34　阴虚热盛（阴虚火旺）证中成药选择情况统计表

中成药	频数（例）	百分比（%）
降糖通脉宁胶囊	48	56.4706
糖微康胶囊	33	38.8235

续表

中成药		频数（例）	百分比（%）
知柏地黄丸		0	0
十味玉泉丸		0	0
金芪降糖片		0	0
其他	参芪降糖颗粒	4	4.7059
	天麦消渴片	1	1.1765
	渴乐宁胶囊	1	1.1765
	黄葵胶囊	6	7.0589
	强肝胶囊	7	8.2353
	护肝宁片	5	5.8824
	培元通脑胶囊	1	1.1765
	银丹心脑通软胶囊	6	7.0589
	银杏叶片	2	2.3529
	银杏叶胶囊	1	1.1765
	速效救心丸	3	3.5294
	复方丹参滴丸	2	2.3529
	丹参酮胶囊	2	2.3529
	通心络胶囊	1	1.1765
	稳心颗粒	3	3.5294
	参松养心胶囊	3	3.5294
	如意珍宝丸	2	2.3529
	丹蒌片	1	1.1765
	舒眠胶囊	5	5.8824
	百乐眠胶囊	1	1.1765
	便通胶囊	4	4.7059

续表

中成药	频数（例）	百分比（%）
麻仁润肠丸	1	1.1765
新清宁片	2	2.3529
银花泌炎灵片	3	3.5294
血脂康胶囊	2	2.3529
益气降浊胶囊	1	1.1765
牛黄上清丸	1	1.1765
牛黄解毒片	1	1.1765
通络散结丸	2	2.3529
金嗓散结丸	2	2.3529
新癀片	2	2.3529
茵栀黄颗粒	1	1.1765
通滞苏润江胶囊	1	1.1765
十味龙胆花胶囊	1	1.1765
气滞胃痛颗粒	1	1.1765
培元益精丸	1	1.1765
金水宝胶囊	1	1.1765

阴虚热盛（阴虚火旺）证患者主要选择的中成药为降糖通脉宁胶囊和糖微康胶囊，分别为 56.4706%、38.8235%，这与消渴病（2 型糖尿病）中医临床路径的诊疗规范中阴虚热盛证主要选择降糖通脉宁胶囊、糖微康胶囊、知柏地黄丸、十味玉泉丸、金芪降糖片等中成药治疗的方案无明显偏离。

表 13-35　气阴两虚证中成药选择情况统计表

中成药		频数（例）	百分比（%）
降糖通脉宁胶囊		149	59.6000
糖微康胶囊		89	35.6000
消渴丸		0	0
渴乐宁胶囊		5	2.0000
参芪降糖颗粒		19	7.6000
其他	天芪降糖胶囊	4	1.6000
	天麦消渴片	4	1.6000
	木丹颗粒	7	2.8000
	独一味软胶囊	1	0.4000
	如意珍宝丸	5	2.0000
	银丹心脑通软胶囊	19	7.6000
	银杏叶片	5	2.0000
	银杏叶胶囊	1	0.4000
	消栓颗粒	1	0.4000
	培元通脑胶囊	1	0.4000
	丹七片	1	0.4000
	大活络胶囊	1	0.4000
	黄葵胶囊	14	5.6000
	益气维血颗粒	4	1.6000
	稳心颗粒	10	4.0000
	参松养心胶囊	10	4.0000
	速效救心丸	4	1.6000
	通心络胶囊	3	1.2000
	复方丹参滴丸	2	0.8000

续表

中成药	频数（例）	百分比（%）
灯盏生脉胶囊	2	0.8000
心神宁片	2	0.8000
麝香保心丸	2	0.8000
愈心痛胶囊	1	0.4000
牛黄清心丸	1	0.4000
牛黄清火丸	1	0.4000
牛黄解毒片	1	0.4000
温胆宁心颗粒	1	0.4000
通塞脉片	1	0.4000
心元胶囊	1	0.4000
新清宁片	10	4.0000
银花泌炎灵片	4	1.6000
尿感宁颗粒	1	0.4000
癃闭舒胶囊	2	0.8000
癃清片	1	0.4000
尿毒清颗粒	1	0.4000
舒眠胶囊	5	2.0000
百乐眠胶囊	4	1.6000
强肝胶囊	4	1.6000
护肝宁片	2	0.8000
振源胶囊	2	0.8000
血脂康胶囊	7	2.8000
降脂灵分散片	2	0.8000
通络散结丸	6	2.4000

续表

中成药	频数（例）	百分比（%）
金嗓散结丸	3	1.2000
麻仁软胶囊	6	2.4000
麻仁润肠丸	3	1.2000
防风通圣丸	1	0.4000
海昆肾喜胶囊	5	2.0000
金水宝胶囊	5	2.0000
百令胶囊	2	0.8000
胃苏颗粒	3	1.2000
气滞胃痛颗粒	3	1.2000
四磨汤口服液	2	0.8000
温胃舒胶囊	1	0.4000
加味保和丸	1	0.4000
通滞苏润江胶囊	1	0.4000
新癀片	3	1.2000
茵栀黄颗粒	1	0.4000
盘龙七片	2	0.8000
五苓胶囊	1	0.4000
风湿祛痛胶囊	1	0.4000
强骨胶囊	1	0.4000
雷公藤多苷片	1	0.4000
根痛平颗粒	1	0.4000
痹祺胶囊	1	0.4000

气阴两虚证患者主要选择的中成药为降糖通脉宁胶囊、糖微康

胶囊和参芪降糖颗粒，这与消渴病（2 型糖尿病）中医临床路径的诊疗规范中气阴两虚证主要选择降糖通脉宁胶囊、糖微康胶囊、参芪降糖颗粒、消渴丸、渴乐宁胶囊等中成药治疗的方案无明显偏离。

表 13–36 阴阳两虚证中成药选择情况统计表

中成药		频数（例）	百分比（%）
降糖通脉宁胶囊		8	38.0952
糖微康胶囊		10	47.6190
金匮肾气丸		0	0
右归胶囊		0	0
左归丸		0	0
其他	参芪降糖颗粒	3	14.2847
	黄葵胶囊	2	9.5238
	海昆肾喜胶囊	1	4.7619
	金水宝胶囊	2	9.5238
	百令胶囊	1	4.7619
	五苓胶囊	1	4.7619
	银丹心脑通软胶囊	1	4.7619
	通心络胶囊	1	4.7619
	通塞脉片	1	4.7619
	速效救心丸	1	4.7619
	稳心颗粒	1	4.7619
	新清宁片	1	4.7619
	灯盏生脉胶囊	1	4.7619
	益气维血颗粒	1	4.7619
	益气降浊胶囊	1	4.7619

续表

中成药		频数（例）	百分比（%）
	缩泉胶囊	1	4.7619
	癃闭舒胶囊	1	4.7619
	癃清片	1	4.7619
	麻仁软胶囊	1	4.7619
	舒肝片	1	4.7619
	百乐眠胶囊	1	4.7619

阴阳两虚证患者主要选择的中成药为降糖通脉宁胶囊和糖微康胶囊，这与消渴病（2 型糖尿病）中医临床路径的诊疗规范中阴阳两虚证主要选择降糖通脉宁胶囊、糖微康胶囊、金匮肾气丸、右归胶囊、左归丸等中成药治疗的方案无明显偏离。

5.1.5.2 兼证中成药选择情况

表 13–37 瘀证中成药选择情况统计表

中成药		频数（例）	百分比（%）
渴络欣胶囊		0	0
糖脉康颗粒		0	0
木丹颗粒		9	2.0595
芪蛭降糖胶囊		0	0
其他	降糖通脉宁胶囊	246	56.2929
	糖微康胶囊	168	38.4439
	银丹心脑通软胶囊	30	6.8650
	稳心颗粒	16	3.6613
	参松养心胶囊	15	3.4325

续表

中成药	频数（例）	百分比（%）
通络散结丸	11	2.5172
银杏叶片	8	1.8307
新癀片	7	1.6018
金嗓散结丸	5	1.1441
通心络胶囊	5	1.1441
复方丹参滴丸	4	0.9153
心元胶囊	2	0.4577
丹参酮胶囊	2	0.4577
通塞脉片	2	0.4577
银杏叶胶囊	2	0.4577
大活络胶囊	1	0.2288
丹蒌片	1	0.2288
丹七片	1	0.2288
天丹通络胶囊	1	0.2288
灯盏生脉胶囊	1	0.2288
复方丹参片	1	0.2288
黄杨宁片	1	0.2288
痹祺胶囊	1	0.2288
消栓颗粒	1	0.2288

兼证为瘀证的患者主要选择的中成药为降糖通脉宁胶囊和糖微康胶囊，分别为 246 例、168 例，木丹颗粒的频数仅为 9 例，这与消渴病（2 型糖尿病）中医临床路径的诊疗规范中瘀证主要选择渴络欣胶囊、糖脉康胶囊、木丹颗粒、芪蛭降糖胶囊等中成药治疗的

方案偏离明显。

表 13-38　痰证中成药选择情况统计表

中成药		频数（例）	百分比（%）
二陈丸		0	0
其他	血脂康胶囊	9	2.0595

兼证为痰证的患者主要选择的中成药为血脂康胶囊，这与消渴病（2 型糖尿病）中医临床路径的诊疗规范中痰证主要选择二陈丸中成药治疗的方案偏离明显。

表 13-39　湿证中成药选择情况统计表

中成药		频数（例）	百分比（%）
参苓白术丸		1	0.2288
其他	黄葵胶囊	26	5.9497
	护肝宁片	10	2.2883
	五苓胶囊	4	0.9153
	茵栀黄颗粒	2	0.4577
	风湿骨痛胶囊	1	0.2288
	风湿祛痛胶囊	1	0.2288
	尪痹片	1	0.2288

兼证为湿证的患者主要选择的中成药为黄葵胶囊（26 例），参苓白术丸频数仅为 1 例，这与消渴病（2 型糖尿病）中医临床路径的诊疗规范中湿证主要选择参苓白术丸中成药治疗的方案偏离明显。

表 13–40 浊证中成药选择情况统计表

中成药		频数（例）	百分比（%）
加味保和丸		1	0.2288
其他	血脂康胶囊	9	2.0595
	海昆肾喜胶囊	6	1.3730
	降脂灵分散片	2	0.4577
	益气降浊胶囊	2	0.4577

兼证为浊证的患者主要选择的中成药为血脂康胶囊，其次为海昆肾喜胶囊，加味保和丸被选择频数仅为 1，这与消渴病（2 型糖尿病）中医临床路径的诊疗规范中浊证主要选择加味保和丸等中成药治疗的方案偏离明显。

5.1.6 辨证选择的其他治疗

通过对完成消渴病（2 型糖尿病）中医临床路径的患者进行中药注射液治疗、相关仪器治疗、中药外用治疗等其他治疗方案被选择情况的调查统计，分析其在路径实施过程中使用的广泛程度。

5.1.6.1 中药注射液治疗情况

表 13–41 中药注射液治疗选择情况统计表

中药注射液	频数（例）	百分比（%）
舒血宁注射液	108	24.7140
丹红注射液	55	12.5858
注射用血栓通	40	9.1533
丹参酮 Ⅱ A 磺酸钠注射液	28	6.4073
疏血通注射液	20	4.5767

续表

中药注射液	频数（例）	百分比（%）
天麻素注射液	29	6.6362
苦碟子注射液	19	4.3478
肾康注射液	13	2.9748
灯盏细辛注射液	5	1.1441

从中药注射液治疗选择情况统计表看，舒血宁注射液被选择的百分率将近四分之一，明显高于其他中药注射液，灯盏细辛注射液被选择的最少，仅为 5 例（1.1441%）。

5.1.6.2　根据病情选择的相关仪器治疗情况

表 13–42　相关仪器治疗选择情况统计表

相关仪器治疗	频数（例）	百分比（%）
半导体激光治疗	99	22.6545
气压循环驱动治疗	115	26.3258
红外线疼痛治疗	186	42.5629
低频脉冲治疗	251	57.4371
中频治疗	1	0.2288
特高频治疗	235	53.7757
脉冲磁疗	42	9.6110
电磁疗法	235	53.7757

从相关仪器治疗选择情况统计表看，低频脉冲治疗方法被选择的频率最高，其次为特高频治疗、电磁疗法，均达到一半以上，明显高于其他仪器治疗方法，中频治疗方法被选择的最少，仅为 1 例。

5.1.6.3 中药外用情况

5.1.6.3.1 中药外用选择情况

表 13-43 中药外用选择情况统计表

中药外用	频数（例）	百分比（%）
中药泡洗	220	50.3432
中药熏蒸	221	50.5721
穴位注射	0	0
中药离子导入	0	0

从中药外用选择情况统计表看，中药泡洗与中药熏蒸的治疗方法被选择的频率最高且相近，均达到一半以上，穴位注射与中药离子导入的疗法并未被使用。

5.1.6.3.2 中药外用处方频数

表 13-44 中药外用治则与处方频数统计表

治则	外用处方	频数（例）	总病例百分比（%）	外用百分比（%）
活血化瘀止痛	四藤一仙汤	212	48.5126	95.93
	桃红四物汤	1	0.2288	0.45
温阳活血止痛	自拟方	8	1.8307	3.62

从中药外用治则与处方选择频数统计表看，主要以活血化瘀止痛为主要治则，处方主要以四藤一仙汤加减，另有 8 例患者予以自拟中药外用处方加减以温阳活血止痛。

5.1.7 非药物疗法被选择情况

表 13-45 非药物疗法被选择情况统计表

非药物疗法	频数（例）	百分比（%）
穴位贴敷	345	78.9474
耳穴压豆	232	53.0892
针灸疗法	44	10.0686
推拿疗法	1	0.2288
走罐疗法	1	0.2288
气功疗法	0	0

从非药物疗法被选择情况统计表看，穴位贴敷被选择百分率最高，达四分之三以上，其次一半以上选择耳穴压豆的治疗方法，推拿疗法、走罐疗法及气功疗法被选择频率明显偏少，其中气功疗法未被选择。

5.1.8 住院时间

表 13-46 住院时间分段频数统计表

住院时间	频数（例）	百分比（%）
住院时间≤ 5 天	4	0.9153
5 天<住院时间≤ 10 天	248	56.7506
10 天<住院时间≤ 14 天	185	42.3341
合计	437	100
平均住院日	10.1259	

从完成路径患者的住院时间分段频数统计表看，一半以上的

患者在 10 天之内可以达到出院标准而顺利出院，其中仅有 4 例（0.9153%）患者在 5 天之内顺利出院。

5.1.9 费用信息

表 13-47 费用信息统计表（单位：元）

费用类别	极小值	极大值	均值	标准差
住院总费用	4717.58	24949.90	12111.50	3121.31
药费	227.84	10556.94	3165.51	1731.41
中药费	0	2377.06	562.83	298.64
中成药费	0	3408.17	255.50	277.24
治疗费	36	3655.50	719.98	579.49
非药物疗法	0	2206.00	431.16	428.48
检查费	2729	13033.14	7514.86	1458.25

表 13-48 按性别分类统计平均费用统计表（单位：元）

性别	男	女
住院总费用	11768.66 ± 3190.76	12575.45 ± 2962.25
药费	3144.57 ± 1897.61	3193.69 ± 1478.02
中药费	512.64 ± 290.16	630.38 ± 296.57
中成药费	254.87 ± 314.77	256.35 ± 216.67
治疗费	608.86 ± 522.68	869.54 ± 617.32
非药物疗法	356.86 ± 377.58	532.31 ± 470.80
检查费	7322.11 ± 1475.64	7774.65 ± 1392.91

从按性别分类统计平均费用统计表来看，各项费用的平均值男性患者均少于女性患者，但是除了中药费用之外，女性患者其他费

用的离散程度均小于男性患者，说明女性患者之间住院费用的差别更小。这看起来与“男性糖尿病患者比女性糖尿病患者住院费用高”相违背，而事实上，纳入消渴病（2 型糖尿病）中医临床路径的只是糖尿病患者中的一小部分，并不能代表糖尿病患者的全貌。

表 13-49　按年龄分类统计平均费用统计表（单位：元）

年龄	≤ 45 岁	45 岁＜年龄≤ 65 岁	＞65 岁
住院总费用	10202.47 ± 3090.12	12111.04 ± 2661.94	13107.66 ± 2626.63
药费	2030.56 ± 1645.54	3187.13 ± 1548.01	3709.17 ± 1173.18
中药费	446.98 ± 322.21	587.18 ± 286.40	612.96 ± 343.13
中成药费	200.09 ± 302.75	264.92 ± 287.39	278.06 ± 70.62
治疗费	469.67 ± 356.23	720.22 ± 522.53	812.03 ± 424.50
非药物疗法	318.18 ± 317.95	433.34 ± 432.71	479.63 ± 29.00
检查费	6986.42 ± 1580.00	7490.16 ± 1267.91	7830.64 ± 741.04

从按年龄分类统计平均费用统计表来看，随着年龄的增长，各项费用均有增加，说明住院费用的增加与年龄增加有关。除了治疗费用和非药物疗法费用这两项均为 45 至 65 岁患者之间费用差别较大外，其他各项费用均随着年龄的增加，各患者之间费用差别逐渐减小。

表 13-50　按病程分类统计平均费用统计表（单位：元）

病程	≤ 5 年	5 年＜病程≤ 10 年	＞10 年
住院总费用	11200.48 ± 2830.09	12138.92 ± 3217.02	12918.15 ± 3075.70
药费	2470.31 ± 1506.96	3221.33 ± 1750.15	3751.36 ± 1680.31
中药费	494.92 ± 248.93	559.99 ± 260.28	626.22 ± 348.58

续表

病程	≤ 5 年	5 年<病程≤ 10 年	> 10 年
中成药费	220.51 ± 228.32	247.78 ± 218.64	292.83 ± 343.87
治疗费	661.49 ± 519.58	684.35 ± 600.52	799.27 ± 605.35
非药物疗法	418.70 ± 402.99	394.12 ± 380.07	469.98 ± 478.77
检查费	7387.37 ± 1337.69	7523.71 ± 156.65	7624.04 ± 1473.68

从按病程分类统计平均费用统计表来看，随着病程的延长，各项费用均有增加，说明住院费用的增加与患者患有消渴病（2 型糖尿病）的病程长有关。总住院费用、总药费、中成药、检查费随着病程的延长，各患者之间费用差别逐渐减小；中药费为病程在 5 至 10 年间的患者之间费用差别较小外，治疗费和非药物疗法费均为病程在 5 至 10 年间患者之间费用差别较大。

表 13–51　按住院时间分类统计平均费用统计表（单位：元）

住院时间	≤ 5 天	5 天<住院时间≤ 10 天	> 10 天
住院总费用	6623.56 ± 1196.38	10967.51 ± 2417.40	13769.28 ± 3162.17
药费	970.81 ± 471.82	2581.56 ± 1350.17	3993.93 ± 1838.98
中药费	202.08 ± 108.13	492.48 ± 267.79	664.72 ± 307.25
中成药费	97.18 ± 73.73	205.90 ± 177.35	325.27 ± 361.14
治疗费	167.38 ± 138.59	638.65 ± 521.53	840.73 ± 630.83
非药物疗法	102.00 ± 142.22	410.50 ± 412.81	466.03 ± 447.93
检查费	5207.26 ± 1142.93	7141.72 ± 1232.17	8064.85 ± 1534.11

从按住院时间分类统计平均费用统计表来看，随着住院时间的延长，各项费用均有所增加，说明住院费用的增加与住院时间呈正

相关。同时，随着住院时间的延长，各项费用在患者之间差别均增大，说明住院时间越长，各个患者之间住院费用的差别也随之增大。

表 13-52　按证型分类统计平均费用统计表（单位：元）

证型	肝胃郁热	胃肠实热	脾虚胃热	上热下寒	阴虚火旺	气阴两虚	阴阳两虚
住院总费用	10594.76	12731.18	12091.97	9891.83	12247.95	12404.96	11951.16
药费	2305.91	3496.77	2844.24	1895.92	3080.05	3392.94	3379.97
中药费	472.05	684.95	443.03	686.06	508.36	607.26	594.55
中成药费	214.41	377.10	242.22	373.16	208.50	267.23	394.88
治疗费	500.35	522.67	829.38	912.25	747.46	747.26	700.83
非药物疗法	237.24	250.00	403.32	486.50	436.39	475.12	421.90
检查费	7099.22	7861.53	7702.70	6637.93	7687.97	7552.85	7197.82

由于此次纳入临床路径的胃肠实热证、脾虚胃热证、上热下寒证、阴阳两虚证的患者病例数过少，均不足 30 例，故不能完全代表其证型所需费用的平均水平。从按证型分类统计平均费用统计表来看，气阴两虚证患者除了治疗费、检查费外，其余各项费用均多于肝胃郁热证或阴虚火旺的患者。

5.1.10　患者满意度调查

表 13-53　患者满意度调查统计表

	完全满意	基本满意	不满意
频数（例）	437	0	0
百分比（%）	100	0	0

从患者满意度调查统计表来看，患者对医生的诊疗工作与护士的护理工作，都是完全满意，满意度达 100%。

5.1.11 变异分析

表 13–54 变异类型分析统计表

类型		变异频数（例）	百分比（%）
变异性质	正变异	无	无
	负变异	242	100
变异来源	与医院系统相关的变异	无	无
	与疾病转归相关的变异	238	98.35
	与医务人员相关的变异	1	0.41
	与患者家属相关的变异	3	1.24
变异管理	可控变异	1	99.59
	不可控变异	241	0.41

说明：由于该项研究属于回顾性研究，正变异并没有被记录在临床路径的表单之中，故填为“无”

表 13–55 按变异来源分析变异原因统计表

分类		具体原因	频数（例）	百分比（%）
与医院系统相关	无	无	无	无
与疾病转归相关	呼吸系统	上呼吸道感染	7	2.89
		下呼吸道感染	2	0.83
		肺结核、肿瘤待查	1	0.41
	心血管系统	突发心绞痛而延长住院时间	1	0.41
		高血压危象	1	0.41

续表

	分类	具体原因	频数（例）	百分比（%）
	消化系统	急性腮腺炎	1	0.41
		急性肠胃炎或伴上消化道出血	3	1.24
		急性小肠梗阻	1	0.41
		幽门螺杆菌感染而延长住院时间	1	0.41
		右肝囊性包块待查	1	0.41
	泌尿系统	泌尿系感染	11	4.54
		肾功能衰竭	2	0.83
	内分泌系统	高泌乳素血症而延长住院时间	1	0.41
		急性甲状腺炎而延长住院时间	1	0.41
	血液系统	凝血功能障碍	2	0.83
		血行肺炎克雷伯杆菌感染	1	0.41
	血糖	空腹＞ 11.1 mmol/L	18	7.44
		非空腹＞ 16.7 mmol/L	128	52.89
		血糖波动而延长住院时间	59	24.38
与医务人员相关	诊断	根据胰岛功能结果，修正诊断为“糖耐量异常”	1	0.41
与患者家属相关	患者拒绝继续治疗		2	0.83
	患者要求提前出院		1	0.41

说明：由于该项研究属于回顾性研究，正变异并没有被记录在临床路径的表单之中，故填为“无”

从变异类型统计表来看，变异退出的原因主要为不可控变异，其中，以与疾病相关的变异多见，占变异退出的 98.35%。从按变异来源分析变异原因统计表来看，以因血糖而变异退出的为多，占 80% 以上，其中因非空腹血糖 > 16.7 mmol/L 而退出的患者达到一半以上。其次为因感染而变异退出路径，达 9.09%，包括呼吸道感染（3.72%）、幽门螺杆菌感染（0.41%）、泌尿系感染（4.54%）及血行肺炎克雷伯菌感染（0.41%）。

5.2 气阴两虚证的疗效评价

2013 年 1 月 1 日至 2013 年 12 月 31 日纳入消渴病中医临床路径气阴两虚证的患者共有 159 例，数据统计结果及分析如下。

5.2.1 基本信息

表 13–56 基本信息统计表（1）

类别		频数（例）	百分比（%）
性别	男	80	50.3144
	女	79	49.6856
民族	汉	150	94.3396
	回	5	3.1447
	满	2	1.2579
	蒙古	2	1.2579

表 13-57 基本信息统计表（2）

	频数(例)	极小值	极大值	均值	标准差
年龄（岁）	159	25	85	59.3711	9.6210
病程（年）	159	0.0192	28	10.2388	6.5169
住院时间(天)	159	5	14	9.9686	2.0667

从基本信息统计表来看，男女性别比例为 1.013：1，男女比例相当。

5.2.2 体重指数

表 13-58 体重指数情况统计表（单位：kg/m²）

	有效(例)	极小值	极大值	均值	标准差
体重指数	159	15.75	38.52	25.8008	3.7472

从体重指数情况表来看，平均体重指数偏高。其中消瘦患者（男 < 20 kg/m^2，女 < 19 kg/m^2）为 5 例，占 3.1447%；超重患者（男 > 25 kg/m^2，女 > 24 kg/m^2）为 99 例，占患者总数的 62.2672%，其中男性 43 例，占男性患者总数的 53.7500%，女性 56 例，占女性患者总数的 70.8861%；体重指数在正常范围内的仅为 55 例，占患者总数的 34.5912%。

5.2.3 糖化血红蛋白

表 13-59 糖化血红蛋白情况统计表（单位：%）

	有效(例)	极小值	极大值	均值	标准差
糖化血红蛋白	148	5.80	12.30	7.8948	1.4290

从糖化血红蛋白情况统计表看，均值为（7.8948±1.4290）%，仅有 28 例患者 HbA1c ≤ 6.5%，占患者总数的 18.9189%。

5.2.4 血脂

表 13-60 入院时血脂平均值统计表（单位：mmol/L）

	有效（例）	极小值	极大值	均值	标准差
总胆固醇	159	1.11	8.15	4.5949	1.1614
甘油三酯	159	0.50	8.04	1.7925	1.1674

总胆固醇升高（> 5.2mmol/L）有 50 例，占患者总数的 31.4465%；甘油三酯升高（> 1.7mmol/L）有 65 例，占患者总数的 40.8805%。

5.2.5 病位

表 13-61 病位情况统计表

	心	肺	肝	肾	脾	胃
频数（例）	24	31	74	130	149	51
百分比（%）	15.0943	19.4969	46.5409	81.7610	93.7107	32.0755

从病位情况统计表来看，消渴病气阴两虚证患者的病位多在脾、肾，达 80% 以上，其次为肝、胃。

5.2.6 症状

5.2.6.1 各症状消失情况

表 13-62 各症状消失情况统计表

	入院时频数（例）	出院前频数（例）	入院时 – 出院前（例）	症状消失百分比（%）
消瘦	17	0	17	100
倦怠乏力	131	23	108	82.4427
气短懒言	10	0	10	100
易汗出	28	6	22	78.5714
胸闷憋气	65	9	56	86.1538
脘腹胀满	25	3	22	88.0000
腰膝酸软	109	27	82	75.2294
虚浮便溏	125	2	123	98.4000
口干口苦	151	24	127	84.1160

从各症状消失情况统计表来看，患者出院前相比入院时，症状明显好转，各症状的消失比率均达到四分之三以上。

5.2.6.2 症状积分情况

表 13-63 症状积分情况统计表

	极小值	极大值	均值	标准差
入院时	2	24	12.1384	4.3581
出院前	0	10	1.2201	1.8814

从症状积分情况统计表看，出院前症状积分平均 1.2201±1.8814，比入院时（症状积分为 12.1384±4.3581）明显好转，差异具有统计学意义（$P < 0.01$）。

5.2.7 血糖

表 13-64 血糖平均值统计表

	入院时（mmol/L）	出院前（mmol/L）	t 值	P 值
早餐前	7.5636 ± 1.7299	7.0948 ± 1.3878	2.642	0.009
早餐后	12.6038 ± 3.6451	9.7922 ± 2.6501	8.497	0.000

从血糖平均值统计表来看，患者出院前血糖水平比入院时血糖有所下降，无论是早餐前血糖（t=2.642）还是早餐后血糖（t=8.497），其下降均有统计学意义（$P < 0.01$）。

5.2.8 血压

表 13-65 血压平均值统计表

	入院时（mm Hg）	出院前（mm Hg）	P 值
收缩压	137.6226 ± 15.0720	127.5472 ± 12.4934	0.000
舒张压	77.3585 ± 9.7486	72.1887 ± 8.6955	0.000

从血压平均值统计表来看，患者出院前血压水平比入院时血压有所下降，舒张压（t=4.930，P < 0.01）与收缩压（P < 0.01）的下降均具有统计学意义。

5.2.9 体重

表 13-66 体重平均值统计表（单位：kg）

	极小值	极大值	均值	标准差
入院时	42	105	69.8384	12.9144
入院后	43	103	69.3667	12.8021

从体重平均值统计表看，出院前体重平均（69.3667±12.9144）kg，比入院时〔（69.8384±12.8021）kg〕明显下降，差异具有统计学意义（t=2.059，P < 0.05）。

6 结论

6.1 临床路径应用情况

6.1.1 基本情况

从完成路径的患者基本情况分析，男女比例相当，汉族患者明显多于少数民族患者，45 至 65 岁患者完成临床路径的人数更多，三个病程阶段的患者人数相当，一半以上的患者可以在 10 天内达到出院标准而出院。

从变异退出路径的患者基本情况分析，男女比例相当；65 岁以上老年患者退出路径比率大于完成路径比率，病程在 10 年以上的患者退出路径明显增多，这些说明，退出路径与性别、年龄、病程有一定的关系。

从证型分布情况分析，消渴病多表现为气阴两虚证，很少表现为胃肠实热证和上热下寒证，同时多挟有瘀邪，很少挟有浊邪，且在任何一个主证中，患者都为挟瘀者较多。

6.1.2　与临床路径的符合程度

从中药汤药的符合程度来看，肝胃郁热证、阴虚热盛（阴虚火旺）证、气阴两虚证的治法和处方与消渴病（2 型糖尿病）中医临床路径的诊疗规范中的治疗方案相符合；脾虚胃热证、上热下寒证、阴阳两虚证的治法和处方与路径的治疗方案有所偏离，相对来讲，后者偏离更小；胃肠实热证的治法和处方与路径的治疗方案偏离明显。

从中成药选择的符合程度来看，主证中阴虚热盛（阴虚火旺）证、气阴两虚证和阴阳两虚证患者的中成药选择上，与消渴病（2 型糖尿病）中医临床路径的治疗方案无明显偏离；肝胃郁热证、胃肠实热证和上热下寒证患者的中成药选择上，与临床路径的治疗方案偏离明显，而临床路径中针对脾虚胃热证并没有给出中成药治疗方案；兼证中，瘀证、痰证、湿证、浊证患者的中成药选择上，与临床路径的治疗方案均有明显偏离。

6.1.3　检查与治疗的被选择情况

6.1.3.1　检查项目被选择情况

从必须检查项目被选择情况表看，除了腹部超声外，其他检查被选择的比率均在 3/4 以上；从可选择检查项目被选择情况表来看，步态检查被选择得最少，DIC 初筛、甲状腺功能、肝炎病毒系列、动态红细胞沉降率被选择最多，均在 95% 以上。

6.1.3.2　其他治疗方案的被选择情况

中药注射液中，舒血宁注射液被选择的最多，灯盏细辛注射液则最少；仪器治疗中，低频脉冲治疗方法被选择的频率最高，其次为特高频治疗、电磁疗法，中频治疗方法被选择的频率最低；中药外用疗法中，中药泡洗与中药熏蒸的治疗方法被选择的频率最高且相近，穴位注射与中药离子导入的疗法并未被使用；中药外用处方主要以四藤一仙汤活血化瘀止痛；非药物疗法中，穴位贴敷被选择的最多，其次为耳穴压豆，而推拿疗法、走罐疗法及气功疗法被选择频率明显偏少，其中气功疗法未被选择。

6.1.4 费用情况

从费用的统计情况看，各项费用的平均值男性患者均少于女性患者，但女性患者之间住院费用的差别更小；住院费用的增加与年龄增加、病程的延长、住院时间的延长有关；同时，住院时间越长，各患者之间费用的差别也越大。

6.1.5 变异情况

从变异的统计情况看，患者退出路径的变异原因主要为不可控变异，以与疾病相关的变异多见。其中，因血糖而变异退出的最多，其次为感染。对于糖尿病患者来讲，机体免疫力低下、高血糖状态利于微生物生长、并发症使感觉减退等原因，易使其发生感染。

6.2 气阴两虚证的疗效评价

6.2.1 基本信息

气阴两虚证患者男女性别比例为 1.013 ∶ 1，比例相当；平均体重指数偏高，且超重患者（99 例）占患者总数的 62.2672%；患者糖化血红蛋白均值为（7.8948 ± 1.4290）%，仅有 28 例患者 HbA1c ≤ 6.5%，占患者总数的 18.9189%；总胆固醇升高（> 5.2 mmol/L）有 50 例，占患者总数的 31.4465%；甘油三酯升高（> 1.7 mmol/L）有 65 例，占患者总数的 40.8805%。消渴病气阴两虚证患者的病位多在脾肾，达 80% 以上，其次为肝、胃。

6.2.2 疗效评价

患者出院前相比入院时，症状明显好转（$P < 0.01$），各症状的消失比率均达到 3/4 以上；出院前早餐前血糖、早餐后血糖、舒张压、收缩压、体重均较入院时有明显下降，其下降具有统计学意义（$P < 0.05$）。

第十四章
2 型糖尿病中医临床路径实施效果评估方法学探讨

效果评估是一个很宽泛的概念，本研究对 2 型糖尿病中医临床路径实施后的效果评估是结果评估，属于事后评估范畴。本研究的效果评估采用的是前后对照研究，评估的内容包括服务量、服务效果、鼓舞效率、患者满意度等，评价方式采用单指标比较法和多指标比较法。

1　评价方式

1.1　卡方检验

卡方检验是用途非常广的一种假设检验的方法，它在分类资料统计推断中的应用，包括两个率或者两个构成比比较的卡方检验、多个率或多个构成比比较的卡方检验一级分类资料的相关分析等。

（1）假设有两个分类变量 X 和 Y，它们的值域分别为 x_1，x_2 和 y_1，y_2，其样本频数列联表为下表 14−1。

表 14-1　样本频数列联表

	y_1	y_2	总值
$x1$	a	b	$a+b$
$x2$	c	d	$c+d$

（2）若要推断的论述为 H_1：“X 与 Y 有关系”，由表中的数据算出随机变量 $K^2=n（ad-bc）2/[（a+b）（c+d）（a+c）（b+d）]$。其中 $n=a+b+c+d$ 为样本容量 K^2 的值越大，说明“X 与 Y 有关系”成立的可能性越大。

（3）SPSS 自动计算 P 值。

（4）若 $P < 0.05$，则拒绝上述推断，认为 X 与 Y 无关，存在显著性差异；若 $P \geqslant 0.05$，则接受上述推断，认为 X 与 Y 有关，不存在显著性差异。

1.2　两配对样本 t 检验

配对样本是对同一样本进行两次测试所获得的两组数据，或者两个完全相同的样本在不同条件下进行测试所得的两组数据。两配对样本 T 检验就是根据样本数据对两个配对样本的两配对总体的均值是否有显著的差异进行推断。

1.2.1　两配对样本 t 检验的前提条件

（1）两样本应该是配对的，即两样本的观察值的数目相同，且顺序不能随意更改。

（2）样本来自的两个总体应该服从正态分布。

1.2.2　两配对样本 t 检验的步骤

（1）设总体 X_1 服从正态分布 $N（\mu_1，\sigma_1^2）$，总体 X_2 服从正

态分布 N（μ_2，σ_2^2），分别从这两个总体中抽取样本（x_{11}，x_{12}，…x_{1n}）和（x_{21}，x_{22}，…x_{2n}），且两样本相互配对。要求检验 μ_1 和 μ_2 是否有显著差异。

（2）引进一个新的随机变量 $Y=X_1-X_2$，对应的样本值为（y_1，y_2，…y_n），其中 $y_i=x_{1i}-x_{2i}$（i=1，2，…，n）。这样，检验的问题就转化为单样本 T 检验，即转化为检验 Y 的均值是否与 0 有显著的差异。

（3）建立零假设 H_0：$\mu_Y=0$。

（4）构造 t 统计量。

（5）$t=\dfrac{\bar{y}}{S_y\sqrt{n\text{-}1}}\sim t(n-1)$。

（6）SPSS 自动计算 t 值和对应的 P 值。

（7）做出推断：若 $P<0.05$，则拒绝零假设，认为两总体均值存在差异，该临床路径治疗效果显著；若 $P\geqslant 0.05$，则不能拒绝零假设，认为两总体均值不存在显著性差异，临床路径治疗效果不明显。

1.3 非参数－秩和检验

非参数检验是指不考虑研究对象总体分布的具体形式，也不对总体参数进行统计推断，而是对样本所代表的总体分布进行检验。由于这类方法不受总体参数的限制，故称为非参数检验。

1.3.1 非参数检验的适用条件

（1）非正态分布的资料。

（2）方差不齐的资料。

（3）一端或两端有不确定数值。

（4）分布不明的资料。

非参数检验具有适用范围广、对数据要求不严、方法简便、易于理解和掌握等优点，但是检验效能低，所以对于数据首先判定是否符合两配对样本 T 检验的检验标准，若不符合则采用非参数检验。

1.3.2 非参数检验步骤

（1）设两组数据分别设为 x_{11}，$x_{12}\cdots$，x_{1n} 与 x_{21}，x_{22}，$\cdots$，x_{2n}。

（2）求出每对数值的差值 $Y_i=x_{2i}-x_{1i}$，（$i=1,2,\cdots n$）。

（3）偏秩。不管 Y_i 的正负号，按其绝对值进行由小到大的偏秩。如有 Y_i 为 0，舍去不计；若几个 Y_i 的绝对值相等，符号相同，仍按顺序偏秩；若 Y_i 的绝对值相等，符号不同，则取平均秩次，再加上原来的符号。

(4) 求秩和并确定检验统计量。分别求正、负秩次之和，正秩和以 T^+ 表示，负秩和的绝对值以 T^- 表示。

(5) 确定 P 值并作出推断结论。当 $n\leqslant 25$ 时，查 T 界值表，若检验统计量 T 值在界值表 n 所对应的上下界值范围内，则 P 值大于表上方相应的概率水平；若 T 值在界值表 n 所对应的上下界值的范围之外，则 P 值小于表上方相应的概率水平；若 T 值恰好等于上界或下界值，则 P 值等于相应的概率水平。

当 $n>25$，超出了 T 界值表的范围，此时 T 的分布近似 u 分布，可用 u 检验：

$$u=\frac{\mathrm{T}-\mu_{\mathrm{T}}}{б_{\mathrm{T}}}=\frac{|\mathrm{T}-n(n+1)/4|-0.5}{\sqrt{n(n+1)(2n+1)/24}}$$

当 Y_i 的绝对值的相同数值较多时，应改用以下校正公式，其中 t_j 为第 j 个相同秩次的个数。

$$z=\frac{|\mathrm{T}-n(n+1)/4|-0.5}{\sqrt{\frac{n(n+1)(2n+1)}{24}-\frac{\Sigma(t_j^{a}-t_j)}{48}}}$$

2 研究实例分析

2.1 研究内容

通过对中国中医科学院广安门医院在 2013 年 1 月至 2014 年 9 月期间纳入 2 型糖尿病中医临床路径的患者进行回顾性数据分析，包括患者的基本信息、证型分布、住院费用、发生变异情况等信息，并从中选取 2013 年气阴两虚证的患者进行体重、体重指数、症状、糖化血红蛋白、血糖、血压与血脂的统计分析。

2.2 研究方法

2.2.1 数据采集

根据现有的填写完整的《2 型糖尿病中医临床路径住院表单》，选取 2013 年 1 月 1 日至 2014 年 9 月 30 日纳入临床路径患者基本信息，基于结构化住院病历，提取患者基本信息、证型、中医治疗方案、检查项目、非药物疗法、住院费用、发生变异情况等七方面信息。另外，为评价消渴病中医临床路径中气阴两虚证的疗效，对 2013 年 1 月 1 日至 2013 年 12 月 31 日纳入消渴病中医临床路径中气阴两虚证的患者，调取 BMI、病位、糖化血红蛋白及入院时和出院前的体重、症状、血糖、血压、血脂的分析。

2.2.2 数据整理

虽然在系统建立时已对病历的书写进行了结构化规范，但该系统是一个开放的系统，且为了尽量保证使用医生的个体化特点，就有了许多未被规范的名词、术语，因而在数据的整理过程中需要对诸如具体的方剂名称、药物名称、检查项目名称等进行整理，统一为规范的名词、术语。选取的数据如出现缺失数据较多，则通过病案室调取纸质病历进行补录，于计算机中心调取临时医嘱、长期医嘱、住院费用明细等进行补录，以保证数据质量。文本型数据参照广安门医院住院结构化病历系统的标准，整理成统一的形式；数值型数据整理成分类变量。

2.2.3 数据取舍方法

选取的文本数据及数值数据，均为缺失情况少、录入质量好的数据，但又不失其逻辑性与真实性。对于缺失数据的病历，我们会于病案室调取纸质病历进行补录，以保证数据质量。涉及的各类理化指标，多为患者入院时和出院前的常规检查项目，因而保证了理化指标数据的完整性。

2.3 研究结果

2.3.1 临床路径的应用情况

在 2013 年 1 月 1 日至 2014 年 9 月 30 日期间，于中国中医科学院广安门医院纳入消渴病中医临床路径的患者共计 679 例，结果统计及分析如下。

2.3.1.1 样本基本信息

2.3.1.1.1 纳入及变异退出情况

纳入及变异退出情况见表 14–2。

表 14–2 纳入及变异退出情况统计表

证型	纳入病例	变异退出病例		有效病例	
		频数（例）	百分比（%）	频数（例）	百分比（%）
肝胃郁热证	71	20	28.1690	51	71.8310
胃肠实热证	7	4	57.1429	3	42.8571
脾虚胃热证	35	10	28.5717	25	71.4283

续表

证型	纳入病例	变异退出病例		有效病例	
		频数（例）	百分比（%）	频数（例）	百分比（%）
上热下寒证	4	2	50.0000	2	50.0000
阴虚火旺证	118	33	27.9661	85	72.0339
气阴两虚证	417	167	40.0480	250	59.9520
阴阳两虚证	27	6	22.2222	21	77.7778
合计	679	242	35.6406	437	64.3594

从表 14–2 看，除了胃肠实热证外，其他证型变异率均不高于有效率。经检验，$x^2=12.942$，$P=0.044 < 0.05$，即证型不同，患者退出路径的数量有显著差异。

2.3.1.1.2　性别构成情况

针对纳入临床路径患者进行性别构成统计，统计结果如表 14–3、表 14–4 所示。

表 14–3　性别构成统计表

性别	频数（例）	男	百分比（%）	女	百分比（%）
有效	437	249	56.9794	188	43.0206
退出	242	119	49.1736	123	50.8264

表 14–4　完成路径患者的性别构成情况统计表

证型	频数（例）		百分比（%）	
	男	女	男	女
肝胃郁热证	34	17	66.6667	33.3333
胃肠实热证	1	2	33.3333	66.6667
脾虚胃热证	14	11	56.0000	44.0000

续表

证型	频数（例）		百分比（%）	
	男	女	男	女
上热下寒证	2	0	100	0
阴虚火旺证	57	28	67.0588	32.9412
气阴两虚证	129	121	51.6000	48.4000
阴阳两虚证	12	9	57.1429	42.8571
合计	249	188	56.9794	43.0206

从总性别比例看，完成路径的男女比例为 1.32 ∶ 1，退出路径的男女比例为 1 ∶ 1.03，男女比例相当；经检验，X^2=1.153，P=0.283 > 0.05，即在性别上，有效病例与退出病例无显著性差异。从完成路径患者的性别构成情况统计表看，除了胃肠实热证之外，男性患者均多于女性患者；经检验，X^2=10631，P=0.100 > 0.05，即不同证型的患者在性别上无显著性差异。

2.3.1.1.3　民族构成情况

针对完成临床路径患者进行民族构成统计，统计结果如表 14–5 所示。

表 14–5　民族构成情况统计表

民族	频数（例）	百分比（%）
汉	418	95.6522
满	4	0.9153
回	10	2.2883
蒙古	5	1.1442
合计	437	100

从表 14–5 看，汉族人数明显多于少数民族，这与中国的国情有关，回族相对满族和蒙古族人数较多，与广安门医院的地理位置可能有一定的关系。

2.3.1.1.4 年龄分布情况

针对完成临床路径患者进行年龄分布情况统计，统计结果如表 14–6、表 14–7 所示。

表 14–6 年龄描述统计表（单位：岁）

年龄	频数（例）	极小值	极大值	均值	标准差
有效	437	23	88	57.5469	11.4798
退出	242	28	89	59.2231	10.9087

表 14–7 完成与退出路径的患者年龄分段频数统计表

年龄	完成频数（例）/ 百分比（%）	退出频数（例）/ 百分比（%）
年龄≤ 45 岁	59/13.5011	31/12.8099
45 岁＜年龄≤ 65 岁	284/64.9886	144/59.5041
年龄＞ 65 岁	94/21.5103	67/27.6860
合计	437/100.0000	242/100.0000

根据表 14–7 可知，45 至 65 岁患者完成路径或退出路径的比率明显多于 45 岁以下和 65 岁以上的患者，经检验，x^2=372.371，P=0.000，说明各年龄段之间，完成路径与退出路径的患者频数存在明显差异，且差异具有统计学意义。65 岁以上的老年患者退出路径百分率 [67/(94+67)=41.615%] 要大于 45 岁以下（34.444%）及 45 岁至 65 岁之间（33.645%）的患者退出路径百分率，这说明年龄越大，退出路径的可能性越会增加，这可能与年老患者病情不

稳定的因素有关。这说明变异退出路径与年龄有一定关系。

2.3.1.1.5　病程分布情况

针对完成临床路径患者进行病程分布情况统计，统计结果如表14–8、表14–9所示。

表 14–8　病程描述统计表　（单位：年）

病程	频数（例）	极小值	极大值	均值	标准差
有效	437	0.0192	32	9.4719	6.6592
退出	242	0.0192	40	11.5427	8.0074

表 14–9　完成与退出路径的患者病程分段频数统计表

病程	完成频数（例）/百分比（%）	退出频数（例）/百分比（%）
病程≤5年	148/33.8673	68/28.0992
5年<病程≤10年	122/27.9176	48/19.8347
病程>10年	167/38.2151	126/52.0661
合计	437/100.000	242/100

根据表14–9可知，三个病程阶段的患者均在1/3左右，差异不明显；经检验，x^2=397.407，P=0.000，说明各病程阶段之间，完成路径与退出路径的患者频数均有明显差异，且差异具有统计学差异。从退出路径的患者病程分段频数统计表看，病程在10年以上的患者退出路径的比率达到一半以上，明显多于10年以下的患者。这说明变异退出路径与病程有一定关系。

2.3.1.2 住院时间

住院时间分段频数统计结果如表 14–10 所示。

表 14–10 住院时间分段频数统计表

住院时间	频数（例）	百分比（%）
住院时间≤ 5 天	4	0.9153
5 天<住院时间≤ 10 天	248	56.7506
10 天<住院时间≤ 14 天	185	42.3341
合计	437	100.00
平均住院日	10.1259	

从完成路径患者的住院时间分段频数统计表看，一半以上的患者在 10 天之内可以达到出院标准而顺利出院，其中仅有 4 例（0.9153%）患者在 5 天之内顺利出院。

2.3.1.3 年龄、病程和住院时间的关系

年龄、病程和住院时间的关系如表 14–11 所示。

表 14–11 年龄、病程和住院时间关系表

	频数（例）	极小值	极大值	均值	标准差
年龄	437	23	88	57.5469	11.4930
病程	437	0.0192	32	9.4719	6.6668
住院时间	437	4	14	10.1259	2.1737

根据相关性分析，年龄与 2 型糖尿病的病程关系 r=0.444，P=0.000，说明年龄与病程呈显著性正相关，说明随着年龄的增加，患者的病程延长；住院时间与年龄（r=0.065，P=0.175）、病程（r=0.086，P=0.073）均相关性不高。

2.3.1.4 证型分布情况

针对完成临床路径的患者进行主证、兼证的分布情况统计，统计结果如表 14–12、表 14–13 所示。

2.3.1.4.1 主证类型分布情况

表 14–12 主证类型分布频数统计表

证型	频数（例）	百分比（%）	累积百分比（%）
肝胃郁热证	51	11.6705	11.6705
胃肠实热证	3	0.6865	12.3570
脾虚胃热证	25	5.7208	18.0778
上热下寒证	2	0.4577	18.5355
阴虚火旺证	85	19.4508	37.9863
气阴两虚证	250	57.2082	95.1945
阴阳两虚证	21	4.8055	100
合计	437	100	

根据表 14–12 可知，气阴两虚证占到一半以上，明显多于其他证型，其次为阴虚火旺证和肝胃郁热证；胃肠实热证与上热下寒证均不到 1%，明显少于其他证型。由此表明，消渴病多表现为气阴两虚证，很少表现为胃肠实热证和上热下寒证。

2.3.1.4.2 兼证分布情况

表 14–13 兼证类型分布情况统计表

兼证	频数（例）	百分比（%）
痰证	56	12.8146
湿证	121	27.6888
瘀证	313	71.6247
浊证	4	0.9153

从表 14–13 来看，兼有瘀邪的患者明显多于其他三个兼证，其次为湿证，而兼有浊邪者最少，说明消渴病患者多挟有瘀邪。

2.3.1.4.3 各主证的兼证分布情况

各主证的兼证分布情况如表 14–14 所示。

表 14–14 各主证的兼证分布频数统计表

主证		痰证	湿证	瘀证	浊证
肝胃郁热证	兼证频率（例）	12	14	28	0
	兼证百分比（%）	23.5294	27.4510	54.9020	0
胃肠实热证	兼证频率（例）	0	1	2	0
	兼证百分比（%）	0	33.3333	66.6667	0
脾虚胃热证	兼证频率（例）	4	16	16	2
	兼证百分比（%）	16.00	64.00	64.00	48.00
上热下寒证	兼证频率（例）	0	0	0	0
	兼证百分比（%）	0	0	0	0
阴虚火旺证	兼证频率（例）	4	13	57	0
	兼证百分比（%）	4.7059	15.2941	67.0589	0
气阴两虚证	兼证频率（例）	36	67	194	2
	兼证百分比（%）	14.40	26.80	77.60	0.80
阴阳两虚证	兼证频率（例）	0	10	16	0
	兼证百分比（%）	0	47.6190	76.1905	0

根据表 14–14 可知，兼有瘀证的患者均不少于兼有湿证的患者，说明瘀证在任何一个主证中，都占有较大的比重。经检验，X^2=37.186，P=0.001，说明不同证型的患者，兼证的差异显著。

2.3.1.5 **费用信息**

费用信息如表 14–15 至表 14–20 所示。

表 14–15 费用信息统计表（单位：元）

费用类别	极小值	极大值	均值	标准差
住院总费用	4717.58	24949.90	12111.50	3121.31
药费	227.84	10556.94	3165.51	1731.41
中药费	0	2377.06	562.83	298.64
中成药费	0	3408.17	255.50	277.24
治疗费	36	3655.50	719.98	579.49
非药物疗法费	0	2206.00	431.16	428.48
检查费	2729	13033.14	7514.86	1458.25

表 14–16 按性别分类统计平均费用统计表（单位：元）

性别	男	女
住院总费用	11768.66 ± 3190.76	12575.45 ± 2962.25
药费	3144.57 ± 1897.61	3193.69 ± 1478.02
中药费	512.64 ± 290.16	630.38 ± 296.57
中成药费	254.87 ± 314.77	256.35 ± 216.67
治疗费	608.86 ± 522.68	869.54 ± 617.32
非药物疗法费	356.86 ± 377.58	532.31 ± 470.80
检查费	7322.11 ± 1475.64	7774.65 ± 1392.91

从表 14–16 来看，各项费用的平均值男性患者均少于女性患者，但是除了中药费用之外，女性患者其他费用的离散程度均小于男性患者，说明女性患者之间住院费用的差别更小。这看起来与“男性糖尿病患者比女性糖尿病患者住院费用高”相违背，而事实上，纳入消渴病（2 型糖尿病）中医临床路径的只是糖尿病患者中的一小部分，并不能代表糖尿病患者的全貌。

表 14–17 按年龄分类统计平均费用统计表（单位：元）

年龄	≤ 45 岁	45 岁＜年龄≤ 65 岁	＞ 65 岁
住院总费用	10202.47 ± 3090.12	12111.04 ± 2661.94	13107.66 ± 2626.63
药费	2030.56 ± 1645.54	3187.13 ± 1548.01	3709.17 ± 1173.18
中药费	446.98 ± 322.21	587.18 ± 286.40	612.96 ± 343.13
中成药费	200.09 ± 302.75	264.92 ± 287.39	278.06 ± 70.62
治疗费	469.67 ± 356.23	720.22 ± 522.53	812.03 ± 424.50
非药物疗法费	318.18 ± 317.95	433.34 ± 432.71	479.63 ± 29.00
检查费	6986.42 ± 1580.00	7490.16 ± 1267.91	7830.64 ± 741.04

经相关性分析，年龄与住院总费用（r=0.327，P=0.000）、药费（r=0.330，P=0.000）、中药费（r=0.163，P=0.001）、治疗费（r=0.198，P=0.000）、非药物疗法费（r=0.132，P=0.006）、检查费（r=0.217，P=0.000）均呈显著性正相关，即除了中成药费（r=0.087，P=0.069）之外，随着年龄的增加，各项费用的升高，均具有统计学意义。

表 14–18 按病程分类统计平均费用统计表（单位：元）

病程	≤ 5 年	5 年＜病程≤ 10 年	＞ 10 年
住院总费用	11200.48 ± 2830.09	12138.92 ± 3217.02	12918.15 ± 3075.70
药费	2470.31 ± 1506.96	3221.33 ± 1750.15	3751.36 ± 1680.31
中药费	494.92 ± 248.93	559.99 ± 260.28	626.22 ± 348.58
中成药费	220.51 ± 228.32	247.78 ± 218.64	292.83 ± 343.87
治疗费	661.49 ± 519.58	684.35 ± 600.52	799.27 ± 605.35
非药物疗法费	418.70 ± 402.99	394.12 ± 380.07	469.98 ± 478.77
检查费	7387.37 ± 1337.69	7523.71 ± 156.65	7624.04 ± 1473.68

从表 14–18 来看，住院总费用、药费、中成药、检查费随着病程的延长，各患者之间费用差别逐渐减小。经相关性分析，病程与总住院费用（r=0.237，P=0.000）、药费（r=0.313，P=0.000）、中药费（r=0.167，P=0.000）、中成药费（r=0.098，P=0.041）、治疗费（r=0.119，P=0.013）均呈显著性正相关，说明除了非药物疗法费（r=0.082，P=0.085）和检查费（r=0.074，P=0.121）外，随着病程的延长，各项费用的增多趋势，均具有统计学意义。

表 14–19　按住院时间分类统计平均费用统计表（单位：元）

住院时间	≤ 5 天	5 天＜住院时间≤ 10 天	＞ 10 天
住院总费用	6623.56 ± 1196.38	10967.51 ± 2417.40	13769.28 ± 3162.17
药费	970.81 ± 471.82	2581.56 ± 1350.17	3993.93 ± 1838.98
中药费	202.08 ± 108.13	492.48 ± 267.79	664.72 ± 307.25
中成药费	97.18 ± 73.73	205.90 ± 177.35	325.27 ± 361.14
治疗费	167.38 ± 138.59	638.65 ± 521.53	840.73 ± 630.83
非药物疗法费	102.00 ± 142.22	410.50 ± 412.81	466.03 ± 447.93
检查费	5207.26 ± 1142.93	7141.72 ± 1232.17	8064.85 ± 1534.11

从表 14–19 来看，随着住院时间的延长，各项费用在患者之间差别均增大，说明住院时间越长，各个患者之间住院费用的差别也随之增大。经相关性分析，住院时间与住院总费用（r=0.561，P=0.000）、药费（r=0.506，P=0.000）、中药费（r=0.377，P=0.000）、中成药费（r=0.247，P=0.000）、治疗费（r=0.249，P=0.000）、非药物疗法费（r=0.135，P=0.005）、检查费（r=0.385，P=0.000）均呈显著性正相关，说明随着住院时间的延长，各项费

用均有所增加，且都具有统计学意义。

表 14-20 按证型分类统计平均费用统计表（单位：元）

证型	住院总费用	药费	中药费	中成药费	治疗费	非药物疗法费	检查费
肝胃郁热证	10594.76	2305.91	472.05	214.41	500.35	237.24	7099.22
胃肠实热证	12731.18	3496.77	684.95	377.10	522.67	250.00	7861.53
脾虚胃热证	12091.97	2844.24	443.03	242.22	829.38	403.32	7702.70
上热下寒证	9891.83	1895.92	686.06	373.16	912.25	486.50	6637.93
阴虚火旺证	12247.95	3080.05	508.36	208.50	747.46	436.39	7687.97
气阴两虚证	12404.96	3392.94	607.26	267.23	747.26	475.12	7552.85
阴阳两虚证	11951.16	3379.97	594.55	394.88	700.83	421.90	7197.82

由于此次纳入临床路径的胃肠实热证、脾虚胃热证、上热下寒证、阴阳两虚证的患者病例数过少，均不足 30 例，故不能完全代表其证型所需费用的平均水平。从表 14-20 来看，气阴两虚证患者除了治疗费、检查费外，其余各项费用均多于肝胃郁热证或阴虚火旺症的患者。经检验 x^2=1135.889，P=0.000，即不同证型的患者，各项住院费用存在显著性差异。

2.3.1.6 患者满意度调查

患者满意度调查如表 14-21 所示。

表 14–21　患者满意度调查统计表

	完全满意	基本满意	不满意
频数（例）	437	0	0
百分比（%）	100	0	0

从表 14–21 来看，患者对医生的诊疗工作与护士的护理工作，都是完全满意，满意度达 100%。

2.3.1.7　变异分析

变异分析如表 14–22、14–23 所示。

表 14–22　变异类型分析统计表

类型		变异频数（例）	百分比（%）
变异性质	正变异	无	无
	负变异	242	100
变异来源	与医院系统相关的变异	无	无
	与疾病转归相关的变异	238	98.35
	与医务人员相关的变异	1	0.41
	与患者家属相关的变异	3	1.24
变异管理	可控变异	1	99.59
	不可控变异	241	0.41

表 14–23　按变异来源分析变异原因统计表

来源	分类	具体原因	频数（例）	百分比（%）
与医院系统相关	无	无	无	无
与疾病转归相关	呼吸系统	上呼吸道感染	7	2.89

续表

来源	分类	具体原因	频数（例）	百分比（%）
与疾病转归相关	呼吸系统	下呼吸道感染	2	0.83
		肺结核、肿瘤待查	1	0.41
	心血管系统	突发心绞痛而延长住院时间	1	0.41
		高血压危象	1	0.41
	消化系统	急性胆腺炎	1	0.41
		急性肠胃炎或伴上消化道出血	3	1.24
		急性小肠梗阻	1	0.41
		幽门螺杆菌感染而延长住院时间	1	0.41
		右肝囊性包块待查	1	0.41
	泌尿系统	泌尿系感染	11	4.54
		肾功能衰竭	2	0.83
	内分泌系统	高泌乳素血症而延长住院时间	1	0.41
		急性甲状腺炎而延长住院时间	1	0.41
	血液系统	凝血功能障碍	2	0.83
		血行肺炎克雷伯杆菌感染	1	0.41
	血糖	空腹＞ 11.1mmol/L	18	7.44
		非空腹＞ 16.7mmol/L	128	52.89
		血糖波动而延长住院时间	59	24.38

续表

来源	分类	具体原因	频数（例）	百分比（%）
与医务人员相关	诊断	根据胰岛功能结果，修正诊断为“糖耐量异常”	1	0.41
与患者家属相关	患者拒绝继续治疗		2	0.83
	患者要求提前出院		1	0.41

说明：由于该项研究属于回顾性研究，正变异并没有被记录在临床路径的表单之中，故填为“无”。

从表 14–22 来看，变异退出的原因主要为不可控变异，其中，以与疾病相关的变异多见，占变异退出的 98.35%。从表 14–23 来看，以因血糖而变异退出的为多，占 80% 以上，其中因非空腹血糖＞ 16.7mmol/L 而退出的患者达到一半以上，其次为因感染而变异退出路径，达 9.09%，包括呼吸道感染（3.72%）、幽门螺杆菌感染（0.41%）、泌尿系感染（4.54%）及血行肺炎克雷伯菌感染（0.41%）。

2.3.2 气阴两虚证的疗效评价

2013 年 1 月 1 日至 2013 年 12 月 31 日纳入消渴病中医临床路径气阴两虚证的患者共有 159 例，数据统计结果及分析如下。

2.3.2.1 基本信息

基本信息如表 14–24、表 14–25 所示。

表 14-24　基本信息统计表一

类别		频数（例）	百分比（%）
性别	男	80	50.3144
	女	79	49.6856
民族	汉	150	94.3396
	回	5	3.1447
	满	2	1.2579
	蒙古	2	1.2579

表 14-25　基本信息统计表二

	频数（例）	极小值	极大值	均值	标准差
年龄（岁）	159	25	85	59.3711	9.6210
病程（年）	159	0.0192	28	10.2383	6.5177
住院时间(天）	159	5	14	9.9686	2.0667

从表 14-24、表 14-25 来看，男女性别比例为 1.013∶1，男女比例相当。经相关性分析，年龄与病程之间 r=0.282，P=0.000，说明两者之间呈显著的正相关，年龄越大，病程越长；住院时间与年龄（r=0.149，P=0.061）、病程（r=0.135，P=0.090）的相关性都不高。

2.3.2.2　入院时单指标统计分析

2.3.2.2.1　体重指数

体重指数如表 14-26 所示。

表 14-26　体重指数情况统计表　　　（单位：kg/m^2）

	有效（例）	极小值	极大值	均值	标准差
体重指数	159	15.75	38.52	25.8008	3.7472

从表 14-26 来看，平均体重指数偏高，其中消瘦患者（男＜ 20 kg/m^2，女＜ 19kg/m^2）为 5 例，占 3.1447%，超重患者（男＞ 25 kg/m^2，女＞ 24kg/m^2）为 99 例，占患者总数的 62.2672%；男性 43 例，占男性患者总数的 53.7500%，女性 56 例，占女性患者总数的 70.8861%；体重指数在正常范围内的仅为 55 例，占患者总数的 34.5912%。

2.3.2.2.2　糖化血红蛋白

糖化血红蛋白情况如表 14-27 所示。

表 14-27　糖化血红蛋白情况统计表　　　（单位：%）

	有效（例）	极小值	极大值	均值	标准差
糖化血红蛋白	148	5.8	12.3	7.8848	1.4338

从表 14-27 来看，糖化血红蛋白均值为（7.8848 ± 1.4338）%，仅有 28 例患者 HbA1c ≤ 6.5%，占患者总数的 18.9189%。

2.3.2.2.3　血脂

患者入院时血脂平均值如表 14-28 所示。

表 14-28　入院时血脂平均值统计表　（单位：mmol/L）

	有效（例）	极小值	极大值	均值	标准差
总胆固醇	159	1.11	8.15	4.5949	1.1523
甘油三酯	159	0.5	8.04	1.7925	1.1587

从表 14–28 来看，总胆固醇升高（> 5.2mmol/L）的患者有 50 例，占患者总数的 31.4465%；甘油三酯升高（> 1.7mmol/L）的患者有 65 例，占患者总数的 40.8805%。

2.3.2.2.4　病位

患者病位情况如表 14–29 所示。

表 14–29　病位情况统计表

	心	肺	肝	肾	脾	胃
频数（例）	24	31	74	130	149	51
百分比(%)	15.0943	19.4969	46.5409	81.7610	93.7107	32.0755

从表 14–29 来看，消渴病气阴两虚证患者的病位多在脾、肾，达 80% 以上，其次为肝、胃。

2.3.2.3　**入院时各指标相关性分析**

患者入院是各指标相关分析如表 14–30 所示。

表 14–30　入院时各指标相关性分析统计表

	频数	极小值	极大值	均值	标准差
症状积分	159	2	24	12.2264	4.3631
早餐前血糖	159	4.3	10.9	7.5636	1.4994
早餐后血糖	159	7	16.5	12.6038	2.6641
舒张压	159	54	102	77.3585	9.7794
收缩压	159	100	200	137.6226	15.1196
体重	159	42	105	69.8384	12.9552
体重指数	159	15.75	38.52	25.8008	3.7472
总胆固醇	159	1.11	8.15	4.5949	1.1523
甘油三酯	159	0.5	8.04	1.7925	1.1587
糖化血红蛋白	148	5.8	12.3	7.8848	1.4338

2.3.2.3.1　症状积分与各指标的相关性

症状积分除了与早餐前血糖（r=0.055，P=0.492）、收缩压（r=0.082，P=0.427）呈正相关之外，与早餐后血糖（r=–0.023，P=0.769）、舒张压（r=–0.035，P=0.663）、总胆固醇（r=–0.017，P=0.832）、甘油三酯（r=–0.060，P=0.455）、糖化血红蛋白（r=–0.066，P=0.427）均为负相关，但与各指标的相关性都低。

2.3.2.3.2　血糖与各指标的相关性

早餐前血糖与总胆固醇（r=–0.006，P=0.945）成负相关，但相关性很低；与收缩压（r=0.059，P=0.462）、舒张压（r=0.067，P=0.404）成正相关，但相关性不高；与早餐后血糖（r=0.250，P=0.001）、体重指数（r=0.224，P=0.005）、体重（r=0.233，P=0.003）、糖化血红蛋白（r=0.382，P=0.000）、甘油三酯（r=0.201，P=0.011）均呈显著性正相关，说明随着早餐后血糖的升高，早餐后血糖、体重指数、糖化血红蛋白、甘油三酯也会随之增高。

早餐后血糖与甘油三酯（r=，P=）呈负相关，但相关性很低；与糖化血红蛋白（r=0.281，P=0.001）呈显著性正相关；与总胆固醇（r=0.057，P=0.477）、收缩压（r=0.100，P=0.211）、舒张压（r=0.120，P=0.132）、体重指数（r=0.003，P=0.975）的相关性均不高。

2.3.2.3.3　体重与各指标的相关性

体重与舒张压（r=0.216，P=0.006）、早餐前血糖（r=0.233，P=0.003）呈显著性正相关，与总胆固醇（r=–0.215，P=0.007）呈显著性负相关。

2.3.2.3.4　血压与血脂之间的相关性

舒张压与收缩压（r=0.379，P=0.000）、舒张压与甘油三酯（r=0.185，P=0.020）、总胆固醇与甘油三酯（r=0.353，P=0.000）呈显著性正相关，但舒张压与总胆固醇（r=0.108，

P=0.174）、收缩压与甘油三酯（r=0.065，P=0.412）、收缩压与总胆固醇（r=0.111，P=0.163）相关性低。

2.3.2.3.5　小结

根据对入院时各指标相关性分析，2 型糖尿病患者早餐前的血糖受到体重、体重指数、甘油三酯的影响，后三者数值越大，早餐前血糖越高；糖化血红蛋白受早餐前及早餐后血糖的影响，血糖升高则糖化血红蛋白也会升高；舒张压受收缩压、甘油三酯和体重的影响，收缩压的升高、甘油三酯的升高、体重的增加均会使舒张压随之升高；体重与总胆固醇呈负相关性，总胆固醇越低，体重反而越大。

2.3.2.4　入院时与出院前疗效分析

2.3.2.4.1　症状

2.3.2.4.1.1　各症状消失情况

患者各症状消失情况如表 14–31 所示。

表 14–31　各症状消失情况统计表

症状	入院时频数（例）	出院前频数（例）	入院时 – 出院前（例）	症状消失百分比（%）
消瘦	17	0	17	100.0000
倦怠乏力	131	23	108	82.4427
气短懒言	10	0	10	100.0000
易汗出	28	6	22	78.5714
胸闷憋气	65	9	56	86.1538
脘腹胀满	25	3	22	88.0000
腰膝酸软	109	27	82	75.2294
虚浮便溏	125	2	123	98.4000
口干口苦	151	24	127	84.1160

从表 14–31 来看，患者出院前相比入院时，症状明显好转，各症状的消失比率均达到四分之三以上。经检验，X^2=26.512，P=0.001，即出院前与入院时相比，各个症状都有显著性差异，说明各症状出院前与入院时相比都有明显改善。

2.3.2.4.1.2　症状积分情况

患者症状积分情况如表 14–32 所示。

表 14–32　症状积分情况统计表

	极小值	极大值	均值	标准差
入院时	2	24	12.1384	4.3581
出院前	0	10	1.2201	1.8814

从表 14–32 来看，出院前症状积分平均值为 1.2201 ± 1.8814，比入院时（症状积分为 12.1384 ± 4.3581）明显好转，具有统计学意义（$P < 0.01$）。

2.3.2.4.2　血糖

患者血糖平均值统计如表 14–33 所示。

表 14–33　血糖平均值统计表

	入院时（mmol/L）	出院前（mmol/L）	t 值	P 值
早餐前	7.5636 ± 1.7299	7.0948 ± 1.3878	2.642	0.009
早餐后	12.6038 ± 3.6451	9.7922 ± 2.6501	8.497	0.000

从表 14–33 来看，患者出院前血糖水平比入院时血糖有所下降，无论是早餐前血糖（t=2.642）还是早餐后血糖（t=8.497），其下降均有统计学意义（$P < 0.01$）。

2.3.2.4.3　血压

患者血压平均值统计如表 14–34 所示。

表 14–34　血压平均值统计表

	入院时（mmHg）	出院前（mmHg）	P 值
收缩压	137.6226 ± 15.0720	127.5472 ± 12.4934	0.000
舒张压	77.3585 ± 9.7486	72.1887 ± 8.6955	0.000

从表 14–34 来看，患者出院前血压水平比入院时血压有所下降，舒张压（t=4.930，$P < 0.01$）与收缩压（$P < 0.01$）的下降均具有统计学意义。

2.3.2.4.4　体重

患者体重平均值统计如表 14–35 所示。

表 14–35　体重平均值统计表（单位：kg）

	极小值	极大值	均值	标准差
入院时	42	105	69.8384	12.9144
出院前	43	103	69.3667	12.8021

从表 14–35 来看，出院前体重平均值为（69.3667±12.9144）kg，比入院时〔（69.8384±12.8021）kg〕明显下降，具有统计学意义（t=2.059，$P < 0.05$）。

2.3.2.5　住院费用分析

2.3.2.5.1　住院费用基本信息

患者住院费用基本情况如表 14–36 所示。

表 14-36　各项住院费用基本情况

	均值	标准差	中位数
住院总费用	12345.3077	2923.12314	11992.78
药费	3226.4982	1508.85076	3164.09
中药费	620.7661	334.25493	564.14
中成药费	257.9952	245.10113	184.87
治疗费	835.2075	644.93064	682.00
非药物疗法费	573.5598	522.45212	646.00
检查费	7580.8932	1339.61710	7642.50

2.3.2.5.2　性别与住院费用的关系

患者性别与住院费用的关系如表 14-37 所示。

表 14-37　性别与住院费用的关系　（单位：元）

	男			女		
频数	80			79		
	均值	标准差	中位数	均值	标准差	中位数
住院总费用	11850.92	2660.13	11830.14	12845.96	3104.33	12222.33
药费	3125.19	1577.08	3124.53	3329.09	1439.23	3164.23
中药费	562.11	339.83	476.28	680.17	319.78	615.36
中成药费	242.67	236.15	176.66	273.52	254.41	187.57
治疗费	684.68	595.03	521.25	987.64	661.18	768.50
非药物疗法费	458.43	451.04	346.00	690.15	565.25	535.00
检查费	7410.39	1250.50	7634.50	7753.56	1411.15	7642.50

从表 14-37 来看，经 Mann-Whitney 检验及 Kolmogorov-

Smirnov 检验，中药费（P=0.002，P=0.001）、治疗费（P=0.001，P=0.003）及非药物疗法费用（P=0.004，P=0.026）在性别上存在显著性差异。

2.3.2.5.3　年龄与住院费用的相关性

患者年龄与住院费用的关系如表 14–38 所示。

表 14–38　年龄与住院费用的关系　（单位：元）

	r	P
住院总费用	0.348	0.000
药费	0.304	0.000
中药费	0.111	0.165
中成药费	0.135	0.089
治疗费	0.239	0.002
非药物疗法费	0.132	0.098
检查费	0.271	0.001

经检验，各项费用均与年龄呈正相关，但是住院总费用、药费、治疗费和检查费与年龄呈显著相关性（$P < 0.01$），说明对于气阴两虚证的 2 型糖尿病患者来说，随着年龄的增大，费用逐渐增多。

2.3.2.5.4　病程与住院费用的相关性

患者年龄与住院费用的关系如表 14–39 所示。

表 14–39　年龄与住院费用的关系

	r	P
住院总费用	0.131	0.099
药费	0.273	0.000
中药费	0.168	0.034

续表

	r	P
中成药费	0.159	0.045
治疗费	0.054	0.496
非药物疗法费	0.072	0.368
检查费	–0.076	0.339

经检验，除检查费外，各项费用均与病程呈正相关，其中药费、中药费、中成药费与病程呈显著相关性（$P < 0.05$），说明对于气阴两虚证的 2 型糖尿病患者来说，随着病程的延长，各项药费逐渐增加。

2.3.2.5.5　住院时间与住院费用的相关性

患者住院时间与住院费用的关系如表 14–40 所示。

表 14–40　住院时间与住院费用的关系

	r	P
住院总费用	0.494	0.000
药费	0.544	0.000
中药费	0.433	0.000
中成药费	0.272	0.001
治疗费	0.199	0.012
非药物疗法费	0.100	0.210
检查费	0.235	0.003

经检验，各项费用均与住院时间呈正相关，除非药物疗法的费用外，其他各项费用与其相关性显著（$P < 0.05$），说明对于气阴两虚证的 2 型糖尿病患者来说，随着住院时间的延长，各项费用逐渐增加。

2.3.2.5.6 付费方式与住院费用的关系

不同付费方式的患者住院费用情况如表 14–41 所示。

表 14–41 不同付费方式的患者住院费用情况（单位：元）

		公费	新农合	北京医保	异地医保	自费
住院总费用	均值	10895.46	12638.48	12483.80	11963.25	11771.95
	标准差	3736.55	1391.18	3023.48	1775.79	3020.52
	中位数	12167.52	12632.62	11992.78	12082.47	11413.76
药费	均值	2728.29	3358.55	3241.44	3642.63	2926.62
	标准差	1701.29	755.20	1604.67	571.07	1322.79
	中位数	3018.24	3047.00	3143.38	3778.32	2738.40
中药费	均值	507.14	583.28	611.69	967.57	516.23
	标准差	417.71	181.26	298.69	648.30	238.09
	中位数	465.06	571.67	589.41	750.33	396.00
中成药费	均值	162.66	275.39	244.48	435.53	268.23
	标准差	91.26	190.39	219.35	412.20	317.16
	中位数	170.27	237.10	180.63	258.32	108.82
治疗费	均值	630.63	576.08	863.68	807.20	782.16
	标准差	210.25	306.19	646.72	514.00	855.94
	中位数	700.50	568.50	693.50	626.25	564.50
非药物疗法	均值	505.00	407.67	589.71	590.80	517.97
	标准差	161.73	271.10	535.73	517.41	576.67
	中位数	529.00	358.00	490.50	403.00	415.00
检查费	均值	6972.88	7701.77	7677.94	6854.58	7395.49
	标准差	2039.05	434.13	1328.52	1697.34	1163.96
	中位数	7300.50	7685.00	7655.04	9664.50	7412.00

经 Kruskal-Wallis 检验、中位数检验及 Jonckheere-Terpstra 检验，均 $P > 0.05$，即各项费用在不同的付费方式下无显著性差异。

2.4 讨论与小结

2.4.1 患者退出路径与证型、年龄、病程有关，变异主要为不可控变异

根据数据分析结果，纳入 2 型糖尿病中医临床路径的患者中，其退出路径主要与证型、年龄、病程有关（$P < 0.05$），却与性别相关性不大（$P > 0.05$）。即患者的年龄越大、病程越长，退出路径的可能性越会增加，这可能是因为年老患者病情不稳定。但其退出与性别无关，而且无论哪种证型，其退出均与性别无关。

患者变异退出的原因主要为不可控变异，其中以与疾病相关的变异多见，占变异退出的 98.35%。从变异来源分析，以因血糖而变异退出的为多，占 80% 以上，其次为因感染而变异退出路径，达 9.09%。

2.4.2 主证多表现为气阴两虚证，兼证多为瘀证

2 型糖尿病患者，多表现为气阴两虚证，很少表现为胃肠实热证和上热下寒证，而且兼有瘀邪者众。另外，不同证型的患者，兼证也有一定的差异性，且差异性显著。

2.4.3 住院费用与年龄、病程、住院时间、性别、证型有关，与付费方式关系不大

对完成 2 型糖尿病中医临床路径的患者进行相关性分析，年龄、病程、住院时间与住院总费用、药费、中药费、治疗费、非药物疗法费、检查费均呈正相关，即年龄越大、病程越长、住院时间越长，各项费用也会随之升高。纳入临床路径的患者中，女性患者的各项

住院费用均高于男性，但是除了中药费用之外，女性患者其他费用的离散程度均小于男性患者，说明女性患者之间住院费用的差别更小，而男性患者之间各项费用的差别性大。另外，不同证型的患者，各项住院费用存在显著性差异。

对其中气阴两虚证的患者进行相关性分析发现，年龄增加、病程延长、住院时间延长，都会引起住院的各项费用的增加，同时中药费、治疗费和非药物疗法费用在性别上存在显著性差异（$P < 0.05$）。但是，对该类患者的付费方式进行分析发现，各项费用在不同的付费方式下，无显著性差异。

2.4.4 气阴两虚证的 2 型糖尿病患者血糖、血压、血脂、体重相互影响

根据对气阴两虚证的 2 型糖尿病患者的血糖、血压、血脂、体重进行回顾性分析得出，早餐前的血糖受到体重、体重指数、甘油三酯的影响，后三者数值越大，早餐前血糖越高；糖化血红蛋白受早餐前及早餐后血糖的影响，血糖升高则糖化血红蛋白也会升高；舒张压与收缩压、甘油三酯和体重有关，收缩压的升高、甘油三酯的升高、体重的增加均会使舒张压随之升高；体重与总胆固醇呈负相关性，总胆固醇越低，体重反而越大。

2.4.5 气阴两虚证患者疗效显著

根据对气阴两虚证的 2 型糖尿病患者进行出院前与入院时各指标的比较分析得出，患者出院前无论是症状，还是血糖、血压、体重均有明显改善，且具有统计学意义（$P < 0.05$）。

2.4.6 小结

根据对 2 型糖尿病中医临床路径的回顾性分析得出，纳入该临床路径的患者大部分可以在 10 天以内出院，且出院前无论是症状，

还是血糖、血压、体重均有明显的改善，达到了临床效果。同时，年龄、病程、住院时间、性别、证型对患者的住院费用的影响是不可忽略的。但是相比较而言，付费方式对住院费用的影响不大，从数据看出，并没有公费和医保患者比自费患者的费用高，所以从这方面看，2 型糖尿病中医临床路径在一定程度上控制了住院的费用。

参考文献

[1] 陈世波，刘保延，王永炎，等.2 型糖尿病中医诊疗临床路径建立的几个关键问题分析 [J]. 辽宁中医杂志，2009，36（9）：1495–1497.

[2] 刘善军，梁珂，黄良敏 . 实施中医临床路径可行性分析 [J]. 管理论坛，2011，6（10）：94–95.

[3] 张正华，高居中 . 实施临床路径的意义和方法 [J]. 中华医院管理杂志，2012，18（9）：513–515.

[4] Burgers P T，Van Lieshout E M，Verhslst J，et al.Implementing a clinical pathway for hip fractures：effects on hospital length of stay and complication rates in five hundred and twenty six patients.Int Orthop，2014 May；38（5）：1045–1050.

[5] 张蕾，杨霓芝，刘旭生，等 . 国内外临床路径应用特点分析 [J]. 中医药信息，2010，27（1）：1–4.

[6] 陶红兵，刘鹏珍，梁婧，等 . 实施临床路径的意义概况及其成因分析 [J]，中国医院管理，2010，30（2）：28–30.

[7] 薛柳华，潘菊华，黄世敬，等 . 艾滋病发热中医诊疗临床路径的构建思路 [J]. 辽宁中医杂志，2011，38（5）：886–887.

[8] 黄先涛，武雪亮，薛军，等 . 临床路径文献回顾性分析 [J]. 中国医案，2014，16（3）：26–28.

[9] 张敏州，王磊 . 开展临床路径研究，提高中医院心肌梗死救治水平 [J]. 中国中西医结合杂志，2011，31（3）：297–299.

[10] 王思成，韩梅，刘建平 . 临床路径概要及中医临床应用思路 [J]. 中国中西医结合杂志，2009，29（12）：1064–1067.

[11] 张敏州，程康林，乔志强，等 . 中医临床路径构建思路与方法 [J]. 医疗管理，2005，3（25）：37–39.

[12] 刘芳，闵仲生 . 中西医临床路径初步研究 [J]. 辽宁中医药大学学报，2011，13（5）：43–45.

[13] 杨慧英，刘丽敏，于秋滨，等 . 临床路径设计的关键环节和执行障碍因素研究 [J]. 重庆医学，2013，42（7）：829–830.

[14] 冯伟勋，欧阳永红，沈祖泓，等 . 中医院中西医结合临床路径研究 [J]. 现代医院，2009，9（12）：14–16.

[15] 胡彬 . 中医临床路径让医患明白安心 [N]. 中国中医药报，2010–12–13.

[16] 李洪涛，杨立成 . 我国临床路径推进中遇到的问题及展望 [J]. 中国医院，2013，17（7）：38–39.

[17] 王思成，刘建平，唐雪春，等 . 循证中医临床路径构建的理论基础及应用 [J]. 中国中西医结合杂志，2010，30（4）：343–347.

[18] 谢晴宇，孟庆刚，王永炎 . 中医临床路径实践模式的思考 [J]. 北京中医药大学学报，2013，36（1）：5–9.

[19] 邹如政 . 中医临床路径特点分析与实施思考 [J].2011，19（7）：614–616，626.

[20] 蔡坚雄，夏萍，吴大嵘，等 . 中医临床路径评价策略的思考与探索 [J]. 中医杂志，2011，52（13）：1102–1104.

[21] 吴兵，张声生，李帷，等 . 溃疡性结肠炎中医临床路径的实施评价研究 [J]. 北京中医药，2013，32（6）：418–420.

[22] 王晓萌，张理涛 . 皮肤科建立中医临床路径意义浅析 [J]. 中国中西医结合皮肤性病学杂志，2014，13（5）：335–337.

[23] 王儒平，陈雪梅 . 中医药治疗糖尿病肾病临床路径的构建及规范化临床评价 [J]. 辽宁中医杂志，2012，39（8）：1460–1462.

[24] 刘建平，王思成，吴大嵘，等 . 循证中医临床路径的制定与实施 [J]. 中国中西医结合杂志，2011，31（1）：115–119.

[25] 王思成 . 临床路径概要及中医临床应用思路 [J]. 中国中西医结合杂志，

2009，29（12）：1064–1067.
[26] 王思成，刘建平，李慧，等 . 循证中医临床路径的报告规范 [J]. 中西医结合学报，2010，8（9）：819–823.
[27] 王佩琦，裴玉玲 . 临床路径的应用现状与实施意义 [J]. 中外医疗，2013，（7）：191–192.
[28] 李京淑，房迎华，张睿 . 临床路径变异调查与分析 [J]. 中国病案，2013，14（1）：45–46.
[29] 张希春，韩杰，闫桂环，等 . 成人肾穿刺活检术临床路径的变异分析 [J]. 护理学报，2010，17（11A）：31–33.
[30] 刘妮娜，潘天荣，杜益君，等 . 1 型糖尿病临床路径的实施效果评价 [J]. 中国全科医学，2012，15（11B）：3700–3702.
[31] 田玲，赵国光，李小莹，等 . 临床路径质量管理中的应用与思考 [J]. 中国病案，2010，11（9）：25–27.
[32] 杨小红，续红梅，刘海涛，等 . 临床路径管理方法研究 [J]. 科技信息，2010（3）：775–776.
[33] 姚冬芳，王自秀，农荧，等 . 临床路径在肺栓塞患者管理中的应用 [J]. 蛇志，2013，25（3）：296–297.
[34] 任瑞芳 . 临床路径管理在腹腔镜卵巢手术中的应用 [J]. 基层医学论坛，2010，14（32）：1005–1006.
[35] 孟莉，唐静，孙登昆，等 . 医院药师参与临床路径工作的体会 [J]. 中国药房，2012，23（18）：1644–1645.
[36] 张慰伦 . 护士在临床路径中的作用 [J]. 实用护理杂志，2003，18（8）：59.
[37] 孙川，石志成，王立，等 . 临床路径在医疗改革新形势下的应用研究 [J]. 当代医学，2009，15（1）：1–3.
[38] 庞汾，周腾达 . 临床路径实施中病案科的作用 [J]. 中国病案，2012，13（5）：49–51.
[39] 李明子 . 临床路径的基本概念及其应用 [J]. 中华护理杂志，2010，45（1）：59–61.
[40] 王晓惠 . 医技科室对临床路径的影响和支撑作用 [J]，中国医院，2014，

18（2）：59–61.
[41] 黄先涛，薛军，潘利民，等.临床路径管理过程中质量控制模式的构建[J].中国病案，2015，16（6）：26–27.
[42] 江芹，张振忠，赵颖旭，等.论临床路径实施中的持续质量改进[J].中国卫生质量管理，2012，19（1）：14–16.
[43] 金凤竹，雷震，万方.临床路径与质量监控在部队医院中的探索与应用[J].中国误诊学杂志，2011，11（32）：7813–7815.
[44] 李萍，李钦传，朱圆圆，等.临床路径过程质量的分层管理[J].中国医院管理，2011，31（8）：33–36.
[45] 苏体隆.临床路径质量标准在临床路径病案管理中的试用评价[J].中国民族民间医药，2011，23：41–42.
[46] 马国胜，蔡曦光，孟永洁，等.临床路径对合理用药和医疗质量评价的相关性研究[J].中国医院管理，2013，33（2）：34–36.
[47] Andrea Ban，Aniza Ismail，Roslan Harun，et al.Impact of clinical pathway on clinical outcomes in the management of COPD exacerbation[J].BMC Pulm Med，2012，12：27.
[48] 杨炯，李劲松，徐卫国.临床路径评价指标体系的设计与构建[J].中国医院管理，2010，30（11）：23–25.
[49] 薛军，黄先涛，王佃国.临床路径用于胆囊结石腹腔镜胆囊切除术单病种质量控制的研究[J].腹腔镜外科杂志，2009，14（12）：955–957.
[50] 张国力，潘习龙，聂广孟，等.基于临床路径的医疗质量控制研究[J].中国医院管理，2011，31（9）：20–21.
[51] 田怀谷.某医院实施临床路径的影响因素调查分析[J].中国社会医学杂志，2014，31（3）：201–203.
[52] 张利漫，刘沫.临床路径在白内障患者住院诊疗质量控制中的研究[J].临床决策与管理，2012，33（5B）：78–80.
[53] 孙艳，陈潮，伍强.临床路径病案的质量分析[J].中国病案，2013，14（3）：20–21.
[54] 周利平，周洪柱，郑凤云，等.临床路径实施过程中的病案质量控制[J].医院管理论坛，2012，29（11）：37–39.

[55] 周利平，周洪柱，夏志伟 . 四个层面两种手段全面深入提高病历书写质量 [J]. 医院管理论坛，2012，29（11）：40–42，39.
[56] 赖昕 . 面向临床路径的病案质量监控体系研究 [D]. 华中科技大学，2012.
[57] 蔡筱英，赵文莲 . 病案信息管理 [M]. 北京：高等教育出版社，2006.
[58] Siegler E L，Cohen A B.Conflictcs over control and use of me dicalrecords at the New York hospital before the standard ization on movement[J].The journal of law，medicineðics，2011，39（4）：640–648.
[59] 刘爱民 . 病案信息学 [M]. 北京：人民卫生出版社，2009.
[60] 刘爱民 . 医院管理学病案管理分册 [M]. 北京：人民卫生出版社，2003.
[61] 阳红 . 病案的四级监控是提高病案质量的重要保证 [J]. 医学理论与实践，2008，21（5）：616–617.
[62] 吴玉萍，漫丽 . 病历质量四级控制是病案质量监控的重要保证 [J]. 中国病案，2005，6（1）：18–19.
[63] 宋萍，黄志，卢仲毅 . 住院终末病案质控体系的建立与应用 [A]. 中国医院协会病案管理专业委员会第二十届学术会议论文集 [C]. 北京：中国病案杂志社 .2011：76–79.
[64] 高艳红 . 临床路径在科室护理质量控制中的应用 [J]. 护理研究，2009，23（7A）：1764–1765.
[65] 戴小明，薛美华，丁慧萍 . 对初诊 2 型糖尿病强化治疗病人应用临床路径实践的效果评价 [J]. 护理研究（上旬版），2005，19（12）：2573–2575.
[66] 陈力，蒋文弟 . 医院成本控制与临床路径 [J]. 重庆医学，2009，38（1）：19–20.
[67] 周国波 . 成本控制与临床路径管理在乳腺癌围术期中的应用价值 [J]. 实验临床医药杂志，2013，17（16）：73–74.
[68] 杨帆 . 医疗成本控制存在的问题与对策 [J]. 临床医学工程，2013，20（2）：249–250.
[69] 杨茉 . 医疗服务项目成本测算及成本控制研究 [D]. 东北石油大学，2010.
[70] 陈虹，陈俊国 . 浅论我国医院医疗成本管理 [J]. 西北医学教育，2007，15（6）：995–996，1000.

[71] 陈黎，鹿文英 .2 型糖尿病临床路径式管理探索 [J]. 上海预防医学，2013，25（6）：302–305.

[72] 栗成强，代涛，朱坤 . 支付方式对医疗质量的影响分析 [J]. 中国卫生经济，2011，30（6）：63–65.

[73] 苏红，罗英，李联，等 . 多种医疗付费方式的研究 [J]. 卫生经济研究，2013，（3）：8–12.

[74] 耿珊珊，陶红兵 . 基于临床路径管理的糖尿病住院患者医疗费用影响因素分析 [J]. 医学与社会，2011，24（12）：55–56，59.

[75] 周黎，袁南兵，刘进，等 . 糖尿病及其并发症住院费用分析 [J]. 现代预防医学，2008，35（11）：2061–2062，2073.

[76] 潘志斌，李易平，丁晓虎 .2 型糖尿病患者住院费用影响因素分析 [J]. 实用临床医药杂志，2010，14（23）：95–97.

[77] 徐俊芳，于风华，王健 . 重性颈神经的住院费用和管理现状的统计分析 [J]. 中国卫生经济，2012，32（10）：53–56.

[78] Mary Charlson，Robert，William Briggs E，et al.Can Disease Management Target Patients Most Likely to Generate High Costs?The Impact of Comeobidity[J].J Gen Intern Med，2007，22（4）：464–469.

[79] 武广华 . 临床路径在单病种限价中的作用 [J]. 中国医院，2009，13（6）：20–23.

[80] 张艳芳，刘忠和，熊小平，等 . 临床路径单病种定额支付方式对医疗费用的影响 [J]. 中国病案，2013，14（1）：43–45.

[81] 关智勇，萧旗坚，刘清，等 . 儿科单病种管理的临床路径应用评价 [J]. 华中科技大学学报（医学版），2014，43（1）：102–105.

[82] 李松光，王颖，吕军，等 .“总额预算 + 按服务单元付费”组合支付方式的现实设计 [J]. 中国卫生资源，2011，14（1）：39–41.

[83] 王颖，苌凤水，励晓红，等 . 消除百姓看病贵及其担忧：“总额预算 + 按服务单元付费”组合支付方式预期效果之一 [J]. 中国卫生资源，2011，14（1）：16–17.

[84] 孙梅，王颖，苌凤水，显著改善医疗费用对居民收入公平性的恶化：“总额预算 + 按服务单元付费”组合支付方式预期效果之一 [J]. 中国卫生资源，

2011，14（1）：18，47.

[85] 孙梅，吕军，王颖，等 . 缓解居民“因病致贫”：“总额预算 + 按服务单元付费”组合支付方式预期效果之一 [J]. 中国卫生资源，2011，14（1）：19–20.

[86] 吕军，王颖，孙梅，等 . 彻底扭转医疗机构扭曲的补偿机制：“总额预算 + 按服务单元付费”组合支付方式预期效果之二 [J]. 中国卫生资源，2011，14（1）：23–24.

[87] 杜蕾，孙梅，王颖，等 . 消除药品生产、流通、购买、使用“一条龙”的混乱现象：“总额预算 + 按服务单元付费”组合支付方式预期效果之三 [J]. 中国卫生资源，2011，14（1）：30–32.

[88] 李程跃，孙梅，吕军，等 . 确保医疗费用与社会经济发展同步：“总额预算 + 按服务单元付费”组合支付方式预期效果之四 [J]. 中国卫生资源，2011，14（1）：33–34.

[89] 曾雁冰，吕军，王颖，等 . 为医保收支平衡提供稳定的环境：“总额预算 + 按服务单元付费”组合支付方式预期效果之五 [J]. 中国卫生资源，2011，14（1）：35.

[90] 励晓红，王颖，孙梅，等 . 政府便于监管、易于操作：“总额预算 + 按服务单元付费”组合支付方式预期效果之六 [J]. 中国卫生资源，2011，14（1）：37–38.

[91] 江芹，张振忠，赵颖旭，等 . 对“按人头付费”原理及设计的思考 [J]. 中国卫生经济，2013，32（1）：34–38.

[92] 史君彦，单红 . 按人头付费如何扬长避短 [J]. 中国社会保障，2010（8）：78–79.

[93] 张再生，徐爱好 . 糖尿病“按人头付费”支付模式效果分析 [J]. 中国农村卫生事业管理，2014，34（9）：1058–1060.

[94] 朱恒鹏 . 付费成功之道在于医疗供给配套——以门诊按人头付费改革为例 [J]. 中国社会保障，2013，（1）：83，82.

[95] Canel C，Mahar S，Rosen D，etal.Quality control methods at a hospital[J]. International journal of health care quality as surance，2010，23（1）：59–71.

[96] Mishra A K，Bhattarai S，Bhurtel P，et al.Need for improvement of medical records[J].Journal of the Nepal medical as sosiation，2009，48（174）：103-106.
[97] 中华医学会糖尿病学分会 . 中国 2 型糖尿病防治指南（2013 年版）[J]. 中华糖尿病杂志，2014，6（7）：447-498.
[98] 叶山东 . 临床糖尿病学 [M]. 合肥：安徽科学技术出版社，2009.

下 篇

2 型糖尿病 PRO 量表研制方法与应用

第一章
糖尿病 PRO 研究概况

患者报告结局（patient-reported outcome，PRO）是直接来自于患者的关于自身健康状况和治疗结果的报告，是在没有医生和其他人影响的情况下，所进行的一种患者自身对临床结局的测量[1]。目前国际上一致认可的、综合的临床疗效评价方案是由国际药物经济与疗效研究协会、美国食品药物监督管理局与健康相关生存质量工作组、欧洲生存质量评估协调处和国际生存质量研究协会共同组成的统筹委员会提出的，该方案包括了四个方面的内容：临床（医务）人员报告资料、生理报告资料（实验室指标）、照顾者报告资料和患者报告资料（PRO）。因此，PRO 应被作为临床疗效评价体系中不可或缺的重要组成部分来认识[2]。

糖尿病（diabetes mellitus，DM）是严重影响人类生命健康的常见病、多发病之一，其特点是慢性高血糖伴随胰岛素分泌和／或作用缺陷引起的糖、脂肪和蛋白质代谢紊乱。糖尿病患病率和糖尿病患者数正在快速增长，据澳大利亚贝克心脏糖尿病研究所（Baker IDI Heart and Diabetes Institute）统计，2010 年全球 20 ～ 79 岁成年人中患有糖尿病者 2.85 亿，而到 2030 年，预计全球将有 4.39 亿人患糖尿病[3]。随着现代医学模式从过去的纯生物医学模式向生物—心理—社会医学模式的转变，糖尿病的治疗不再单纯以控制血糖为目标，积极防治并发症，关注和提高糖尿病患者的生存质量，已成为目前糖尿病研究的重点之一。而患者报告结局（PRO）正是从患者角度出发，重视患者的主观感受、功能改善和生存质量，在近年来的糖尿病研究领域中日益受到国内外医学界的关注和重视。

1 PRO 研究概述

1.1 PRO 的概念

PRO 是直接来自于患者的关于自身健康状况和治疗结果的报告，是在没有医生和其他人影响的情况下，所进行的一种患者自身对临床结局的测量[1]。从临床评价的角度来看，虽然不同的医学体系，治疗疾病的切入点不同，干预和治疗措施也不一样，但是从患者的角度评价其干预效果时，就可以使用 PRO 这样一把“尺子”，实现相对“公平”的测量[4]。

PRO 作为一个广义的概念，原则上患者能够明确感受并清除描述的自身健康状况的变化，均可以作为 PRO 测量的对象，因此，PRO 实际上包括了临床实践中的许多项内容：(1) 患者描述的症状；（2）患者身体、心理和社会活动的功能状态，如健康相关生存质量（health related quality of life，HRQOL）；（3）患者的健康行为，如对治疗的依从性、吸烟情况和参加身体锻炼情况等；(4) 患者对于不同治疗方案表现出的倾向性，以及患者表达出的希望或不希望接受某项治疗措施的意向；（5）患者对治疗的满意度；（6）患者对于医患之间的沟通，合作治疗以及治疗获得手段等方面的报告[5]。随着研究的不断深入，早期的 PRO 目前已被分化成了健康相关的生存质量和患者报告的症状或功能性指标两大领域[6]。

1.2 PRO 应用范围

随着慢性疾病的增多和医学模式的转变，人们已经逐渐意识到传统西医生物学理化指标在客观性和全面性上越来越无法满足临床结局评价的需求，在这种情况下，PRO 作为从患者角度出发的疗效评价指标，在临床评价中的重要作用就显得尤为突出。有些治疗反应只有患者才能感受到，合理运用 PRO 评价医疗干预措施，很多时候能够更准确、更敏感地反映问题，因而具有十分重要的实际意义。

随着近年来研究的不断深入，PRO 应用的范围也逐渐得以拓展和丰富。目前 PRO 常被应用的领域包括对治疗效果及患者健康状况的评价、治疗不良反应的监测、病情轻重的评估以及患者对治疗满意度的评价等[4, 7]。

1.3 PRO 的测量

PRO 测量方法和途径可以是通过访谈、自评问卷或其他数据捕捉工具，如有关病人日常生活、健康状态和治疗措施方面的日志等，但均强调资料来源的唯一性，即患者自身。早在 20 世纪 70 年代初，就有专家开始把心理测评的方法引入 PRO 的测量，研制出了许多著名的量表。作为一种标准化、结构化的测量方法，PRO 量表可以使测量误差达到最小，确保测量的一致性，现已成为国际公认的 PRO 测量方法[8]。

PRO 量表可以分为普适性量表和特异性量表两种。普适性量表可以应用于健康问题的各个方面，提供较为全面的信息，并且其结果可以在不同研究或人群间进行对比，缺点是结果缺乏代表性。特异性量表则是针对某种特异性疾病或治疗，代表性较强，但是不能进行不同研究或人群间的对比[6]。

PRO 量表是测评 PRO 相关指标的主要工具，其研制过程是一个循环往复的复杂过程，主要由建立 PRO 量表概念框架、形成初选量表并调整概念框架、测试 PRO 量表的测量特性并明确概念框架、搜集分析和解释数据，以及修订 PRO 量表等五个步骤循环进行[1，4]。

2 糖尿病 PRO 研究进展

早在 20 世纪 70 年代初期人们已开始注重 PRO 的研究，并先后产生了许多著名的量表，奠定了 PRO 研究的雏形[8]。随着 PRO 研究的广泛开展和不断深入，国际医学界逐渐形成了一套通用的研究模式。美国食品药品管理局（U.S. Food and Drug Administration，FDA）于 2006 年 2 月发布了《测量病人报告的临床结局行业指南》的草案[1]，并于 2009 年 12 月发布了修订后的正式版本，在这一指南中，FDA 对 PRO 量表的研制、评价及在医疗产品开发中的应用等进行了规范。随着研制出的 PRO 量表的迅速增多，国际上已经成立了患者报告结局和生存质量量表数据库（Patient Reported Outcome and Quality of Life Instruments Database，PROQOLID），以促进临床研究中 PRO 量表的合理使用[9]。经过四十年的临床实践，PRO 的研究成果日渐丰富，量表的应用范围也已涉及到了临床各科，近年来相关文章的发表数量更是随着时间推移呈现爆炸性增长趋势。截止到 2012 年 3 月 20 日，在 PubMed 上以 patient reported outcome 为检索词搜索到的相关文献已高达 90 082 篇。

而就糖尿病研究领域而言，目前国际上尚无统一的糖尿病 PRO 量表，相关研究成果集中体现在对糖尿病患者生存质量（QOL）的测评上。PRO 与 QOL 均是以患者自身感受为基础并采用量表学方法对人体健康状况进行的测量，是同类测量方法在发展过程不同阶段的表现形式。QOL 的研究始于 20 世纪 30 年代，是 PRO 研究起始阶段的表现形式，而 PRO 则是 QOL 在新时期发展的结果和产生的新形式，更侧重于关注对健康状况产生直接影响的“病”的关注，突出对干预效果的反映，具有更高的敏感性和临床实用性[4, 5, 10]。最早的糖尿病 QOL 量表是 1982 年瑞典心理学家 Hornquist 建立的普适性糖尿病生存质量量表（Diabetes QOL Scale，DQLS），该量表测评内容包括生理、心理、社会关系行为、活动能力以及糖尿病对生活的消极影响等方面，经考评具有较好的信度和效度，并在临床应用中获得好评[11]。除此之外，国外常用于糖尿病的普适性 QOL 量表还包括：健康调查简表（Medical Outcomes Study 36-item Short-Form Health Survey，SF-36），诺丁汉健康调查表（Nottingham Health Profile，NHP），疾病影响调查表（Sickness Impact Profile，SIP），生存质量指数（Quality of Wellbeing Index，QWB）以及世界卫生组织生存质量量表（WHO Quality of Life Assessment-100，WHOQOL-100）等[12]。其中 SF-36 应用于 DM 患者被证实具有较好的信度和效度，是在国外 DM 患者中应用最多的量表之一。该量表共计 36 个条目，可划分为“生理健康”和“精神健康”两大类，包含 8 个维度，分别为躯体健康、社会功能、躯体角色功能、躯体疼痛、心理健康、情绪角色功能、精力和总体健康，另有一项健康变化指标，用于评价过去 1 年内健康的变化程度[13]。

最早的特异性糖尿病 QOL 量表是由 Jacobson 于 1988 年研制而成的糖尿病患者生存质量测评量表（Diabetes Quality of Life Measure，DQOL）。该量表是一个反应度灵敏的糖尿病特异性生存质量量表，至今仍是国外应用较为广泛的权威量表之一。DQOL 量表共有 46 个条目，采用 5 分制评分，包含治疗满意度、影响度、对糖尿病未来影响的忧虑以及社会和职业的忧虑 4 个维度，而其最近被报道的简易版本只有 15 个条目，是一个快速筛选需要特殊治疗患者的有效工具，人们完成测试只需 10 分钟左右。此外，国外应用较多的糖尿病特异性 QOL 量表还包括：ADDQOL（Audit of Diabetes-Dependent Quality of Life）、D-39（Diabetes 39）、ADS（Appraisal of Diabetes Scale）、DIMS（Diabetes Impact Measurement Scale）、QSD-R（Questionnaire on Stress in Patients with Diabetes-Revised）、WED（Well-Being Enquiry for Diabetics）、DHP-1/18（Diabetes Health Profile-1/18）、DSQOLS（Diabetes-Specific Quality-of-life Scale）等，其中 DHP-1 和 DSQOLS 适用于 1 型糖尿病患者，DHP-18 是 2 型糖尿病患者的专用量表。上述糖尿病特异性 QOL 量表各具特点，但几乎没有量表能够完全包括世界卫生组织（World Health Organization，WHO）所希望涵盖的 QOL 的各个领域，大多数量表都存在一些不足：几乎所有的量表都没有进行反应度的评价；DQOL 和 DIMS 的信度和结构效度相对较低；ADS 和 DIMS 在研制过程中没有糖尿病患者的参与，因而内容效度有待提高。目前为学术界所公认、应用较广泛的量表是 ADDQOL、DHP-1/18、DSQOLS、D-39、QSD-R 等具有较好的信度和结构效度的量表，其中，ADDQOL 量表在国外医学界应用已有十余年的历史，是很多专家推荐使用的首选量表之一[12]。

我国糖尿病 PRO 研究较国外起步较晚，相关量表的研究工作主要是对国外糖尿病患者生存质量量表所做的翻译引进或改造修订，以及在我国文化环境下的量表自行研发。

引进国外量表：健康调查简表（SF-36）在国外 DM 患者中应用较多，因此也成为国内引进较早的量表。有学者对中文版 SF-36 在 DM 和糖耐量减低患者生存质量中的信度、敏感度和可行性进行评价，认为中文版 SF-36 内部一致性良好、敏感性高、可行性好，适合应用于我国糖尿病和糖耐量减低患者生存质量的研究[13]。2000 年国内学者又对英文版的糖尿病患者生存质量测评量表（DQOL）

做了引进，并在其后的几年中根据我国的国情和研究对象的不同，对 DQOL 进行了文化调适与修订，形成了修订的糖尿病生存质量量表（Adjusted Diabetes Quality of Life measure，A-DQOL），经考核证明，A-DQOL 从整体上看具有较好的信度和效度，但个别维度的内部一致性偏低，推广应用时尚需进一步修订。在国外诸多糖尿病特异性 QOL 量表中，ADDQOL 量表被专家们认为是最具有潜力、最具有应用价值的量表之一，从 2003 年起国内学者展开了 ADDQOL 量表的引进和调试工作，最终于 2006 年形成了 ADDQOL 量表的中文版（Chinese Normal Audit Diabetes-Dependent Quality of Life，CN-ADDQOL）。CN-ADDQOL 为五级利克特量表，采用 5 分制评分，其中生活事件重要性的条目是采用 4 分制进行评分，考核证明其具有较好的信度、效度和反应度，值得在全国范围内推广应用[14]。

自行研制量表：1995 年即有国内学者自行研制了一份胰岛素非依赖型糖尿病患者 QOL 量表，该量表共含 39 个条目，从疾病对社会活动的影响、病人生活自理能力、病人抑郁障碍及焦虑障碍等四个维度对病人生活质量进行测评，对 83 例糖尿病患者和 75 例健康者进行评估，结果表明该量表具有良好的联合检查信度、重测信度、内部稳定性和结构效度，但是在维度上，该量表并未涵盖 WHO 关于 QOL 概念的所有方面，忽视了病人生理、婚姻家庭生活、性生活等方面的问题，同时在量表的研制过程中也未严格按照 WHO 要求的 QOL 量表研制程序和方法进行操作[15]。1997 年我国学者研制成功的糖尿病患者特异性生存质量量表（Diabetic Specific Quality of Life，DSQL），包括生理、心理、社会关系和治疗四个维度，其研制以 WHO 对 QOL 的定义为依据，严格按照量表构建理论和方法进行，以健康教育为治疗干预对该量表性能进行全面考核，结果显示该量表具有较好的信度、效度和反应度。

但该量表未涉及与性生活方面有关的问题，而大量流行病学调查结果表明，糖尿病会引起患者性功能障碍，是否存在性生活障碍是反映糖尿病患者 QOL 一个重要内容，因此，一些专家认为，DSQL 量表尚有待完善，应进一步修订后才能推广应用[12, 16]。糖尿病控制状况评价量表（Control Status Scale for Diabetes，CSSD70）是由上海第二医科大学附属瑞金医院糖尿病中心设计的一张综合性量表。该量表共包含 70 个条目，主要用于评价 T2DM 的控制状况，分为自觉症状、生活习惯、治疗情况、生存技能、治疗目标与治疗知识五个方面，研究证实 CSSD70 与 DQOL 量表得到基本一致的结论，但 CSSD70 更为全面和敏感，稳定性好，能够较好反映 T2DM 功能性健康状态，是符合中国患者病情需要的评价量表[17]。还有学者根据 WHO 对生活质量的定义，采取结构化的决策方法筛选指标，研制出由疾病、生理、社会、心理、满意度 5 个维度共 87 个条目的 2 型糖尿病患者生存质量量表（Quality of Life Scale for Patients with Type 2 Diabetes Mellitus，DMQLS）。其中疾病维度构成 2 型糖尿病患者特异条目子量表，生理、社会、心理、满意度 4 个维度构成正常成年人群共性条目子量表。经信度、效度考核分析显示，DMQLS 从定量化角度较为全面、具体、准确地反映了 2 型糖尿病患者生活质量的内涵，具有较好的可靠性、有效性、和灵敏性[18, 19]。

综上所述，目前国内外糖尿病 PRO 相关研究成果多是对糖尿病患者 QOL 测评量表的研制，近年来这一领域的研究虽已取得了一些进展，但 PRO 与生存质量研究在概念和范围上却不尽相同，PRO 虽是在 QOL 研究的基础上发展而来的，但较之 QOL，PRO 更加强调的是某一种干预手段对于病人健康状况的影响，更多地关注临床症状、治疗满意度等疾病相关的信息，侧重于对疾病特异性内容的考量。

第二章
中医糖尿病 PRO 量表研制思路与方法探讨

患者报告结局（PRO）关注的是疾病过程中患者自身对健康状况的感受，这种特性使其成为中西医学在临床疗效评价方面实现沟通和交流的桥梁。PRO 量表的研究对于糖尿病中医临床疗效评价体系的完善有着十分重要的意义和作用，值得研究和积极探索。

1 PRO 与中医学的关系

1.1 PRO 与中医问诊

患者报告结局对于中医学来说并不陌生。数千年来中医所沿用的“望、闻、问、切”传统四诊法中的问诊即是医生通过对病人或陪诊者进行有目的的询问，了解疾病的起始、发展及治疗经过、现在症状和其他与疾病相关的情况，以诊察疾病的方法。在问诊中，通过医患问答沟通，最终由患者所提供的有关疾病或自身健康状态的切身感受，均属于 PRO 的范畴。中医学历来非常重视问诊，在长期的医疗实践中，中医问诊的内容和方法也在不断地丰富和完善。《黄帝内经》中关于问诊的论述为后世问诊的发展奠定了基础。《素问·三部九候论篇》云：“必审问其所始病，与今之所方病，而后切循其脉……”。又如《素问 · 徵四失论篇第十八》云：“诊病不问其始，忧患饮食失节，起居之过度，或伤于毒，不先言此，何病能中？”，可见中医对问诊重要性的认识，强调问诊时要询问发病的原因和经过，全面了解患者饮食嗜好、生活习惯、精神情志影响等情况[20]。东汉医圣张仲景将中医问诊的技术和运用推到了新的高度，在其经典著作《伤寒论》中，将问诊理论与临床实践广泛结合，在临床中彰显了问诊的地位，问诊内容包括了问治疗经过、问宿疾与素体情况、问现症、问服药后情况等方面，初步建立了中医学问诊体系[21]。魏晋南北朝时期的著名医家皇甫谧在《甲乙经 · 问情志以察病》中论述问诊的内容：“所问病者，问所思何也？所惧何也？所欲何也？所疑何也？”对中医问诊情志方面的内容进行了完善[22]。明代名医张景岳在《景岳全书 · 传中录》中指出问诊为“诊病之要领，临证之首务”，足见其对问诊的高度重视。他在总结前人经验的基础上，结合自己的临证心得，将问诊的内容进行了归纳概括成《十问歌》：“一问寒热二问汗，三问头身四问便，五问饮食六胸腹，七聋八渴俱当辨，九因脉色察阴阳，十从气味章神见，见定虽然事不难，也须明哲毋招怨。”《十问歌》的出现对后世影响深远，它的价值在于为中医问诊提供了内容和程序上的规范。随着时代的变迁，不断有新的内容充实进来，形成了《十问歌》的不同版本，其中清代名医陈修园的《医学实在易 · 问证诗》中收录了张心在修订的版本，其文为：“一问寒热二问汗，三问头身四问便。五问饮食六问腹，七聋八渴俱当辨，九问旧病十问因，再兼服药参机变。妇女尤必问经期，迟速闭崩皆可见，再添片语告儿科，天花麻疹全占验。”基本涵盖了现代中医临床问诊的内容。时至今日，《十问歌》仍对中医临床诊断和病案书写发挥着指导作用[23]。

总之，从中医问诊的内容和发展历史来看，问诊是获得来自患者报告信息的主要途径，通过问诊可以全面系统地了解疾病发生的原因，发展经过及治疗影响等情况，涉及的概念领域已经包含了不适症状、生理功能、心理状态、社会环境和生存质量等 PRO 测量的基本领域。但传统的中医问诊毕竟和规范、标准、科学性极强的 PRO 量表测评相去甚远。PRO 量表的方法可以弥补中医问诊在量化方面的不足，为中医诊断和疗效评价提供新的途径[24，25]。

1.2 PRO 与辨证论治

辨证论治是中医临床诊断治疗疾病的思维方法和过程，是通过四诊收集患者的病史、症状等临床资料，而后根据中医学理论进行综合分析，分辨出证候，并拟定治疗方法。问诊得来的有关患者对切身感受的信息报告对于中医辨证论治的贡献尤为重要。中医通过对患者生活起居、身体机能、心理状态、治疗和用药情况的问诊，获得来自于患者的相关资料，以指导辨证论治，消除患者的痛苦与不适等自觉症状，改善生存质量；而在经过一段时间的治疗后，中医需要再次通过问诊获得来自患者的信息报告，以考察病情的变化，评价施治的效果，并以此作为再次辨证和制定下一步治疗措施的依据，如此循环往复地进行，最终完成中医动态的辨证论治过程。东汉医圣张仲景所著《伤寒论》是中医辨证论治理论的奠基之作，其所强调的脉证并治的“证”，很大成分都属于患者自身感受的内容，如六经病的提纲证中：“太阳之为病，脉浮，头项强痛而恶寒”“少阳之为病，口苦，咽干，目眩也”“太阴之为病，腹满而吐，食不下，自利益甚，时腹自痛。若下之必心下结硬”“厥阴病之为病，消渴，气上撞心，心中疼热，饥而不欲食，食则吐蛔”均为患者的主观感受[26，27]。除了在进行辨证诊断时对问诊内容的重视，仲景还将患者报告的信息作为判断疗效和立法、遣方时的重要依据。如《伤寒论·辨太阳病脉证并治》：“伤寒五六日，大下之后，身热不去，心中结痛者，未欲解也，栀子豉汤主之。”文中根据“身热不去，心中结痛”的患者感受作为对应用下发治疗后的疗效判断指征，并据此制定了相应的治疗方法[4]。“观其脉证 ，知犯何逆 ，随证治之”是一则陈述对太阳病误治所致之“坏病”治疗原则的条文，但因其集中体现了辨证论治的思想，而被后世发扬光大，将其作为中医临床诊疗的总则来认识[28]。在临床各科及医案类著作中，记载了大量医师根据患者出现的自觉症状不同加减用药的方法，这部分内容现已成为总结中医治疗经验特色时的重点，也是中医对患者自身感受的重视在医疗实践中的又一具体体现。总之，中医通过问诊获得患者对自觉症状和生存质量的感受，并以此来评价疗效和指导治疗的辨证论治的操作模式，与现代医学对PRO研究和应用有着高度的内在一致性[6]。

1.3 PRO与整体观念

整体观念是中医学理论体系的主要特点之一，是中医学对于人体自身的完整性，以及对人与自然、人与社会环境统一性的认识。主要包括两方面的内涵，一是认为人体本身是一个有机的整体，二是认为人与自然界以及社会环境都保持着辨证统一的整体关系。根据世界卫生组织（WHO）对人类“健康”的定义，健康不仅是没有疾病和虚弱，而且是身体、心理和社会上的完好状态。PRO研究是现代医学发展的产物，基于现代医学对人类健康的认识，PRO量表的测量领域通常由生理领域、独立性领域、心理领域和社会领域等几个主要领域构成。由此不难看出，PRO量表的领域维度与中医学整体观念的内在相关性和一致性。

首先，整体观念对人体自身生理上整体性的认识可以概括为“五脏一体观”和“形神一体观”。基于“五脏一体观”的认识，构成人体的各个组成部分在结构和功能上是完整统一的，当健康状况发生变化或发生疾病时，应着眼于整体，考察以五脏为中心的人体结构与功能系统的紊乱与失调。因此“五脏一体观”可以为 PRO 量表生理领域的构建提供很好的思路，即根据不同疾病五脏病机的特点，有针对性地确立足以解释被测概念的方面和指标，继而发展和归类症状类的条目信息。而“形神一体观”是在强调形体物质基础与精神意识、功能状态等生命活动之间相互依附，协调统一的辩证关系。PRO 量表对独立性领域的测量便是对这一观念的体现。另外，中医学的“七情内伤”理论认为精神刺激和情志因素是造成内伤病的主要致病因素之一，这实质上是“形神一体观”在病因病机理论方面的具体化，而 PRO 量表对心理领域的测量恰好从这一角度体现了中医“形神一体观”的理念。其次，整体观念的另一层重要内涵可以概括为“天人合一”的思想，即强调人与自然以及社会环境的统一。尤其是随着人类社会现代化程度的提高，社会环境和社会关系对人类健康状况的影响日趋明显。而 PRO 量表对社会环境领域的测量则可以较好地实现中医“天人合一”的整体观念与生物－心理－社会模式的现代医学在对人类健康和疾病认识上的交融和互通[29-33]。

2　PRO 在中医临床疗效评价中的应用

基于与中医传统诊疗模式的内在相关性和量表测评方法的科学性，PRO 量表测评方法为中医学的临床疗效评价提供了新的途径和思路。近年来，已有不少中医界的专家学者对 PRO 量表测评在中医临床疗效评价中的应用进行了探索性的研究。

2.1　从症状改善角度评价干预措施

解除患者的痛苦与不适，提高患者生存质量是中医辨证论治的着眼点，也是中医的临床优势所在。运用 PRO 量表测评的方法评价中医药干预措施的临床效果，有助于解决传统中医疗效评价存在的主观性和模糊性的问题，同时使中医药在治疗上的优势得以更好地体现。如利用疲劳评定量表、焦虑量表、抑郁量表、生活事件量表等评价消疲怡神口服液治疗慢性疲劳综合征的疗效，结果表明，中药消疲怡神口服液能明显改善临床症状、精神抑郁和焦虑状态，总有效率 86%[20]；利用明尼苏达心衰量表（Minnesota Living with Heart Failure Questionnaire，MLHFQ）评价芪苈强心胶囊治疗慢性充血性心力衰竭的疗效，结果表明，中药组患者 MLHFQ 积分和功能等各项指标均明显优于对照组；利用西雅图心绞痛量表（Seattle Angina Questionnaire，SAQ）评价血府逐瘀汤及其拆方治疗稳定性心绞痛的临床疗效，结果表明，中药各组 SAQ 评分均优于对照组[34]。

2.2 PRO 对疾病疗效评价的贡献

对于许多功能性疾病，如胃肠功能紊乱、疲劳综合征、更年期综合征、失眠、抑郁症等，在利用客观理化检查指标进行疗效评价时可能根本无迹可查，而此时 PRO 提供的测量结果往往是疾病疗效的唯一或特异性的证据[7]。另外，随着人类疾病谱的改变，糖尿病、高血压、冠心病、中风、癌症等越来越多的慢性疾病成为威胁人类健康的主要问题，大量患者长期带病生存，人们已经认识到医疗的目的不仅是在于对抗疾病，还应以患者为中心，重视减轻患者的痛苦，提高患者的生存质量。固有的以客观理化指标和医生评价为主要的临床疗效评价体系显然无法满足这一发展趋势的要求。而 PRO 量表测评可以从患者的自身感受的角度出发，实现对生理、心理和社会等多领域的测量，无疑是对固有疾病疗效评价体系的一种补充和完善。特别是对一些慢性疾病，PRO 量表的测评结果对整个疾病的中医疗效评价都有着很大的贡献作用。如应用世界卫生组织生存质量量表简表（WHO Quality of Life -BREF ，WHOQOL-BREF）和糖尿病生存质量测评量表（DQOL），观察中医辨证治疗方案对糖尿病肾病肾功能不全患者生存质量的影响，结果表明建立在饮食、降糖、对症治疗基础上的中医辨证治疗方案可显著提高糖尿病肾功能不全患者的生存质量[35]。应用“基于慢性胃肠疾病患者报告临床结局量表” 评价中医药诊治胃食管反流病（gastroesophageal reflux disease，GERD）的临床疗效，结果表明，PRO 量表能有效评价 GERD 患者在反流、消化不良、全身状况、心理、社会功能等方面的改善程度，显示中医药具有多方面改善 GERD 患者生活质量的优势[36]。应用中医脾胃系疾病 PRO 量表（Spleen and Stomach Disease PRO Scale，SSD-PRO）评价中医药辨证论治功能性胃肠病（functional gastrointestinal diseases，FGIDs）的疗效。结果证明，SSD-PRO 能较好地反映中医药辨证论治 FGIDs 患者生存质量的变化，生存质量变化结果与患者疗效评价、疗效指数都有着较好的相关性，而且能更全面地反映患者生理、心理等方面的变化，可以将 SSD-PRO 作为中医药辨证论治 FGIDs 的疗效评价指标[37]。有学者采用自行研制的中风病患者生存质量量表（Quality of Life Instruments for Stroke Patients，QOLISP），对 120 例中风患者治疗 1 个疗程前后的生存质量进行测评，并设立中西药对照组，结果显示，中药在改善中风病患者生理、心理方面的生存质量中，疗效优于西药组。同时还证明了 QOLISP 具有较好的信度、效度和反应度，可行性强，可以作为中风病患者生存质量的评价工具，从而为中风病的新药和临床治疗方案的评价提供新的手段[38]。

3 糖尿病中医 PRO 量表研制基本思路与方法

美国食品药品管理局（FDA）于 2006 年 2 月发布了《测量病人报告的临床结局行业指南》的草案[1]，对 PRO 量表的研制、评价及在医疗产品开发中的应用等进行了规范。这一指南一经推出，便成为国内外相关研究人员进行 PRO 量表研制时的重要原则和方法学参考，其后根据实际应用情况和研究进展，FDA 又在 2009 年 12 月发布了这一指南修订后的正式版本。根据这一国际范式，PRO 量表的研制是一个相当复杂的系统工程，包括被测概念的确立及其可操作化、条目的形成和筛选、量表的性能评价及修订等一系列过程，而大多数中医 PRO 量表的研制也都在原则和方法上较好地体现了这一范式的应用，值得在研制糖尿病中医 PRO 量表时予以借鉴。

3.1 量表理论框架

PRO 量表的制定需要先对测量对象的概念进行界定，之后考虑从不同维度对这一概念进行反映和体现，亦即将这一概念分解为若干领域，从而构建起测评量表的域体系。中医 PRO 量表的域体系构成虽不尽相同，但基本的领域内涵是高度一致的，即以躯体症状为主要测量对象的生理领域、心理领域和社会领域三大领域为主[30–32，39–40]。有的量表单独列出了独立性领域[30–32]、治疗领域[31]、满意度领域[39]等，其实质则是对生理、心理和社会三大领域的划分的细化和补充。值得借鉴的是，中医 PRO 量表的理论框架构建多是在中医理论的指导下完成的，如“中医脾胃系疾病 PRO 量表”“重症肌无力 PRO 量表”“冠心病心绞痛中医 PRO 疗效评价量表”等，所依托的中医核心理念包括“形神统一”“五脏相关”“天人合一”“七情相关”等[30–32]。通常来说，量表的研究者选择要测量的概念和域时必须在与患者的访谈结合文献回顾和专家的意见基础上来确定。域体系构建完成后，便可对各个域从不同的角度设立测量指标，即将领域进一步细化为若干不同的可以进行观察的方面，从而实现对抽象概念的可操作化。

量表生理领域的构建应着力突出中医辨证论治糖尿病的特色。糖尿病是以造成多系统并发症为主要危害形式的慢性疾病，其临床症状表现纷繁多样，对应中医消渴病的病因病机亦十分复杂，总体上可以概括为以阴虚为本，燥热为标；早期以阴虚热盛为主，随着病情发展，呈现出气阴两虚的特点，晚期阴损及阳，阴阳两虚；痰、湿、瘀血等病理因素贯穿病程始终；病性属本虚标实，虚实夹杂；病位涉及全身脏腑经络，而以肝、脾、肾为主。基于以上糖尿病中医辨证论治理论基础，中医糖尿病 PRO 量表的生理领域构建和指标发展应以气血阴阳辨证和脏腑辨证为主，结合对痰、湿、瘀等病理因素的考察，方能较为全面地体现中医糖尿病的辨证论治特色。

3.2 条目池

条目是组成 PRO 量表的最小单位，是患者报告信息的输入终端。具体条目的产生和条目池的形成是 PRO 量表研制过程中的重点和难点。中医 PRO 量表研制中常用的条目池产生方法主要包括文献分析法、头脑风暴法、德尔菲法（专家咨询法）、患者深度访谈法等。

（1）文献分析法：通过查阅和复习文献的方法，直接获得量表条目或可以作为条目发展依据的症状描述类信息。具体包括：①广泛参考国内外相关领域已发表的量表，摘录与所研制量表相关的条目；②通过文献检索搜集相关领域期刊文献，整理出文章中出现的症状描述或患者主观感受类信息，作为筛选指标，发展条目的依据；③通过对临床病例的回顾和数据分析，整理患者对起病经过、症状变化及主观感觉等的描述信息，据此确定指标和发展条目[40]。

（2）头脑风暴法：头脑风暴法又被称为“智力激励法”“自由思考法”，是一个团队试图通过聚集成员自发提出的观点，为一个特定问题找出解决方法的会议技巧。在PRO量表条目提出阶段应用头脑风暴法时，一般做法是集中有关专家召开专题会议，主持人以明确的方式向所有参与者阐明问题，说明会议规则，尽力创造出融洽轻松的会议气氛，让与会专家都能自由发挥，把自己所能想到的与量表测量概念有关的指标尽可能多地说出来。在基于慢性盆腔痛患者报告的临床结局疗效评价量表研究中，研究者即运用了头脑风暴法，对条目池的发展做出了贡献[41]。

（3）德尔菲法：又称专家咨询法，其操作特点是采用匿名发表意见的方式，即专家之间不互相讨论，不发生横向联系，只与调查人员联系，通过多轮次调查专家对问卷所提问题的看法，反复征询、归纳、修改专家意见，最后得出具有广泛的代表性的结论。在PRO量表条目池的建立过程中，可以利用德尔菲法，通过信函问调的方式，征询选定专家对量表条目发展及条目归类、合并、拆分等问题提出自己的意见。如在基于冠心病心绞痛患者报告临床结局评价量表（Patient-Reported Outcomes of Coronary Heart Disease，CHD-PRO）的研制中，研究者选择从事心血管病专业5年以上专家及从事公共卫生学、心理学专业3年以上的专家共20名参与问卷调查，由专家根据制定量表的指导思想和目的，以及中医基础理论、冠心病心绞痛流行病学、临床症状学和相关研究进展等，对条目池的条目内容进行归类、合并和拆分等修改，初步确定了CHD-PRO包含36个条目，5个领域的初步量表条目池[42]。

头脑风暴法与德尔菲法都是常用的社会学研究方法，都是以专家意见、建议为核心，并以达成专家共识为目的，且二者的实施均须有严格的设计。不同的是，前者的思维模式是发散性和启发式的，有利于对个体创造性的发挥；后者的思维模式是专业性和集中式的，多应用于对关键性议题的确定[4]。

（4）患者深度访谈：患者深度访谈是“以病人为中心”的条目池产生方法，较之以上几种方法，研究者与被研究者之间的接触更加直接、充分，并且能够抓住最鲜活生动的日常语言，从最可能的深度理解被研究者所要表达的心理意识。特别是对于中医 PRO 量表的研制，该方法的应用可以使访谈员更好地结合中医问诊的特点，实现对各个预设领域和指标信息搜集。实际操作时要先根据量表理论模型设计好访谈提纲，启发患者诉说与糖尿病患病的相关感受，了解患者在各领域各方面遇到的情况以及影响其生存质量的各种因素，并合理应用刺探技术，对患者关注的域、指标、条目等进行搜集记录，收集到没有新的信息产生为止。调查对象由病人及其家属等构成。如在慢性肝病患者自评量表的研制中，研究者为了解慢性肝病患者症状、心理情感及其所关注的社会问题，拟定了慢性肝病访谈提纲，选择 62 例慢性肝病患者进行了面对面的访谈，通过对被访者进行有关自身感受特点的了解，探讨慢性肝病在人群中的表现形式及特征，总结被访者对不适的具体表现时的用词习惯，收集量表条目[43]。

3.3 条目筛选

条目池形成后要通过现场预调查获得临床数据，而后利用多种统计学分析方法对条目池中的条目进行筛选。中医 PRO 量表中用到的条目筛选方法主要有专家重要性评分法、离散趋势法（变异系数法）、克朗巴赫系数法、因子分析法、聚类分析法、逐步回归分析法、判别分析法等：

（1）专家重要性评分法：该法是从重要性与确定性角度挑选指标的方法。可组织若干名量表相关领域的医学专家独立地对各个条目的重要程度进行评分，求平均值，保留平均值较大者。如在中医脾胃系疾病 PRO 量表的研制中，研究者组织了 10 位中医消化专家对所提出的各个备选指标进行评分，求每项指标的平均值，最终通过该方法删除了形体、药物依赖、睡中流涎、渴不欲饮、矢气、生活乐趣和关心支持 7 个均值小于 95 分的条目[44]。

（2）离散趋势法：亦即“变异系数法”，是从敏感性角度挑选指标的方法。如果指标的离散趋势小，用于评价时区别能力就差。因此应选离散趋势较大的指标。如在易怒体质量表的研制中，因调查表选择项均为 5 级有序分类变量，各条目得分基本呈正态分布，故研究者利用各条目得分的标准差来衡量其离散趋势，按公式：变异系数 = 标准差 / 均数 ×100%，计算各条目的变异系数，删除变异系数小于 75%的条目[45]。

（3）t 检验法：该方法主要考察条目对不同生活质量水平受试者的区分程度。方法是将受试对象按量表总得分高低排序，对得分两端的人群用成组 t 检验的方法进行比较，删除差异无统计意义的条目。如在 2 型糖尿病患者生活质量量表（DMQLS）的修订过程中，研究者将得分最高的 27% 个体组成高分组，得分最低的 27% 个体组成低分组，以 t 检验比较各条目高分组与低分组的得分，对差异无统计意义的条目考虑删除[19]。

（3）克朗巴赫系数（Cronbach’s α）法：是从代表性角度筛选条目的方法。首先计算某一维度总的 Cronbach’s α 系数，然后与去掉其中任一条目后的 Cronbach’s α 系数进行比较，如果某条目去掉后 Cronbach’s α 系数有较大上升，则说明该条目的存在有降低该维度内部一致性的作用，应该去掉；反之应保留。如在基于冠心病心绞痛患者报告临床结局评价量表研制中，研究者计算总表（未去条目时）的 Cronbach’s a 系数为 0.8848，而后计算每一条目被去掉后相应的量表 Cronbach’s a 系数，若大于

0.8848，则该条目即被删除[46]。

(4)相关系数法：该方法可以反映条目与量表得分间的相关性，当条目与总分一致性较好时，说明条目对被测概念有一定的代表性，敏感性也高。在 2 型糖尿病生活质量量表的条目筛选过程中，研究者采用了相关系数法，删除了与初始量表总分 Pearson 相关系数小于 0.4 的条目[47]。

(4) 因子分析法：该法也是从代表性角度筛选条目的方法。首先根据预想的量表理论框架确定因子数，从各指标的相关矩阵出发进行因子分析，留下负荷系数较大者。当各因子负荷相差不大时，可通过负荷矩阵的方差最大旋转拉大其距离。如在中医脾胃系疾病 PRO 量表研制中，采用因子分析方法筛选条目，按 <0.4 的标准删除各因子上负荷系数较小及在两个或两个因子上负荷系数相近而无特异性的条目，结果共删除形体、面色、胸闷、药物依赖等在内的共 19 个条目[44]。

(5) 聚类分析法：该法是从代表性角度筛选条目的方法。原理是将相似的指标归并为同一类，使同一类的内部差异尽可能小，而不同类之间的差异尽可能大，从而可以通过聚类分析从同一类指标中挑选出代表性的指标。如在慢性肝病患者自评量表的研制中，研究者采用系统聚类法把条目聚成了 3 个类别，删除了每类中相关系数平方的平均值最小的 2 个条目[43]。

(6) 逐步回归分析法：可在预调查时，让被调查者对其生存质量或总体健康状况给出一个自我评分作为因变量，或计算各条目得分之和作为因变量，然后将各条目的得分作为自变量，进行多重逐步回归分析，筛选出对综合评分影响较大的条目。在基于冠心病心绞痛患者报告临床结局评价量表的研制中，研究者将总评分作为应变量 Y，各条目作为自变量 X=X1，X2，…，Xm。进行多元逐步回归分析，并采用“stepwise”（强迫剔除法），设置纳入标准

P=0.05，剔除标准 P=0.10，结果有 4 个变量进入模型中[46]。

（7）判别分析法：从区分的角度，选择能区分不同生存质量或健康状况人群的条目。量表测评的目的之一就是要比较不同干预措施的效果，因此好的 PRO 量表条目应具有这种区分不同人群临床结局的能力。如在重症肌无力患者 PRO 量表的研制中，研究者对健康人和重症肌无力患者的条目得分采用成组 t 检验，删除结果无统计学意义的条目[48]。在 2 型糖尿病患者生活质量量表的修订过程中，研究者采用逐步判别分析的统计方法删除了对不同生存质量人群区分能力差的条目[19]。

上述条目筛选方法需综合运用，确立纳入终选量表条目的准则。对于统计分析方法没能纳入，而专家认为很重要的条目，应考虑保留。最后根据条目筛选的结果对量表理论框架做出优化和调整，便可最终形成正式的调查量表。

3.4 性能评价

中医 PRO 量表的性能评价全面采纳了国际通用的评价模式，即通过统计学方法从可行性、信度、效度和反应度等方面对量表性能进行考核。

（1）可行性分析：主要解决量表是否容易被人接受及完成量表的质量问题。通常用量表接受率、量表完成率及完成量表时间等指标进行衡量。一般完成一份量表的时间控制在 20 分钟以内较易被人接受，量表的回收率和完成率通常应达到 85% 以上[4]。研究者对基于冠心病心绞痛患者报告的临床结局评价量表（CHD-PRO）进行了可行性分析，在预调查中发出 240 份量表，最后回收量表 237 份，接受率为 98.8%；剩余 3 份全部为填写不完整，故量表完成率为 98.8%；量表完成时间平均为（15.77±6.82）分钟，20 min 内完成量表的受试者占全部受试者的 93.7%；总之，CHD-PRO 量表具有较高的可行性[49]。

（2）信度：又称精确度，即测定误差变异中的随机误差量，这一误差是病人在操作测定工具时随机造成的，没有一定的倾向性。信度考核通常采用重测信度、分半信度及内部一致性信度等指标。在中医慢性阻塞性肺疾病（chronic obstructive pulmonary disease，COPD）患者自报告量表的考核中，研究者对 22 例 COPD 患者在 9 ～ 24 小时之间用同一量表进行了两次测验，前后两次各领域及量表总分值的相关性均有显著性差异（$P<0.01$），说明两次测量结果相关性强，量表具有较好的重测信度；将量表条目按顺序奇偶不同分为条目数均等两组，比较各领域及总表的相关性，两组条目的 Cronbach’sa 系数分别为 0.815 和 0.818，说明具有较好的分半信度；用 Cronbach’sa 系数法对量表各领域及总表进行内部一致性信度检验，Cronbach’sa 系数越接近 1，量表（或领域）的内在一致性越好[50]。

（3）效度：又称准确度，意在反映一个测量工具是否有效地测定到了它所打算测定的内容，或测定工具的测定结果与预想结果的符合程度。具体又包括内容效度、效标关联效度和结构效度等不同方法。在中医中风生存质量量表的考核中，研究者认为，量表编制过程是严格按照国际量表制作规范进行的，条目的发展和筛选都有研究组专业人员和相关学科专家的深入参与，其内容效度基本上是可靠的；因子分析显示躯体、心理、社会功能、疾病症状四个维度各自包含的因子符合研究的理论构想，说明量表结构效度较理想；选用国际上的中风特异性量表——脑卒中专用生存质量量表（Stroke-Specific Quality of Life Scale，SS-QOL）作为标准对照量表，采用 Spearman 等级相关进行分析，结果显示中医中风生存质量量表与 SS-QOL 量表总分的相关系数为 0.711，相关系数的假设检验 $P<0.01$，说明量表具有良好的效标关联效度[51]。

（4）反应度：又称区分效度或敏感度，是指量表测出生存质量或健康状况改变的能力。常从以下两方面来考察量表的反应度：①量表应能区分同一个体（或群体）量表得分随时间的改变（如“治疗前”与“治疗后”）；②量表应能区分已知的两类不同人群（如“健康人”和“患者”）。研究者对基于中风痉挛性瘫痪患者报告的临床结局评价量表的反应度进行评价，治疗前患者的平均得分为 33，标准差为 10，治疗 4 周后的平均得分为 29，效应尺度为（33−29）/10=0.4。经配对 t 检验，差别具有统计学意义（$P<0.01$），说明中风痉挛性瘫痪 PRO 量表能够区分治疗前后症状的改善[52]；分别调查中风后痉挛性瘫痪患者 106 例和中风后肢体呈弛缓性瘫痪患者 24 例，计算量表各维度得分和总得分，比较两类人群的临床结局，结果显示，中风痉挛性瘫痪患者和中风弛缓性瘫痪患者除“社会交往”维度外，在其他各维度得分、量表总分和各条目都存在显著性差异，显示了该量表对两类不同人群具有较好的区分效度[53]。

第三章
2 型糖尿病 PRO 量表研制

1　研究工作组的设置

本课题研究工作组设有核心工作组和议题小组。核心工作组主要由专业人员组成，包括研究者本人、内分泌科医学专家、循证医学专家、专业统计人员等，由研究者本人负责量表的设计、临床调查的实施等具体的研究工作，由医学专家在课题的设计和进展过程当中提供咨询和建议，由专业统计人员为课题实施提供必要的技术支持和方法指导；议题小组主要包括内分泌科临床医生、护士及 2 型糖尿病患者，主要负责条目的提出；由研究者本人和导师统筹整个工作组的研究工作。

2　量表研制方法和步骤

根据 PRO 研究目标，参考社会研究方法学，按照国际量表设计规范，构建量表的理论结构框架，首先明确量表测量概念为“2 型糖尿病患者报告结局”，而后在中医理论指导下对所测概念进行可操作化，确定具体的测量指标；综合运用查阅文献、临床数据分析及患者访谈等方法建立量表条目池，按预想的量表结构框架对条目进行归类和整理；从语言表达、逻辑含义等角度对条目问题进行初步筛选和优化，而后确定反应尺度即备选答案的形式，设计量表格式，形成量表初稿；量表初稿经认知测试后，据认知报告对量表初稿做出相应修整，形成初选量表；用初选量表进行现场预调查，利用预调查得来的数据资料，采用 t 检验法、变异系数法、相关系数法、克朗巴赫系数法、反应度分析、因子分析、逐步回归分析等多种统计学方法，结合专家意见，进一步筛选条目，优化量表结构，最终形成终选量表。量表研制的技术路线，见图 2–1。

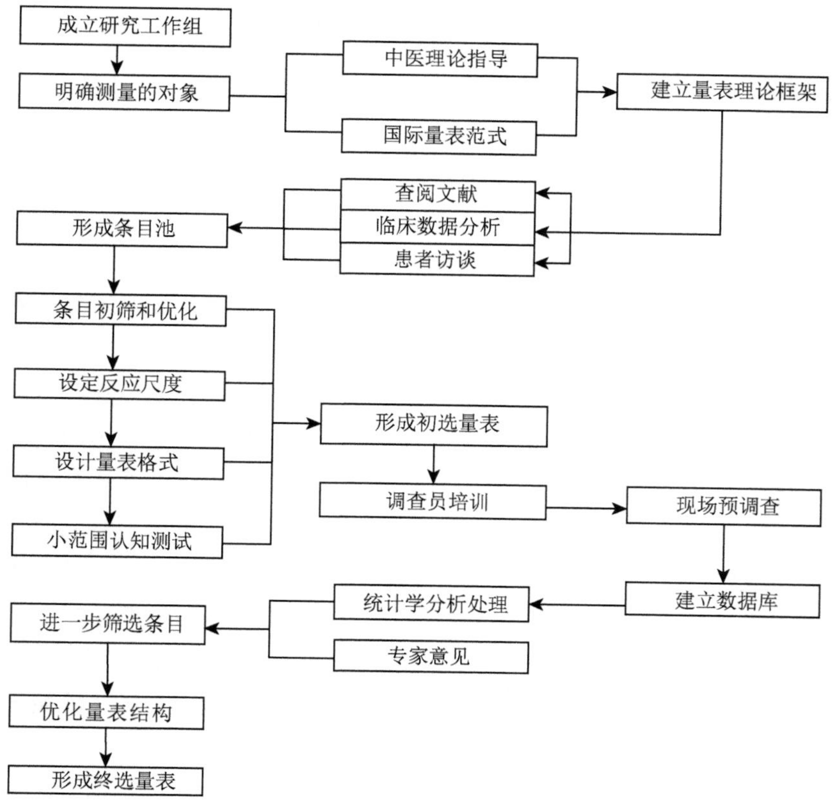

图 3–1　量表研制技术路线图

3　量表形成的具体过程

3.1　量表概念框架的构建

在量表研制的起步阶段，需要先对测量对象的概念进行可操作化，即构建起量表的领域体系和概念框架。主要包括对所测概念的澄清和界定、列出所测概念的领域组成，以及界定领域内涵。

本研究所要研制量表的测量对象明确为：2 型糖尿病患者报告结局。国际PRO量表的通用范式的概念框架一般多由生理、独立性、心理、社会环境等领域组成，本研究将国际 PRO 量表的研制范式与中医理论相结合，建立符合中医临床实际，具有中医特色的 2 型糖尿病 PRO 量表概念框架。

“整体观念”是中医学理论体系的主要特点之一，是中医学对于人体自身的完整性，以及对人与自然、人与社会环境统一性的认识。整体观念对人体自身整体性的认识可以概括为“五脏一体观”和“形神一体观”。“五脏一体观”认为，构成人体的各个组成部分在结构和功能上是完整统一的，基于这一认识，本量表拟根据中医学对 2 型糖尿病五脏病机特点的认识构建生理领域，有针对性地确立足以解释被测概念的方面和指标，发展和归类症状类的条目信息；“形神一体观”强调的是形体物质基础与生命功能活动之间相互依附，协调统一的辩证关系，基于这一理论，本量表对应设置了功能独立性领域，通过对“功能独立性”这一概念的测量，体现中医学“形神兼顾”的治疗理念，并具体借鉴和参考了国际公认的功能独立性评定量表（Functional Independence Measure，FIM）[54]，拟从运动功能和认知功能两个方面界定独立性领域的内涵。

中医整体观念还强调人与自然以及社会环境的统一，即“天人合一”的思想。人不仅是自然的一部分，而且是社会的一部分，不仅有自然属性，更重要的还有社会属性，社会环境对人类健康和疾病的发生发展都有着重要的影响。这一认识是与生物－心理－社会医学的现代医学模式高度一致的，社会环境领域是 PRO 量表中不可或缺的重要部分。基于以上认识，本量表设置了社会环境领域，并拟从“社会支持”和“治疗影响”两方面界定社会环境领域的内涵。

“辨证论治”思想是中医临床诊断治疗疾病的思维方法和过程，是中医认识疾病和治疗疾病的基本原则，是“整体观念”外中医学特色的又一集中体现，研制具有中医特色的 2 型糖尿病 PRO 量表，特别是在量表生理（症状）领域的构建和指标发展过程中，“辨证论治”思想的指导是必不可少的。糖尿病是以造成多系统并发症为主要危害形式的慢性疾病，其临床症状表现纷繁多样，对应中医消渴病的病因病机亦十分复杂，总体上可以概括为以阴虚为本，燥热为标；早期以阴虚热盛为主，随着病情发展，呈现出气阴两虚的特点，晚期阴损及阳，阴阳两虚；痰、湿、瘀血等病理因素兼挟为患，并贯穿病程始终；病性属本虚标实，虚实夹杂；病位涉及全身脏腑经络，而以肝、脾、肾为主。

基于上述糖尿病中医辨证论治理论和整体观念中的“五脏一体观”理论，并结合导师倪青教授及本院内分泌科既往长期从事糖尿病研究积累下来的辨证论治 2 型糖尿病的经验成果，本研究中 PRO 量表拟以脏腑辨证和气血阴阳辨证为主，结合对痰、湿、瘀等病理因素的认识，指导生理领域内涵的界定，具体概念框架见图 2–2。

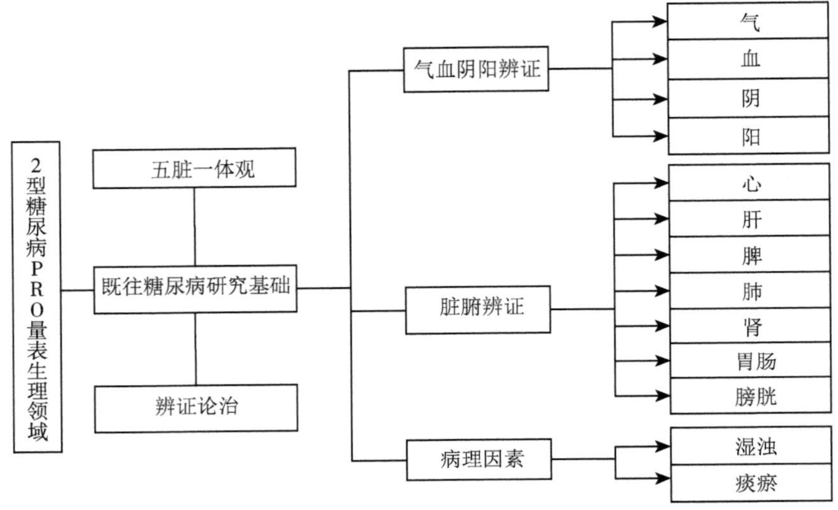

图 3-2　2 型糖尿病 PRO 量表生理领域概念框架

另外，根据中医学的“七情内伤”理论，情志刺激是造成内伤病的主要致病因素之一，这一理论实际上是“形神一体观”在病因病机理论方面的具体化，对应于现代医学理论体系，则可以很好地阐明心理与生理间的辨证关系。生理上的疾病可以引发诸多心理问题，心理刺激反过来又可以造成很多生理或病理变化。疾病对人类健康的影响绝不仅仅局限于生理领域，心理领域的测量已经成为 PRO 量表测评必不可少的重要内容。糖尿病是典型的身心疾病，心理问题对糖尿病患者的生存质量，乃至疾病的发生、发展、转归和预后都有着重要的影响。为了满足对 2 型糖尿病患者报告结局实现全面测量的需要，体现中医学“七情内伤”理论在量表发展过程中的指导作用，本研究拟设置心理领域，并从“情绪”和“性格”两个方面界定心理领域的内涵。

综上，本研究着重突出“五脏一体观”“形神一体观”“天人合一”“辨证论治”“七情内伤”等中医核心理论的指导，同时参考现代 PRO 量表通用域体系设置，构建起包含生理领域、功能独立性领域、心理领域和社会环境领域的2型糖尿病PRO量表域体系，见图 2–3。

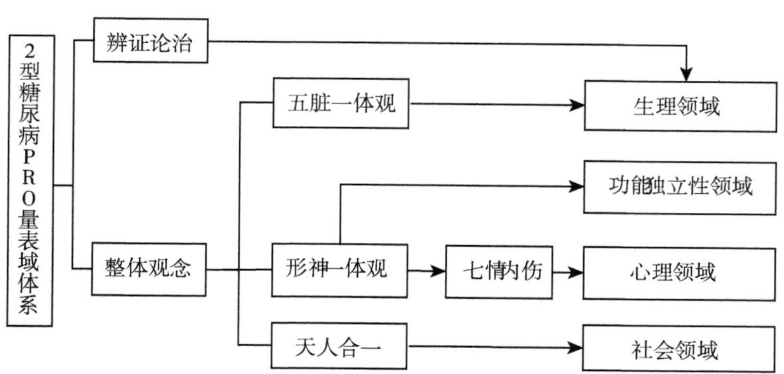

图 3–3　中医理论指导下的 2 型糖尿病 PRO 量表域体系构建

进一步界定各领域内涵，将各领域概念细化为不同的方面，初步形成 2 型糖尿病 PRO 量表的概念框架，见表 2–1。

表 3–1　2 型糖尿病 PRO 量表的预想理论框架

领域	方面
生理领域	气
	血
	阴
	阳
	心
	肝
	脾

续表

领域	方面
生理领域	肺
	肾
	胃肠
	膀胱
	湿浊
	痰瘀
功能独立性领域	运动功能
	认知功能
心理领域	情绪
	性格
社会领域	社会支持
	治疗影响

3.2　条目池的形成

本研究综合运用文献法、临床数据分析法、患者访谈法收集和发展条目，建立量表条目池。具体方法步骤如下：

3.2.1　查阅文献

首先通过复习相关文献及有关量表，摘录相关的条目，参考的主要量表包括：中文版 SF-36 量表[13]，中文版 ADDQOL 量表[55]，糖尿病患者特异性生存质量量表（DSQL）[56]，糖尿病控制状况评价量表（CSSD70）[17]，2 型糖尿病患者生存质量量表（DMQLS）[18]，以及功能独立性评定量表（FIM）[54] 等。根据预先构建的量表概念模型对从以上量表中收集的条目进行筛选和归类，具体结果见表 2-2。

表 3-2　参考量表中的条目简述整理归类

生理（症状）领域	功能独立性领域	心理领域	社会环境领域	总体评价
1. 三多一少症状(多饮、多食、多尿、体重减少)	1. 搬运或提举重物	1. 情绪低落	1. 家人的理解、接受	1. 总体健康状况满意度
2. 口渴、口干	2. 独立行走	2. 觉得生活没意思	2. 他人对自己期望降低	2. 总体生存质量满意度
3. 疲乏无力	3. 独立上下楼或上下坡	3. 曾经想过要结束自己生命	3. 因病而被人歧视	
4. 精神不振	4. 一般身体运动（弯腰，曲膝，下蹲等）	4. 动力不足	4. 因病而被人嫌弃	
5. 精力不足	5. 重体力活动（如跑步举重、参加剧烈运动等）	5. 对自己的健康感到失望	5. 生活状况和生活条件	
6. 头晕脑胀	6. 适度的活动（如移动一张桌子、扫地、打太极拳、做简单体操）	6. 战胜疾病困扰的信心不足	6. 经济状况	
7. 视物模糊（视力下降）	7. 自理活动（洗澡，穿衣，上厕所等）	7. 觉得自己是家庭和社会的负担	7. 心慌、出虚汗、头昏、颤抖等低血糖反应	

续表

生理（症状）领域	功能独立性领域	心理领域	社会环境领域	总体评价
8. 听力下降	8. 家务活动（扫地、抹桌子、做饭菜、洗碗碟）	8. 感到不如别人	8. 饮食控制造成的烦恼	
9. 对外界事物的反应能力下降	9. 日常购物（买菜、买日用品）	9. 自信心不足	9. 缺乏必要的饮食知识	
10. 胸痛、胸闷、心悸	10. 给日常生活带来麻烦	10. 担心寿命缩短	10. 对定期到医院检查血糖感到麻烦	
11. 身体疼痛	11. 因病放弃业余爱好(如跳舞，打牌、钓鱼等)	11. 担心经济状况	11. 您服药后有过敏恶心药物不良反应么？	
12. 手足麻木、发凉、忽冷忽热、刺痛	12. 因病使出差或旅行变得繁锁与苦恼	12. 担心会突然死去	12. 血糖控制程度	
13. 皮肤瘙痒	13. 因病影响家庭生活	13. 担心身体外表的变化	13. 体重控制情况	
14. 皮肤粗糙，颜色变暗并出现色素斑	14. 影响在家庭或单位中的地位	14. 担心吃错药物	14. 疾病控制的程度满意度	
15. 皮肤和脚容易感染	15. 与朋友或熟人的交往减少	15. 担心需要胰岛素治疗	15. 治疗效果满意度	

续表

生理（症状）领域	功能独立性领域	心理领域	社会环境领域	总体评价
16. 头发脱落	16. 与人发生磨擦	16. 担心发生疾病并发症（如眼病、肾病及血管病变等）	16. 医疗服务满意度	
17. 食欲	17. 回避某些社交场合与集体活动（如参加聚会等）	17. 对疾病结局感到忧虑	17. 医疗费用满意度	
18. 饥饿感	18. 影响社会活动（如走亲访友）	18. 因健康状况而感到烦恼不安	18. 当前治疗方案满意度	
19. 睡眠状况	19. 因病使工作责任减轻	19. 容易激惹或生气		
20. 性功能障碍(如性欲下降、无性快感、阳萎、早泄等)	20. 因病减少了工作或其他活动时间	20. 感觉厌烦		
21. 腹泻或便秘	21. 工作和活动的种类受到限制	21. 因糖尿病感到紧张或局促不安		
22. 尿液有许多泡沫	22. 完成工作或其他活动困难增多	22. 感到别人无法信任		
23. 尿频或尿急	23. 做事情不如平时仔细			
24. 尿失禁				

3.2.2 临床病例数据分析

临床病例是记录患者疾病相关信息的重要资料，特别是“刻下症”的记录内容，虽是由医生执笔，但记录的内容却是直接来源于患者对由疾病引起的最痛苦、最亟待解决的问题所做的描述。本研究以导师课题《2 型糖尿病中医临床诊疗规律的挖掘及验证研究》(北京市科技计划课题，课题编号：D08050703020802）中所使用的临床信息采集系统和数据库为依托，对每一则入选病例入院记录中的“刻下症”信息进行归纳整理和统计分析，了解 2 型糖尿病患者自觉症状及不适的频数分布情况，据此发展量表条目。

3.2.2.1 数据来源

所选用的数据库储存有从 2009 年 3 月到 2011 年 11 月期间中国中医科学院广安门医院的电子住院病例信息，筛选以“2 型糖尿病”为第一诊断的病例，共计 1557 人次。

3.2.2.2 病例样本构成的一般情况

(1) 性别：男 741 人次，占样本总量的 47.6%；女 816 人次，占样本总量的 52.4%。

(2) 年龄：据有效数据分析：平均年龄（60.84±11.632）岁，最小 14 岁，最大 110 岁。年龄≤ 45 岁者 126 人次，占样本总量 8.1%，45 岁＜年龄≤ 65 岁者 57.4 人次，占样本总量 57.4%，年龄＞ 65 岁者 537 人次，占样本总量 34.5%。

(3) 2 型糖尿病病程分布情况：病程≤ 5 年者 460 人次，占样本总量 29.5%；5 年＜病程≤ 10 年者 362 人次，占样本总量 23.2%；病程＞ 10 年者 722 人次，占样本总量 46.4%。13 人次 2 型糖尿病病程信息缺失，占样本总量 0.8%。

(4) 并发症及合并病分布情况：调用数据库中的“入院诊断”模块，对入选病例的 2 型糖尿病主要并发症及合并病分布情况进行整理分析，结果见表 2–3。

表 3–3　入选病例 2 型糖尿病主要并发症及合并病分布

并发症及合并病	病例数（人次）	百分比 %
糖尿病酮症	101	6.5
糖尿病周围神经病变	586	37.6
糖尿病肾病	339	21.8
糖尿病性心脏病	48	3.1
冠状动脉粥样硬化性心脏病	380	24.4
脑梗死	368	23.6
脑动脉硬化	48	3.1
糖尿病周围血管病变	208	13.4
糖尿病足	24	1.5
糖尿病视网膜病变	266	17.1
白内障	145	9.3
高血压	825	53.0
高尿酸血症	47	3.0
血脂代谢紊乱	483	31.0
脂肪肝	231	14.8
肝损害	53	3.4
慢性胃炎	56	3.6
胆结石	38	2.4
骨质疏松	65	4.2
肺部感染	27	1.7
泌尿系感染	155	10.0

3.2.2.3 症状频数分布

调用数据库中的“入院记录刻下症”模块，对入选病例的“刻下症”信息进行整理，筛选出现频数百分比不低于 1% 的症状作为量表条目发展的依据。具体入选症状及其频数分布情况见表 3–4。

表 3–4 入选症状频数分布

序号	症状	出现频数（人次）	百分比（%）	序号	症状	出现频数（人次）	百分比（%）
1	口干	1234	79.25	45	肢体觉胀	64	4.11
2	乏力	1157	74.31	46	耳鸣	63	4.05
3	肢体麻木	715	45.92	47	尿急	62	3.98
4	便秘	616	39.56	48	烦躁	60	3.85
5	多饮	603	38.73	49	肢体活动不利	57	3.66
6	夜尿频	599	38.47	50	恶心	56	3.6
7	视物模糊	587	37.7	51	反酸	54	3.47
8	头晕	482	30.96	52	食欲减退	51	3.28
9	睡眠差	373	23.96	53	小便短少	51	3.28
10	肢体凉	361	23.19	54	记忆力减退	45	2.89
11	胸闷	353	22.67	55	夜尿多	40	2.57
12	尿频	306	19.65	56	背痛	39	2.5
13	心慌	288	18.5	57	小便不畅	36	2.31
14	肢体疼痛	274	17.6	58	胃胀	35	2.25
15	水肿	236	15.16	59	言语不利	34	2.18
16	口渴	200	12.85	60	易怒	34	2.18
17	多汗	197	12.65	61	尿痛	33	2.12
18	多尿	171	10.98	62	烧心	33	2.12

续表

序号	症状	出现频数（人次）	百分比（%）	序号	症状	出现频数（人次）	百分比（%）
19	咳嗽	156	10.02	63	头胀	31	1.99
20	食量减少	144	9.25	64	大便干稀不调	30	1.93
21	多食	132	8.48	65	行走不利	30	1.93
22	腰痛	124	7.96	66	喘憋	27	1.73
23	入睡困难	121	7.77	67	不欲饮水	26	1.67
24	咳痰	119	7.64	68	盗汗	26	1.67
25	气短	119	7.64	69	腹泻	26	1.67
26	头痛	109	7	70	怕热	25	1.61
27	口苦	106	6.81	71	抽筋	22	1.41
28	肢体力弱	103	6.62	72	腹痛	22	1.41
29	怕冷	101	6.49	73	胁痛	22	1.41
30	关节疼痛	100	6.42	74	听力减退	21	1.35
31	腰酸	100	6.42	75	肢体抽搐	21	1.35
32	针刺感	100	6.42	76	呕吐	20	1.28
33	易醒	88	5.65	77	疲劳	20	1.28
34	小便黄赤	86	5.52	78	间歇性跛行	19	1.22
35	多梦	81	5.2	79	流泪	19	1.22
36	体重下降	81	5.2	80	胃痛	19	1.22
37	易饥	80	5.14	81	足部溃疡	18	1.16
38	小便泡沫多	79	5.07	82	嗳气	17	1.09
39	腹胀	78	5.01	83	尿失禁	17	1.09
40	胸痛	78	5.01	84	呛咳	17	1.09
41	皮肤瘙痒	75	4.82	85	小便淋漓不尽	17	1.09

续表

序号	症状	出现频数（人次）	百分比（%）	序号	症状	出现频数（人次）	百分比（%）
42	大便稀	71	4.56	86	肢体酸	17	1.09
43	眼干	66	4.24	87	大便黏腻	16	1.03
44	憋气	64	4.11				

3.2.3 患者访谈

研究者在本院内分泌科门诊和住院患者中，选择 30 名 2 型糖尿病患者进行深度访谈。其中门诊患者 20 名，住院患者 10 名；男女各 15 名；年龄＜ 30 岁患者 7 名，30 岁≤年龄＜ 45 岁患者 8 名，45 岁≤年龄＜ 60 岁患者 8 名，年龄≥ 60 岁患者 7 名；尚未发现并发症的 2 型糖尿病患者 21 名，并发糖尿病周围神经病变、糖尿病肾病及糖尿病视网膜病变患者各 3 名。启发患者诉说与糖尿病患病的相关感受，根据理论模型，了解患者在各领域各方面遇到的情况以及影响其生存质量的各种因素，合理应用刺探技术，对患者关注的域、指标、条目等进行搜集记录，收集到没有新的信息产生为止。本研究设计了访谈提纲，具体如下：

1. 您从一开始得糖尿病到现在都有哪些不舒服或难受的感觉？最让您感到痛苦或难受的是什么？请给出尽可能具体的描述。

2. 您感觉糖尿病给您的日常生活、工作、学习以及社会交往等方面带来的困难和影响有哪些？最让您感到痛苦和烦恼的是什么？

3. 您感觉糖尿病给您的精神、心理、性格、兴趣爱好、生活习惯等方面带来的改变有哪些？最让您感到痛苦或想要得到改善的是什么？

4. 作为一名糖尿病患者，您所能感受到来自社会环境的影响（包括积极的和消极的）有哪些？您对目前接受的治疗有什么看法，或者说这些治疗对您的影响有哪些？您有什么改进的希望或建议？

具体发展出的条目如表 3–5 所示，共 61 项。

表 3–5　患者调查收集条目整理

领域	序号	条目简述	提及人数	频率	领域	序号	条目简述	提及人数	频率
生理领域	1	乏力	27	0.90	生理领域	32	口苦	4	0.13
	2	口渴	25	0.83		33	反酸	3	0.10
	3	多饮	23	0.77		34	盗汗	3	0.10
	4	多尿	19	0.63		35	耳鸣	3	0.10
	5	口干	19	0.63		36	针刺感	2	0.07
	6	疲劳感	19	0.63	功能独立性领域	37	疾病对工作或学习的影响	12	0.40
	7	便秘	18	0.60		38	疾病对记忆能力的影响	10	0.33
	8	夜尿频	18	0.60		39	疾病对社交活动的影响	8	0.27
	9	肢体麻木	18	0.60		40	行走不利	4	0.13
	10	胸闷	17	0.57		41	疾病对日常生活能力的影响	4	0.13
	11	心悸	15	0.50		42	疾病对家庭关系的影响	2	0.07
	12	入睡困难	14	0.47		43	言语不利	2	0.07
	13	视物模糊	14	0.47		44	疾病对自理能力的影响	1	0.03

续表

领域	序号	条目简述	提及人数	频率	领域	序号	条目简述	提及人数	频率
	14	肢体冷凉	14	0.47	心理领域	45	心情烦躁	18	0.60
	15	多梦	12	0.40		46	易怒	14	0.47
	16	气短	11	0.37		47	情绪低落	10	0.33
	17	头晕	11	0.37		48	担心病情发展	6	0.20
	18	易醒	11	0.37		49	焦虑不安	5	0.17
	19	肢体疼痛	11	0.37		50	自卑	4	0.13
	20	胸痛	10	0.33		51	精神萎靡不振	4	0.13
	21	腰痛	10	0.33		52	多疑	3	0.10
	22	腹胀	10	0.33		53	悲伤欲哭	2	0.07
	23	多食	9	0.30	社会领域	54	对饮食控制的依从性	18	0.60
	24	食欲不振	9	0.30		55	对血糖监测的依从性	16	0.53
	25	水肿	8	0.27		56	对运动治疗的依从性	12	0.40
	26	易饥	8	0.27		57	医疗经济压力	8	0.27
	27	大便黏腻不爽	7	0.23		58	对医护人员服务的满意度	6	0.20
	28	烧心	7	0.23		59	药物治疗不良反应	4	0.13

续表

领域	序号	条目简述	提及人数	频率	领域	序号	条目简述	提及人数	频率
	29	多汗	6	0.20		60	对家人照料的满意度	4	0.13
	30	恶心	6	0.20		61	对同事、朋友关心的满意度	3	0.10
	31	头痛	5	0.16					

3.2.4 讨论与归纳

核心小组将通过查阅文献摘录而来的量表条目，临床数据分析所得的症状类条目以及由患者访谈得来的条目汇总，对条目问题进行初步筛选和优化，删除重复的问题，对含义相同表达不同者进行综合。在问题的设计上，力求简洁明了，避免使用晦涩的医学专业术语，在保证书面语的同时，尽量做到通俗易懂，便于理解；采用委婉的提问方式，以使患者易于接受。按照预想的量表理论框架对条目问题进行归类和整理，初步形成量表的条目池，见表 3–6。

表 3–6　2 型糖尿病 PRO 量表初选条目池

指标	序号	条目问题	指标	序号	条目问题
乏力	1	您有疲劳的感觉吗？	恶心	46	您有恶心的感觉吗？
	2	您感觉浑身没有力气吗？	呕吐	47	您有呕吐的情况吗？
	3	您有肢体软弱无力的感觉吗？	反酸	48	您有胃里反酸水的情况吗？

续表

指标	序号	条目问题	指标	序号	条目问题
气短	4	您有呼吸短促的情况吗?	烧心	49	您有胃部烧灼感吗?
多汗	5	您爱出汗吗?	嗳气	50	您爱打饱嗝吗?
皮肤瘙痒	6	您有皮肤瘙痒的情况吗?	脘腹胀满	51	您有胃胀或腹胀的感觉吗?
畏寒	7	您有怕冷的感觉吗?	脘腹疼痛	52	您有胃痛或腹痛的感觉吗?
肢冷	8	您有手脚或上下肢发凉的情况吗?	腹泻便秘	53	您有便秘或腹泻的情况吗?
口干	9	您有嘴里发干的感觉吗?	大便干稀不调	54	您有大便时干时稀的情况吗?
口渴	10	您有口渴的感觉吗?	小便不畅	55	您有排尿不畅的情况吗?
多饮	11	您每天的饮水量多吗?	小便淋漓	56	您有小便淋漓不尽的情况吗?
多食	12	您每天的饭量多吗?	多尿	57	您每天的尿量多吗?
易饥	13	您容易有饥饿感吗?	尿频	58	您每天小便的频次多吗?
溲赤	14	您的小便颜色深吗?	尿痛	59	您解小便时有尿道疼痛的感觉吗?
恶热	15	您有怕热的感觉吗?	尿急	60	您有尿意一来即迫不及待排尿的情况吗?
盗汗	16	您有盗汗的情况吗?	尿失禁	61	您有小便失禁的情况吗?
胸闷	17	您有胸闷憋气的感觉吗?	大便黏腻	62	您有大便黏腻不爽的情况吗?

续表

指标	序号	条目问题	指标	序号	条目问题
胸痛	18	您有胸口疼痛（甚至放射至肩背或手臂）的感觉吗？	尿多泡沫	63	您有小便泡沫多的情况吗？
心悸	19	您有心脏跳动慌乱不安的感觉吗？	肢体疼痛	64	您有肢体疼痛的感觉吗？
失眠	20	您的睡眠情况怎么样？	肢体麻木	65	您有肢体麻木的感觉吗？
	21	您睡觉时容易醒吗？	肢体酸胀感	66	您有肢体酸胀的感觉吗？
	22	您有入睡困难的情况吗？	针刺感	67	您身上有针扎一样的刺痛感吗？
多梦	23	您做梦多吗？	足部溃疡	68	您有足部溃疡的情况吗？
视物昏花	24	您有看东西模糊不清的感觉吗？	自理能力	69	您在完成进食、穿衣、上厕所、洗漱等日常活动时需要他人的帮助吗？
眼干	25	您有眼睛干涩的情况吗？	运动能力	70	您在行走或上下楼梯时感到困难吗？
易流泪	26	您容易流眼泪吗？		71	患糖尿病使您在日常外出活动（购物、游玩等）时感到困难了吗？
头晕	27	您有头晕的感觉吗？	语言能力	72	您说起话来感觉有困难吗？
头痛	28	您有头痛的感觉吗？	解决问题能力	73	您因患糖尿病而使完成工作或学习任务的困难增加了吗？

续表

指标	序号	条目问题	指标	序号	条目问题
头胀	29	您有头胀的感觉吗?	记忆能力	74	您爱忘事吗?
口苦	30	您有口苦的感觉吗?	社交能力	75	患糖尿病影响到您和家人的和睦相处了吗?
胁痛	31	您有胁肋部疼痛不适的感觉吗?		76	患糖尿病使您在社会上的人际交往受到影响了吗?
肢体抽搐	32	您有肢体不自主地一阵阵抽动的情况吗?	抑郁	77	您有郁闷、忧愁、悲伤等情绪低落的情况吗?
抽筋	33	您有抽筋的情况吗?	烦躁	78	您感到心情烦躁吗?
纳呆	34	您的食欲怎么样?	易怒	79	您容易发火吗?
纳少	35	您的食量减少了吗?	担心	80	您担心自己的健康状况会恶化吗?
消瘦	36	您最近体重下降了吗?	多疑	81	您容易对别人产生猜忌或怀疑吗?
喘憋	37	您有感觉呼吸困难，喘不过气来的情况吗?	自卑	82	您因患糖尿病而有不如别人或被人歧视的感觉吗?
咳嗽	38	您有咳嗽的情况吗?	经济支持	83	您感到医治糖尿病有经济上的压力或困难吗?
咳痰	39	您嗓子里有痰吗?	行为支持	84	您对来自周围人的关心和照料满意吗?
水肿	40	您有浮肿的情况吗?	不良反应	85	您对使用的药物有过敏、恶心等不良反应吗?
耳聋	41	您感觉听力下降了吗?		86	您最近有过头晕、心慌、出虚汗等低血糖反应吗?

续表

指标	序号	条目问题	指标	序号	条目问题
耳鸣	42	您有耳鸣的情况吗？	行为干预	87	定期监测血糖使您感到厌烦吗？
骨节疼痛	43	您有骨关节疼痛的感觉吗？		88	坚持按时服用降糖药或注射胰岛素对您来说困难吗？
腰背酸痛	44	您有腰背酸痛的感觉吗？		89	饮食控制使您感到烦恼或不快吗？
夜尿频多	45	您有夜间小便频多的情况吗？		90	坚持规律的运动锻炼对您来说困难吗？

3.3 设定反应尺度

本量表拟采用等级尺度条目，每个条目回答均采用 5 级评定法，各等级描述词均采用心理测定中广为使用的形容词。计分时从“最不好”到“最好”的分数分别为 1、2、3、4、5 分，考虑患者的阅读习惯，条目方向性可以不一致，正向条目直接计 1 ～ 5 分，逆向条目则反向记分，即选第 1 个等级时计 5 分，第 2 个等级时计 4 分，余类推。简言之，临床结局越理想的病人得分越高。本量表反应尺度的主要格式如表 3–7 所示。

表 3–7　2 型糖尿病 PRO 量表的反应尺度

等级	1	2	3	4	5
描述词汇	极（很）……	比较……	……（一般）	有点……	根本不（没有）……
	总是有	经常有	时有时无	偶尔有	根本没有
	很差	差	一般	好	很好
	很不满意	不满意	既非满意也非不满意	满意	很满意

3.4 设计量表格式

设计出包含有题目、卷首语、条目编号及填写说明等问卷基本要素的量表格式，详见附录 1。

3.5 小范围认知测试

邀请 10 名 2 型糖尿病患者作为量表应用人群的代表，围绕量表初稿中各条目逐条进行访问。考察其语义是否浅显易懂，是否具有可操作性，答卷时间是否适宜，以及患者对量表卷首语、填写说明、反应尺度的理解等，请访问者对各条目的接受程度表态，并对不理解或难理解的条目提出修改建议。量表据患者反馈信息，对部分条目的叙述做出以下调整：将“您有盗汗的情况吗？”改为“您有睡着了以后出汗，醒来汗出停止的情况吗？”进一步明确“盗汗”的概念；对“您爱打饱嗝吗？”这一问题中的“打饱嗝”做出进一步解释说明：指胃中气体上出咽喉，发出长而缓的声响，从而使条目意义表达更符合中医“嗳气”的概念。

经上述步骤，形成 2 型糖尿病 PRO 量表的初选量表，见附录 1。初选量表的结构见表 3–8。

表 3–8　2 型糖尿病 PRO 量表初选量表结构

领域名称	领域代码	方面名称	方面代码	条目范围
生理领域	D1	气虚	F1	1–5
		血虚	F2	6
		阳虚	F3	7–8
		阴虚	F4	9–16
		心	F5	17–23
		肝	F6	24–33

续表

领域名称	领域代码	方面名称	方面代码	条目范围
生理领域	D1	脾	F7	34–36
		肺	F8	37–39
		肾	F9	40–45
		胃肠	F10	46–54
		膀胱	F11	55–61
		湿浊	F12	62–63
		痰瘀	F13	64–68
功能独立性领域	D2	运动功能	F14	69–71
		认知功能	F15	72–76
心理领域	D3	情绪	F16	77–80
		性格	F17	81–82
社会领域	D4	社会支持	F18	83–84
		治疗影响	F19	85–90

3.6 现场预调查

利用初选量表进行现场预调查。

3.6.1 样本选择

初选量表的现场调查在我院内分泌科门诊和病房同步进行，样本总量设定为 200 例，门诊患者 140 例，占样本总量 70%，住院病人 60 例，占样本总量 30%。病例的选择标准如下：

（1）纳入标准：①诊断符合 1999 年 WHO 糖尿病诊断及分型标准的 2 型糖尿病患者。②无意识障碍，思维语言表达能力正常；③自愿参加本课题研究者。

（2）排除标准：①诊断为 2 型糖尿病以外的其他型的糖尿病患者，以及分型诊断不明的患者；②糖尿病前期的患者；③新发患者即确诊时间小于 1 个月的患者；④存在意识障碍及语言表达能力受限者；⑤非糖尿病引起的各种严重器官病变患者；⑥妊娠或哺乳期妇女；⑦非自愿参加本课题研究者。

3.6.2 抽样方法

抽取样本时遵循随机原则，并按照性别、年龄、并发症等因素分层抽样，以使样本具有更好的代表性。

3.6.3 样本构成情况

现场预调查的样本构成具体情况见表 3–9。

表 3–9 现场预调查样本构成情况

	调查对象	例数	构成比
性别	男	100	50%
	女	100	50%
年龄	≤ 30 岁	7	3.5%
	31 ～ 45 岁	20	10%
	46 ～ 60 岁	76	38%
	≥ 61 岁	79	39.5%
居住地	北京	176	88%
	外地	24	12%

续表

	调查对象	例数	构成比
婚况	未婚	5	2.5%
	已婚	182	91%
	丧偶	11	5.5%
	离异	2	1%
文化程度	小学	8	4%
	初中	33	16.5%
	高中或中专	65	32.5%
	大专	53	26.5
	本科	35	17.5%
	研究生或以上	6	3%
职业	工人	60	30%
	职员	48	24%
	公务员	24	12%
	专业技术人员	17	8.5%
	农民	10	5%
	个体	6	3%
	无业	4	2%
	其他	31	15.5%
医疗形式	自费	31	15.5%
	医保	147	73.5%
	公费	22	11%

续表

	调查对象	例数	构成比
糖尿病病程	＜1 年	23	11.5%
	1 ~ 5 年	62	31%
	6 ~ 10 年	57	28.5%
	≥ 11 年	58	29%
目前治疗方式	门诊	140	70%
	住院	60	30%
并发症	未发现并发症	140	70%
	合并糖尿病肾病	20	10%
	合并糖尿病周围神经病变	20	10%
	合并糖尿病视网膜病变	20	10%

3.6.4 调查实施

研究者本人为主要调查员，另有本科室内分泌专业研究生 2 名协助调查工作，对调查员进行培训，具体说明如何将预调查量表用于临床，使调查员了解量表的结构框架、指导思想、各条目的含义，做到对量表条目的熟悉和掌握，对可能遇到的问题有统一的解释，最大限度地减少管理者和患者负担，减少缺失数据，以保证预调查过程中的数据质量。

本量表为自评量表，施测时要求调查员详细记录每位被调查者的基本信息，而后将量表发给受试者，由受试者独立填写量表作答。因视物模糊、肌力下降者等原因无法顺利填表作答者，可由调查员逐条念量表内容给患者听，让患者自己作出评定，评定结果由调查员协助填写完成。每次患者的评定都应该现场一次完成，不允许间断，准确记录患者每次量表评定所需时间及评定日期。本研究中量表问题涉及的时间即回忆期范围拟定为距离填表时间的最近 2 周。根据患者具体情况，能完成多少就完成多少，保证数据真实性。

3.7 预调查结果分析和条目筛选

预调查期间共发放量表 200 份，回收 200 份，初选量表的接受率和完成率均为 100%，量表完成时间最短 3 分钟，最长 30 分钟，平均为（13.915±4.665）分钟，20 分钟内完成量表的受试者占全部受试者的 96%，提示量表长度有待优化，条目数量有待精简；应用 Microsoft Excel 2007 软件录入量表数据，建立电子数据库，然后应用 SSPS v19.0 专业统计软件对预调查得来的研究数据进行分析，采用 t 检验法、变异系数法、相关系数法、克朗巴赫系数法、反应度分析、因子分析、逐步回归分析等多种统计学方法，进一步筛选条目，优化量表结构。具体方法及过程如下：

3.7.1 离散趋势法

即变异系数法，该方法是从敏感性角度挑选指标，如果指标的离散趋势小，用于评价时区别能力就差。因此应选离散趋势较大的指标。计算各条目得分的标准差，剔除标准差较小（＜1.0）的指标。据此可考虑删除条目：4，13，18，19，21，31，32，34，35，38，39，46，47，48，49，50，51，52，54，56，59，61，67，68，69，71，72，73，75，76，77，82，84，85，86。初选量表各条目得分的描述统计量见表 2–10。

表 3-10　初选量表个条目得分描述统计量

	N	极小值	极大值	均值	标准差
1	200	1	5	3.03	1.177
2	200	1	5	3.32	1.243
3	200	1	5	3.46	1.256
4	200	1	5	4.16	.990
5	200	1	5	3.64	1.240
6	200	1	5	3.94	1.021
7	200	1	5	3.48	1.334
8	200	1	5	3.66	1.317
9	200	1	5	3.17	1.208
10	200	1	5	3.51	1.139
11	200	1	5	3.39	1.176
12	200	1	5	3.89	1.132
13	200	1	5	3.84	.943
14	200	1	5	3.61	1.069
15	200	1	5	3.86	1.101
16	200	1	5	4.17	1.114
17	200	1	5	4.01	1.049
18	200	2	5	4.44	.830
19	200	2	5	4.22	.715
20	200	1	5	3.27	1.137
21	200	1	5	3.13	.982
22	200	1	5	3.72	1.179
23	200	1	5	3.59	1.268
24	200	1	5	3.17	1.196

续表

	N	极小值	极大值	均值	标准差
25	200	1	5	3.46	1.223
26	200	1	5	3.37	1.113
27	200	1	5	3.77	1.155
28	200	1	5	4.15	1.097
29	200	1	5	4.06	1.095
30	200	1	5	3.79	1.201
31	200	1	5	4.42	.947
32	200	2	5	4.53	.679
33	200	1	5	4.01	1.044
34	200	2	5	3.91	.855
35	200	1	5	4.08	.923
36	200	1	5	3.93	1.254
37	200	1	5	3.96	1.039
38	200	1	5	4.12	.968
39	200	1	5	3.99	.969
40	200	1	5	4.02	1.194
41	200	1	5	3.95	1.131
42	200	1	5	3.80	1.187
43	200	1	5	3.60	1.421
44	200	1	5	3.38	1.267
45	200	1	5	3.52	1.203
46	200	3	5	4.61	.565
47	200	3	5	4.87	.387
48	200	1	5	4.41	.697

续表

	N	极小值	极大值	均值	标准差
49	200	2	5	4.63	.621
50	200	1	5	4.37	.886
51	200	1	5	4.27	.896
52	200	2	5	4.49	.730
53	200	1	5	3.74	1.123
54	200	1	5	4.11	.884
55	200	1	5	4.37	1.004
56	200	1	5	4.33	.942
57	200	1	5	3.55	1.006
58	200	1	5	3.71	1.054
59	200	2	5	4.83	.496
60	200	1	5	4.21	1.164
61	200	3	5	4.79	.529
62	200	1	5	3.84	1.152
63	200	1	5	4.12	1.073
64	200	1	5	3.79	1.211
65	200	1	5	3.99	1.152
66	200	1	5	3.94	1.064
67	200	2	5	4.33	.892
68	200	3	5	4.86	.418
69	200	1	5	4.87	.498
70	200	1	5	4.19	1.009
71	200	1	5	4.27	.981
72	200	2	5	4.86	.437

续表

	N	极小值	极大值	均值	标准差
73	200	1	5	4.37	.959
74	200	1	5	3.21	1.214
75	200	1	5	4.58	.841
76	200	1	5	4.55	.944
77	200	1	5	4.10	.995
78	200	1	5	3.74	1.048
79	200	1	5	3.23	1.121
80	200	1	5	3.45	1.202
81	200	1	5	4.39	1.050
82	200	1	5	4.49	.891
83	200	1	5	4.11	1.034
84	200	2	5	4.09	.900
85	200	1	5	4.63	.660
86	200	1	5	4.20	.794
87	200	1	5	4.06	1.126
88	200	1	5	4.32	1.045
89	200	1	5	3.90	1.124
90	200	1	5	4.00	1.171

3.7.2 t 检验法

将该方法主要考察条目对不同生活质量水平受试者的区分程度。将受试对象按量表总得分高低排序，得分最高的 25% 个体组成高分组，得分最低的 25% 个体组成低分组，按 $\alpha=0.01$ 水准，对各条目高分组与低分组的得分进行 t 检验，删除差别无统计学意义的条目。据此考虑删除的条目为：12，13，35，36，39，63，68，83，85。具体统计结果见表 3–11。

表 3–11 *t* 检验法统计结果

条目	*t*	*P*	高分组		低分组	
			均值	标准差	均值	标准差
1	7.747	.000	3.76	1.061	2.14	1.030
2	6.980	.000	4.06	1.038	2.56	1.110
3	8.232	.000	4.26	.803	2.60	1.178
4	6.123	.000	4.70	.544	3.52	1.249
5	3.212	.002	4.00	1.161	3.20	1.325
6	5.779	.000	4.60	.571	3.54	1.164
7	8.072	.000	4.36	.802	2.56	1.358
8	8.295	.000	4.46	.762	2.64	1.352
9	4.384	.000	3.52	1.147	2.58	.992
10	5.778	.000	4.08	.900	2.90	1.129
11	3.489	.001	3.86	1.010	3.06	1.268
12	2.249	.027	4.06	1.185	3.52	1.216
13	2.075	.041	3.92	1.027	3.48	1.092
14	4.650	.000	4.06	.978	3.12	1.043
15	5.796	.000	4.48	.677	3.38	1.159
16	3.926	.000	4.46	.994	3.56	1.280
17	6.349	.000	4.54	.646	3.28	1.246
18	6.284	.000	4.86	.351	3.86	1.069
19	6.260	.000	4.74	.443	3.90	.839

续表

条目	t	P	高分组		低分组	
			均值	标准差	均值	标准差
20	5.898	.000	4.06	1.096	2.78	1.075
21	6.687	.000	3.66	.939	2.44	.884
22	4.202	.000	4.18	1.024	3.18	1.335
23	2.734	.008	4.06	.956	3.40	1.414
24	3.571	.001	3.68	1.115	2.84	1.235
25	7.529	.000	4.16	.997	2.62	1.048
26	4.017	.000	3.88	.940	3.06	1.096
27	8.590	.000	4.56	.577	2.94	1.202
28	6.059	.000	4.74	.527	3.58	1.247
29	8.315	.000	4.70	.735	3.18	1.063
30	5.946	.000	4.30	1.074	2.96	1.177
31	5.940	.000	4.84	.370	3.88	1.081
32	4.816	.000	4.86	.351	4.20	.904
33	3.940	.000	4.44	.644	3.62	1.323
34	3.850	.000	4.34	.798	3.70	.863
35	.206	.837	4.02	1.020	3.98	.915
36	.236	.814	3.86	1.195	3.80	1.340
37	7.673	.000	4.58	.758	3.18	1.044
38	4.761	.000	4.56	.501	3.66	1.239
39	2.432	.017	4.20	.782	3.74	1.084
40	5.955	.000	4.66	.895	3.36	1.258
41	7.684	.000	4.68	.513	3.20	1.262
42	4.584	.000	4.30	1.093	3.26	1.175

续表

条目	t	P	高分组		低分组	
			均值	标准差	均值	标准差
43	8.244	.000	4.60	.606	2.68	1.531
44	6.992	.000	3.90	.995	2.44	1.091
45	6.699	.000	4.10	.953	2.70	1.129
46	4.262	.000	4.78	.418	4.30	.678
47	2.762	.008	4.96	.198	4.74	.527
48	3.139	.002	4.60	.535	4.12	.940
49	5.040	.000	4.86	.351	4.20	.857
50	3.286	.001	4.58	.673	4.02	1.000
51	6.784	.000	4.82	.388	3.80	.990
52	5.443	.000	4.86	.351	4.20	.782
53	2.900	.005	4.10	1.129	3.42	1.214
54	3.206	.002	4.50	.735	3.92	1.047
55	5.110	.000	4.82	.523	3.84	1.251
56	3.245	.002	4.80	.404	4.34	.917
57	5.259	.000	4.10	1.035	3.08	.900
58	4.598	.000	4.20	.969	3.28	1.031
59	2.763	.007	4.94	.240	4.68	.621
60	3.473	.001	4.60	.756	3.88	1.256
61	3.524	.001	4.98	.141	4.66	.626
62	6.291	.000	4.56	.644	3.32	1.236
63	1.557	.123	4.28	.970	3.94	1.202
64	8.579	.000	4.52	.505	2.80	1.325
65	6.008	.000	4.62	.567	3.28	1.471

续表

条目	t	P	高分组		低分组	
			均值	标准差	均值	标准差
66	9.380	.000	4.62	.490	2.94	1.168
67	6.217	.000	4.78	.418	3.90	.909
68	2.579	.012	4.92	.396	4.66	.593
69	3.614	.001	5.00	.000	4.56	.861
70	8.629	.000	4.86	.495	3.44	1.053
71	8.273	.000	4.90	.303	3.60	1.069
72	3.855	.000	5.00	.000	4.68	.587
73	6.217	.000	4.90	.364	3.84	1.149
74	7.003	.000	4.12	.824	2.66	1.222
75	5.453	.000	4.96	.198	4.06	1.150
76	5.612	.000	4.96	.198	4.04	1.142
77	6.027	.000	4.58	.538	3.46	1.199
78	5.620	.000	4.22	.815	3.12	1.118
79	6.242	.000	3.84	1.017	2.56	1.033
80	4.812	.000	4.02	.937	2.96	1.245
81	5.451	.000	4.88	.328	3.82	1.335
82	5.761	.000	4.96	.198	3.98	1.186
83	2.087	.039	4.40	.990	4.00	.926
84	5.215	.000	4.60	.571	3.78	.954
85	2.432	.017	4.80	.495	4.52	.646
86	3.320	.001	4.44	.760	3.90	.863
87	4.124	.000	4.42	.950	3.52	1.216
88	2.989	.004	4.72	.671	4.24	.916

续表

条目	t	P	高分组		低分组	
			均值	标准差	均值	标准差
89	4.298	.000	4.30	.995	3.38	1.141
90	8.304	.000	4.80	.404	3.28	1.230

3.7.3 聚类分析

从代表性角度筛选指标。此分析是将相似的指标归并在同一类，使同类的内部差别小，而类与类之间的差别大，通过聚类分析可从同一类指标中挑选一个代表性指标，采用组间连接法对 90 个指标进行系统聚类分析，选用欧氏平方距离作为距离指标，根据计算得到的距离分别计算每个条目与其所在方面其他条目间的平均距离。保留每个方面与其他条目平均距离最小的条目。对于仅包含 1 个或 2 个条目的方面均予以保留；最终得到应保留的条目编号为：2，6，7，8，13，19，29，35，38，41，46，56，62，63，66，71，75，78，81，82，83，84，88。聚类分析具体统计结果见表 3–12 和图 3–3。

表 3–12　初选量表聚类分析条目间平均距离

方面	条目	平均距离	方面	条目	平均距离
F1	1	363.500	F10	46	192.875
	2	306.500		47	217.500
	3	322.500		48	200.000
	4	473.500		49	201.125
	5	546.000		50	270.000
F2	6	0.000		51	231.500
F3	7	245.000		52	202.875

续表

方面	条目	平均距离	方面	条目	平均距离
	8	245.000		53	454.250
F4	9	472.571		54	273.875
	10	384.286	F11	55	327.000
	11	401.429		56	301.833
	12	408.571		57	432.667
	13	357.714		58	379.000
	14	411.429		59	317.500
	15	410.286		60	408.167
	16	556.000		61	315.833
F5	17	381.500	F12	62	531.000
	18	410.167		63	531.000
	19	337.500	F13	64	333.250
	20	389.667		65	303.000
	21	423.833		66	268.000
	22	369.500		67	280.500
	23	463.833		68	389.250
F6	24	597.556	F14	69	226.000
	25	462.000		70	170.500
	26	495.333		71	149.500
	27	380.667	F15	72	329.500
	28	394.000		73	297.750
	29	368.222		74	717.500
	30	468.000		75	277.750
	31	454.667		76	299.500

续表

方面	条目	平均距离	方面	条目	平均距离
	32	430.222	F16	77	320.000
	33	449.333		78	250.667
F7	34	361.500		79	328.000
	35	336.500		80	372.000
	36	430.000	F17	81	152.000
F8	37	378.000		82	152.000
	38	242.000	F18	83	286.000
	39	272.000		84	286.000
F9	40	462.000	F19	85	336.400
	41	415.600		86	340.800
	42	441.600		87	318.800
	43	468.800		88	315.600
	44	492.800		89	339.200
	45	504.000		90	370.800

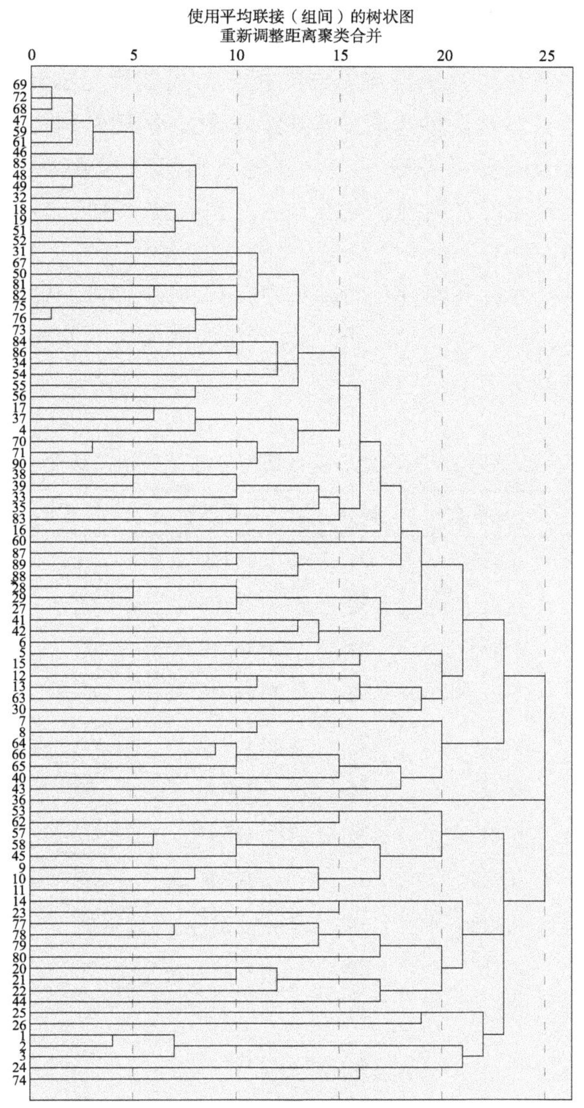

图 3-4　初选量表条目聚类分析树状图

3.7.4 相关系数法

相关系数法研究条目与总分的相关，当条目与总分一致性较好时，说明条目对被测概念有一定的代表性，敏感性也高。与初始量表总分 Pearson 相关系数小于 0.4 的条目可考虑删除：5，6，9，11，12，13，14，15，16，22，23，24，26，30，31，32，33，34，35，36，38，39，42，46，47，48，49，50，52，53，54，55，56，57，58，59，60，61，63，67，68，69，72，76，80，81，83，84，85，86，87，88，89。初选量表各条目得分与总分相关系数统计结果见表 3-13。

表 3-13 初选量表各条目得分与总分相关系数

条目	相关系数	条目	相关系数	条目	相关系数
1	0.556	31	0.329	61	0.224
2	0.511	32	0.306	62	0.449
3	0.552	33	0.319	63	0.137
4	0.522	34	0.310	64	0.612
5	0.214	35	0.045	65	0.436
6	0.357	36	0.036	66	0.604
7	0.499	37	0.537	67	0.391
8	0.538	38	0.346	68	0.186
9	0.332	39	0.217	69	0.309
10	0.416	40	0.434	70	0.539
11	0.273	41	0.540	71	0.526
12	0.188	42	0.323	72	0.352
13	0.177	43	0.533	73	0.404
14	0.393	44	0.465	74	0.480

续表

条目	相关系数	条目	相关系数	条目	相关系数
15	0.335	45	0.455	75	0.412
16	0.278	46	0.270	76	0.355
17	0.540	47	0.169	77	0.428
18	0.545	48	0.204	78	0.418
19	0.428	49	0.373	79	0.439
20	0.462	50	0.291	80	0.323
21	0.527	51	0.442	81	0.384
22	0.377	52	0.346	82	0.431
23	0.231	53	0.263	83	0.225
24	0.287	54	0.257	84	0.348
25	0.477	55	0.363	85	0.194
26	0.273	56	0.115	86	0.243
27	0.546	57	0.382	87	0.301
28	0.407	58	0.396	88	0.159
29	0.542	59	0.224	89	0.310
30	0.389	60	0.295	90	0.506

3.7.5 逐步回归法

计算各条目得分之和作为因变量 Y，然后将个各条目的得分作为自变量 X=X1，X2，…，Xm，进行多重逐步回归分析，设置纳入标准 α 入 =0.01，剔除标准 α 出 =0.02，结果有 40 个变量进入模型中，见表 3-14。其余条目可考虑删除。

表 3-14　回归方程纳入条目统计量

条目	回归系数	标准回归系数	t	P
81	1.913	.059	6.290	.000
45	1.595	.056	5.736	.000
18	3.362	.082	7.901	.000
66	3.259	.102	10.125	.000
15	2.491	.081	9.853	.000
27	3.083	.104	11.055	.000
71	3.147	.091	10.034	.000
50	2.753	.072	9.508	.000
25	1.979	.071	8.563	.000
8	2.412	.093	10.329	.000
26	.969	.032	3.650	.000
78	1.845	.057	6.053	.000
43	2.182	.091	9.862	.000
11	2.089	.072	8.458	.000
23	1.670	.062	7.351	.000
4	3.680	.107	11.048	.000
49	3.710	.068	7.107	.000
76	4.243	.118	12.911	.000
20	1.186	.040	3.990	.000
54	1.433	.037	5.056	.000
30	1.307	.046	5.550	.000
74	1.881	.067	7.747	.000
6	1.579	.047	5.648	.000
63	1.177	.037	4.706	.000

续表

条目	回归系数	标准回归系数	t	P
53	2.330	.077	9.996	.000
22	2.255	.078	7.394	.000
37	.911	.028	2.679	.008
55	1.620	.048	5.421	.000
10	1.315	.044	4.868	.000
48	2.395	.049	5.116	.000
58	2.371	.073	7.257	.000
42	1.032	.036	4.288	.000
89	1.603	.053	6.343	.000
19	2.116	.044	4.694	.000
33	1.112	.034	4.139	.000
3	1.303	.048	3.791	.000
31	1.432	.040	4.760	.000
83	1.034	.031	4.209	.000
68	1.930	.024	3.077	.002
2	.941	.034	2.690	.008

3.7.6 克朗巴赫 α 系数（Cronbach's α）法

是从代表性角度筛选条目的方法。首先计算量表或某一维度总的 Cronbach's α 系数，然后与去掉其中任一条目后的 Cronbach's α 系数进行比较，如果某条目去掉后 Cronbach's α 系数有较大上升，则说明该条目的存在有降低该维度内部一致性的作用，应该去掉；反之应保留。

3.7.6.1 量表总体克朗巴赫 α 系数

本初选量表总体克朗巴赫 α 系数为 0.928。各条目删除后初选量表总体的克朗巴赫 α 系数见表 3–15。

表 3–15 各条目删除后初选量表总体克朗巴赫 α 系数变化

条目	校正的条目 – 总分相关系数	条目删除后 Cronbach's α
1	.531	.926
2	.483	.926
3	.526	.926
4	.500	.926
5	.179	.928
6	.330	.927
7	.469	.926
8	.510	.926
9	.300	.927
10	.388	.927
11	.241	.928
12	.156	.928
13	.150	.928
14	.366	.927
15	.305	.927
16	.247	.927
17	.518	.926
18	.527	.926
19	.410	.927
20	.436	.926

续表

条目	校正的条目 – 总分相关系数	条目删除后 Cronbach's α
21	.506	.926
22	.347	.927
23	.196	.928
24	.254	.927
25	.448	.926
26	.242	.927
27	.522	.926
28	.380	.927
29	.519	.926
30	.358	.927
31	.304	.927
32	.288	.927
33	.291	.927
34	.287	.927
35	.018	.928
36	-.001	.929
37	.515	.926
38	.321	.927
39	.189	.928
40	.405	.927
41	.515	.926
42	.291	.927
43	.502	.926
44	.435	.926

续表

条目	校正的条目 – 总分相关系数	条目删除后 Cronbach's α
45	.426	.926
46	.255	.927
47	.158	.928
48	.184	.928
49	.357	.927
50	.266	.927
51	.420	.927
52	.327	.927
53	.232	.928
54	.233	.927
55	.337	.927
56	.088	.928
57	.356	.927
58	.369	.927
59	.210	.927
60	.263	.927
61	.209	.927
62	.421	.926
63	.106	.928
64	.589	.925
65	.408	.927
66	.584	.926
67	.368	.927
68	.174	.928

续表

条目	校正的条目－总分相关系数	条目删除后 Cronbach's α
69	.296	.927
70	.517	.926
71	.505	.926
72	.341	.927
73	.380	.927
74	.452	.926
75	.392	.927
76	.330	.927
77	.403	.927
78	.392	.927
79	.412	.927
80	.291	.927
81	.357	.927
82	.409	.927
83	.196	.928
84	.324	.927
85	.175	.928
86	.221	.927
87	.271	.927
88	.128	.928
89	.280	.927
90	.480	.926

如上表所示，条目 36 与量表总分相关系数很低，提示其与量

表其他部分的关系不大，且去除条目 36 后，Cronbach's α 系数会提高至 0.929，提示量表信度可得到提高，因此该条目考虑删除。

3.7.6.2 量表各领域克朗巴赫 α 系数

各条目删除后对初选量表各领域的 Cronbach's α 系数的影响见表 3–16。

表 3–16 各条目删除后初选量表各领域克朗巴赫 α 系数变化

条目	校正的条目 – 总分相关系数	条目删除后 Cronbach's α
生理领域 α =0.913		
1	.533	.911
2	.475	.911
3	.534	.910
4	.473	.911
5	.193	.914
6	.377	.912
7	.486	.911
8	.526	.910
9	.374	.912
10	.472	.911
11	.296	.913
12	.164	.914
13	.187	.913
14	.348	.912
15	.278	.913
16	.257	.913
17	.467	.911

续表

条目	校正的条目 – 总分相关系数	条目删除后 Cronbach’s α
18	.542	.911
19	.409	.912
20	.420	.912
21	.486	.911
22	.277	.913
23	.197	.914
24	.219	.913
25	.450	.911
26	.244	.913
27	.550	.910
28	.434	.911
29	.539	.911
30	.401	.912
31	.335	.912
32	.325	.912
33	.325	.912
34	.260	.913
35	.045	.914
36	.007	.915
37	.463	.911
38	.346	.912
39	.224	.913
40	.427	.911
41	.521	.911

续表

条目	校正的条目－总分相关系数	条目删除后 Cronbach’s α
42	.314	.912
43	.517	.911
44	.466	.911
45	.431	.911
46	.258	.913
47	.204	.913
48	.243	.913
49	.378	.912
50	.235	.913
51	.429	.912
52	.366	.912
53	.208	.913
54	.272	.913
55	.357	.912
56	.105	.914
57	.394	.912
58	.379	.912
59	.246	.913
60	.230	.913
61	.194	.913
62	.469	.911
63	.129	.914
64	.561	.910
65	.437	.911

续表

条目	校正的条目 - 总分相关系数	条目删除后 Cronbach's α
66	.565	.910
67	.330	.912
68	.165	.913
功能独立性领域α=0.794		
69	.520	.778
70	.581	.757
71	.597	.754
72	.567	.777
73	.562	.760
74	.368	.805
75	.548	.764
76	.524	.767
心理领域α=0.821		
77	.677	.774
78	.657	.777
79	.582	.794
80	.451	.826
81	.625	.784
82	.566	.798
社会领域α=0.674		
83	.277	.666
84	.359	.645
85	.175	.679
86	.117	.691

续表

条目	校正的条目 – 总分相关系数	条目删除后 Cronbach's α
87	.514	.602
88	.467	.617
89	.517	.601
90	.438	.624

3.7.7 判别分析法

从区分的角度，选择能区分不同生存质量或健康状况人群的条目。量表测评的目的之一就是要比较不同干预措施的效果，因此好的 PRO 量表条目应具有这种区分不同人群临床结局的能力。对住院和门诊患者的条目得分采用成组 t 检验，按 α=0.05 水准，删除结果无统计学意义的条目。对现场调查中的两类不同的人群（门诊病人和住院病人），用逐步判别分析法筛选出对于判别这两类人贡献较大的条目。由这些条目构成的量表就具有较好的区别能力。

采用逐步判别的方法逐一引入变量，模型稳定后，共筛选出对于判别这两个人群贡献较大的指标。共得到 15 个变量：18，24，25，26，28，43，44，53，58，62，63，64，77，78，86。进入逐步判别函数的条目及其系数见表 3–17。

表 3–17　逐步判别函数入选条目及系数

条目	函数系数
18	–.734
24	.311
25	–.349

续表

条目	函数系数
26	.433
28	.570
43	.265
44	.419
53	-.307
58	.239
62	.433
63	.258
64	.310
77	-.266
78	.561
86	.238

对这 15 个变量构成的模型进行判别效果的回代检验和交叉检验，结果见表 3–18：

表 3–18 判别效果检验

		分组	判别预测值		合计
			门诊	住院	
回代检验	计数	门诊	118	22	140
		住院	6	54	60
	%	门诊	84.3	15.7	100.0
		住院	10.0	90.0	100.0

续表

		分组	判别预测值		合计
			门诊	住院	
交叉检验	计数	门诊	118	22	140
		住院	11	49	60
	%	门诊	84.3	15.7	100.0
		住院	18.3	81.7	100.0

由上表可算得：使用回代检验方法得出判别函数的正确判断率为 86.0%[(118+54)/(140+60)]；使用交叉检验方法得出判别函数的正确判断率为 83.5%[(118+49)/(140+60)]。可见无论哪种验证方法，这 15 个条目区分不同人群的能力均达到 80% 以上，结果满意。

3.7.8 因子分析

该法也是从代表性角度筛选条目的方法。首先根据预想的量表理论框架确定因子数，从各指标的相关矩阵出发进行因子分析，留下负荷系数较大者。当各因子负荷相差不大时，可通过负荷矩阵的方差最大旋转拉大其距离。

软件通过主成分分析方法提取特征根＞ 1.0 的公因子共计 27 个，累积方差贡献率为 78.692% ＞ 70%，故原始指标的总方差基本上能被所保留的公因子解释。软件计算出进行方差最大旋转后各因子的特征根、方差贡献率、累积方差贡献率情况，见表 3–19。

表 3-19 初选量表各因子的特征根及方差贡献率、累计方差贡献率

因子	初始特征值			提取各因子的平方和负载			旋转后各因子的平方和负载		
	合计	方差贡献率 %	累积方差贡献率 %	合计	方差贡献率 %	累积方差贡献率 %	合计	方差贡献率 %	累积方差贡献率 %
1	13.828	15.364	15.364	13.828	15.364	15.364	4.927	5.475	5.475
2	5.332	5.924	21.289	5.332	5.924	21.289	4.053	4.504	9.979
3	4.615	5.128	26.416	4.615	5.128	26.416	3.965	4.406	14.385
4	4.162	4.624	31.041	4.162	4.624	31.041	3.533	3.926	18.310
5	3.344	3.716	34.756	3.344	3.716	34.756	3.494	3.883	22.193
6	3.152	3.502	38.258	3.152	3.502	38.258	3.472	3.858	26.051
7	2.923	3.248	41.506	2.923	3.248	41.506	3.161	3.512	29.563
8	2.861	3.178	44.684	2.861	3.178	44.684	3.104	3.449	33.012
9	2.545	2.828	47.512	2.545	2.828	47.512	3.042	3.380	36.391
10	2.273	2.525	50.037	2.273	2.525	50.037	2.885	3.206	39.597
11	2.217	2.463	52.500	2.217	2.463	52.500	2.858	3.176	42.773
12	2.092	2.324	54.824	2.092	2.324	54.824	2.749	3.055	45.828
13	1.990	2.211	57.035	1.990	2.211	57.035	2.624	2.916	48.744
14	1.877	2.085	59.121	1.877	2.085	59.121	2.181	2.424	51.167
15	1.842	2.047	61.167	1.842	2.047	61.167	2.164	2.404	53.571
16	1.640	1.822	62.989	1.640	1.822	62.989	2.136	2.373	55.945
17	1.595	1.772	64.761	1.595	1.772	64.761	2.041	2.267	58.212
18	1.485	1.650	66.411	1.485	1.650	66.411	2.014	2.238	60.450
19	1.460	1.623	68.034	1.460	1.623	68.034	1.958	2.176	62.626
20	1.440	1.600	69.634	1.440	1.600	69.634	1.938	2.153	64.779

续表

因子	初始特征值			提取各因子的平方和负载			旋转后各因子的平方和负载		
	合计	方差贡献率 %	累积方差贡献率 %	合计	方差贡献率 %	累积方差贡献率 %	合计	方差贡献率 %	累积方差贡献率 %
21	1.346	1.495	71.129	1.346	1.495	71.129	1.900	2.112	66.891
22	1.298	1.442	72.571	1.298	1.442	72.571	1.847	2.052	68.943
23	1.232	1.369	73.941	1.232	1.369	73.941	1.835	2.038	70.981
24	1.130	1.255	75.196	1.130	1.255	75.196	1.830	2.033	73.014
25	1.099	1.221	76.416	1.099	1.221	76.416	1.820	2.022	75.037
26	1.035	1.150	77.567	1.035	1.150	77.567	1.727	1.919	76.955
27	1.013	1.125	78.692	1.013	1.125	78.692	1.563	1.737	78.692

注：旋转在 96 次迭代后收敛

进行方差最大旋转后因子载荷阵中的因子载荷系数绝对值向 0 和 1 分化。忽略绝对值接近 0 的值，保留绝对值大于 0.5 的载荷系数。删除各因子上负荷系数绝对值均较小（< 0.5）的条目，删除条目：5，6，9，10，12，13，14，15，18，19，23，25，30，31，32，40，42，43，51，52，79，83，84，85，90。

3.8　终选量表的确定

根据对初选量表现场调查所得数据所做的统计学分析结果，将至少被以上八种条目筛选方法中的四种选出的条目作为必选条目。如表 2–20 所示，条目 5，9，12，13，14，23，31，32，34，35，36，39，47，51，52，56，59，61，67，68，69，72，80，84，

85，86 被剔除。这些条目分别来自生理领域的气虚（5），阴虚（9,12,13,14），心（23），肝（31,32），脾（34,35,36），肺（39），胃肠（47,51,52），膀胱（56,59,61），痰瘀（67,68）九个方面；功能独立性领域的运动能力（69），认知能力（72）两个方面；心理领域的情绪方面（80）；社会领域的社会支持方面（84）和治疗影响方面（85,86）。

表 3-20　不同方法筛选条目结果汇总

领域	方面	条目	离散趋势	t 检验	聚类分析	相关系数	逐步回归	Cronbach's α	判别分析	因子分析
生理领域	气虚	1	√	√		√		√		√
		2	√	√	√	√	√	√		√
		3	√	√		√	√	√		√
		4		√		√	√	√		√
		5	√	√						
	血虚	6	√	√	√		√	√		
	阳虚	7	√	√	√	√		√		√
		8	√	√	√	√	√	√		√
	阴虚	9	√	√				√		
		10	√	√		√	√	√		
		11	√	√			√	√		√
		12	√							
		13			√			√		
		14	√	√				√		

续表

领域	方面	条目	离散趋势	t 检验	聚类分析	相关系数	逐步回归	Cronbach's α	判别分析	因子分析
		15	√	√			√	√		
		16	√	√				√		√
	心	17	√	√		√		√		√
		18		√		√	√	√	√	
		19		√	√	√	√	√		
		20	√	√		√	√	√		√
		21		√		√		√		√
		22	√	√			√	√		√
		23	√	√			√			
	肝	24	√	√				√	√	√
		25	√	√		√	√	√	√	
		26	√	√			√	√	√	√
		27	√	√		√	√	√		√
		28	√	√		√		√	√	√
		29	√	√	√	√		√		√
		30	√	√			√	√		
		31		√			√	√		
		32		√				√		
		33	√	√			√	√		√
	脾	34		√				√		√

续表

领域	方面	条目	离散趋势	t 检验	聚类分析	相关系数	逐步回归	Cronbach's α	判别分析	因子分析
		35			√					√
		36	√							√
	肺	37	√	√		√	√	√		√
		38		√	√			√		√
		39						√		√
	肾	40	√	√		√		√		
		41	√	√	√	√		√		√
		42	√	√			√	√		
		43	√	√		√	√	√	√	
		44	√	√		√		√	√	√
		45	√	√		√	√	√		√
	胃肠	46		√	√			√		√
		47		√				√		√
		48		√			√	√		√
		49		√			√	√		√
		50		√			√	√		√
		51		√		√		√		
		52		√				√		
		53	√	√			√	√	√	√
		54		√			√	√		√

续表

领域	方面	条目	离散趋势	t检验	聚类分析	相关系数	逐步回归	Cronbach's α	判别分析	因子分析
	膀胱	55	√	√			√	√		√
		56		√	√					√
		57	√	√				√		√
		58	√	√			√	√	√	√
		59		√				√		√
		60	√	√				√		√
		61		√				√		√
	湿浊	62	√	√	√	√		√	√	√
		63	√		√		√		√	√
	痰瘀	64	√	√		√		√	√	√
		65	√	√		√		√		√
		66	√	√	√	√	√	√		√
		67		√				√		√
		68					√	√		√
功能独立性领域	运动功能	69		√				√		√
		70	√	√		√		√		√
		71		√	√	√	√	√		√
	认知功能	72		√				√		√
		73		√		√		√		√
		74	√	√		√	√			√

续表

领域	方面	条目	离散趋势	t检验	聚类分析	相关系数	逐步回归	Cronbach's α	判别分析	因子分析
		75		√	√	√		√		√
		76		√			√	√		√
心理领域	情绪	77		√		√		√	√	√
		78	√	√	√	√	√	√	√	√
		79	√	√		√		√		
		80	√	√						√
	性格	81	√	√	√		√	√		√
		82		√	√	√		√		√
社会领域	社会支持	83	√		√		√	√		
		84		√	√			√		
	治疗影响	85								
		86		√					√	√
		87	√	√				√		√
		88	√	√	√			√		√
		89	√	√			√	√		√
		90	√	√		√		√		

对删除上述条目后的量表条目进行再次归类、合并和整理，调整量表结构。初选量表中“脾”方面的三个条目均被删除，而根据中医理论对“脾”与“胃”的认识，两者在生理病理上有着紧密的联系。在生理上，脾主运化，胃主受纳；脾气升，则水谷之精微得

以输布；胃气降，则水谷糟粕得以下行，两者相反相成，共同完成饮食物的消化吸收及其精微的输布，从而滋养全身，为“后天之本”。在病理上，如脾为湿困，运化失职，清气不升，可影响胃的受纳与和降，出现食少，呕吐，恶心，脘腹胀满等症；反之，若饮食失节，食滞胃脘，胃失和降，亦可影响脾的升清与运化，出现腹胀泄泻等症。

基于以上认识，将初选量表“胃肠”方面的剩余条目修订为“脾胃”方面，以代替初选量表中的“脾”和“胃肠”方面，从而更好地对中医“脾胃功能”的概念及其相关的临床结局进行测量；同样在脏腑功能上紧密联系的还有“肾”和“膀胱”，肾与膀胱相表里，膀胱的气化功能，取决于肾气的盛衰；肾气充足，气化正常，固摄有权，膀胱开阖有度，水液代谢方能正常进行。若肾气不足，气化不利，固摄无权，膀胱开阖失司，则可出现小便不利或失禁，尿频等症。

基于这一认识，将初选量表中“肾”和“膀胱”两方面的剩余条目合并，修订为“肾与膀胱”方面，从而更准确地对相关方面的概念进行测量。审视初选量表中“肝”方面的剩余条目，如“口苦”等条目与“胆腑”功能密切相关，故将其修订为“肝胆”方面，从而进一步明确测量概念。经上述调整后，形成本研究的终选量表，共 4 个领域，17 个方面，64 则条目。终选量表条目池见表 3–21，终选量表结构见表 3–22，终选量表详见附录 2。

表 3–21　2 型糖尿病 PRO 量表初选条目池

指标	序号	条目问题	指标	序号	条目问题
乏力	1	您有疲劳的感觉吗?	咳嗽	33	您有咳嗽的情况吗?
	2	您感觉浑身没有力气吗?	水肿	34	您有浮肿的情况吗?
	3	您有肢体软弱无力的感觉吗?	耳聋	35	您感觉听力下降了吗?

续表

指标	序号	条目问题	指标	序号	条目问题
气短	4	您有呼吸短促的情况吗?	耳鸣	36	您有耳鸣的情况吗?
皮肤瘙痒	5	您有皮肤瘙痒的情况吗?	骨节疼痛	37	您有骨关节疼痛的感觉吗?
畏寒	6	您有怕冷的感觉吗?	腰背酸痛	38	您有腰背酸痛的感觉吗?
肢冷	7	您有手脚或上下肢发凉的情况吗?	夜尿频多	39	您有夜间小便频多的情况吗?
口渴	8	您有口渴的感觉吗?	小便不畅	40	您有排尿不畅的情况吗?
多饮	9	您每天的饮水量多吗?	多尿	41	您每天的尿量多吗?
恶热	10	您有怕热的感觉吗?	尿频	42	您每天小便的频次多吗?
盗汗	11	您有盗汗的情况吗?	尿急	43	您有尿意一来即迫不及待排尿的情况吗?
胸闷	12	您有胸闷憋气的感觉吗？	大便黏腻	44	您有大便黏腻不爽的情况吗?
胸痛	13	您有胸口疼痛（甚至放射至肩背或手臂）的感觉吗?	尿多泡沫	45	您有小便泡沫多的情况吗?
心悸	14	您有心脏跳动慌乱不安的感觉吗?	肢体疼痛	46	您有肢体疼痛的感觉吗?
失眠	15	您的睡眠情况怎么样?	肢体麻木	47	您有肢体麻木的感觉吗?
	16	您睡觉时容易醒吗?	肢体酸胀感	48	您有肢体酸胀的感觉吗?
	17	您有入睡困难的情况吗?	运动能力	49	您在行走或上下楼梯时感到困难吗?

续表

指标	序号	条目问题	指标	序号	条目问题
视物昏花	18	您有看东西模糊不清的感觉吗?	解决问题能力	50	患糖尿病使您在日常外出活动（购物、游玩等）时感到困难了吗?
眼干	19	您有眼睛干涩的情况吗?		51	您因患糖尿病而使完成工作或学习任务的困难增加了吗?
易流泪	20	您容易流眼泪吗?	记忆能力	52	您爱忘事吗?
头晕	21	您有头晕的感觉吗?	社交能力	53	患糖尿病影响到您和家人的和睦相处了吗?
头痛	22	您有头痛的感觉吗?	抑郁	54	患糖尿病使您在社会上的人际交往受到影响了吗?
头胀	23	您有头胀的感觉吗?		55	您有郁闷、忧愁、悲伤等情绪低落的情况吗?
口苦	24	您有口苦的感觉吗?	烦躁	56	您感到心情烦躁吗?
抽筋	25	您有抽筋的情况吗?	易怒	57	您容易发火吗?
恶心	26	您有恶心的感觉吗?	多疑	58	您容易对别人产生猜忌或怀疑吗?
反酸	27	您有胃里反酸水的情况吗?	自卑	59	您因患糖尿病而有不如别人或被人歧视的感觉吗?
烧心	28	您有胃部烧灼感吗?	经济支持	60	您感到医治糖尿病有经济上的压力或困难吗?
嗳气	29	您爱打饱嗝吗?	行为干预	61	定期监测血糖使您感到厌烦吗?
便秘腹泻	30	您有便秘或腹泻的情况吗?		62	坚持按时服用降糖药或注射胰岛素对您来说困难吗?

续表

指标	序号	条目问题	指标	序号	条目问题
大便干稀不调	31	您有大便时干时稀的情况吗?		63	饮食控制使您感到烦恼或不快吗?
喘憋	32	您有感觉呼吸困难，喘不过气来的情况吗?		64	坚持规律的运动锻炼对您来说困难吗?

表 3-22　2 型糖尿病 PRO 量表初选量表结构

领域名称	领域代码	方面名称	方面代码	条目范围
生理领域	D1	气虚	F1	1–4
		血虚	F2	5
		阳虚	F3	6–7
		阴虚	F4	8–11
		心	F5	12–17
		肝胆	F6	18–25
		脾胃	F7	26–31
		肺	F8	32–33
		肾与膀胱	F9	34–43
		湿浊	F10	44–45
		痰瘀	F11	46–48
功能独立性领域	D2	运动功能	F12	49–50
		认知功能	F13	51–54
心理领域	D3	情绪	F14	55–57
		性格	F15	58–59
社会领域	D4	社会支持	F16	60
		治疗影响	F17	61–64

第四章
2 型糖尿病 PRO 量表性能考核

利用现场调查数据资料，采用统计学方法对终选量表进行信度、效度和反应度等量表基本性能的初步考核与评估。统计学计算分析通过 SPSS 19.0 专业统计软件完成。

1　信度考核

信度的定义是一组测验分数中真分数方差与实测分数方差的比值，是对测量工具的测量一致性程度所做的估计。一个可以使用的量表在相似的情形下，相同个体多次重复测验的结果应该是一致的，或者是可重复的，亦即具有较为可靠的信度[57]。本研究主要从量表的内部一致性角度评估量表的信度，通过考察量表项目的同质性，反应项目与潜变量的关联程度，采用的方法是分半法和克朗巴赫 α 系数法。

1.1　分半法

是从检验两个半量表的相关性来检验量表内部一致性信度的方法。将量表条目按序号奇偶不同，分成两个平行的半份量表，然后计算两半之间的相关，即得到分半信度系数。本研究中采用分半信度检验较为常用的 Spearman−Brown 系数，一般认为 Spearman−

Brown 系数达到 0.7 以上则认为分半信度较好[58]。

本量表的分半信度考核结果如表 4–1 所示：量表总体分半信度系数为0.829，四个领域的分半信度系数分别为：生理领域0.840，功能独立性领域 0.654，心理领域 0.723，社会领域 0.689。量表总体和生理、心理两个领域的分半信度系数均大于 0.7，可以认为分半信度较好；功能独立性领域和社会领域分半信度不理想，考虑与条目较少有关。

1.2　克朗巴赫 α 系数法

量表的内部一致性信度最常用的评价指标为 Alpha 模型的信度系数，及克朗巴赫 α 系数（Cronbac's α），通常在探索性研究中要求 Cronbach's α 至少达到 0.6，量表 Cronbach's α 达到 0.7 或更高即认为一致性信度较好，达到 0.8 或更高即认为一致性信度很好[59]。

本量表的 Cronbach's α 系数检验结果如表 4–1 所示：量表总体的 Cronbach's α 系数为 0.923，一致性信度很好；四个领域的 Cronbach's α 分别为：生理领域 0.909，功能独立性领域 0.762，心理领域 0.826，社会领域 0.697。除社会领域外，其它三个领域的 Cronbach's α 均在 0.7 以上，内部一致性信度较好。

总体看来，2 型糖尿病 PRO 量表信度的初步考核得到较为满意的结果。

表 4–1　2 型糖尿病 PRO 量表信度系数表

量表范围	Spearman–Brown	Cronbach's α
总表	0.829	0.923
生理领域	0.840	0.909

续表

量表范围	Spearman-Brown	Cronbach's α
功能独立性领域	0.654	0.762
心理领域	0.723	0.826
社会领域	0.689	0.697

2 效度考核

效度又称准确度，意在反映量表是否有效地测定到了它所打算测定的内容，或量表的测定结果与预想结果的符合程度。本研究主要对量表的内容效度和结构效度进行考核。

2.1 内容效度

内容效度是一个定性地评价量表效度的指标，考察的是量表、各条目是否测定了研究者希望测定的内容。内容效度与结构效度有相关性，因此评价结构效度的量化指标可以间接反应内容效度，故在评价内容效度时，可通过分析量表条目与其所属领域或方面得分的相关性，以及与其他领域或方面得分的相关性的方法来实现，如果条目或方面与其所属的领域的相关性较强，而与其他领域的相关性较弱，则可以认为量表具有较好的内容效度[4,60]。

计算各条目得分与各领域得分间的 Pearson 相关系数，结果如表 4-2 所示：生理领域包含条目数最多，涉及测量概念的方面广泛，条目与所属领域相关系数分布范围较大且相关性较弱，在 0.130～0.627之间，平均为0.433＞0.4，除“入睡困难”（17），“便秘或腹泻”（30），“尿急”（43）三个条目外，生理领域各条目与其所属领域的相关系数均高于与其他领域的相关系数；功能独立性领域、心理领域和社会领域问题较少，涉及测量概念的方面较少，故条目与所属领域的相关性明显高于生理领域，其中功能独立性领域分布在 0.614 ～ 0.715 之间，平均 0.683 > 0.6；心理领域分布在 0.683 ～ 0.814，平均 0.768 > 0.7；社会领域分布在 0.499 ～ 0.778，平均 0.671 > 0.6，除“经济支持”（60）外，均大于 0.6。功能独立性领域、心理领域、社会领域各条目与所属领域相关系数均明显高于与其他领域的相关系数。量表所有条目与所属领域间的相关系数均有统计学意义（$P < 0.05$）。

表 4-2　终选量表各条目与领域得分相关系数

领域	条目	生理	独立性	心理	社会	领域	条目	生理	独立性	心理	社会
生理	1	.577	.385	.163	.216	生理	33	.351	.164	.024	.094
	2	.543	.361	.218	.153		34	.510	.271	.128	.098
	3	.610	.393	.238	.031		35	.587	.337	.291	.076
	4	.545	.367	.349	.171		36	.377	.053	.188	.009
	5	.413	.088	.015	.043		37	.572	.285	.142	.229
	6	.568	.287	.161	.129		38	.519	.184	.164	.034
	7	.571	.351	.108	.205		39	.462	.271	.101	.208
	8	.459	.016	.038	.046		40	.356	.248	.062	.096
	9	.289	.013	-.024	.102		41	.421	.229	.035	.049
	10	.297	.197	.117	.282		42	.400	.235	.105	.173
	11	.295	.180	.214	-.078		43	.263	.296	.103	.209
	12	.512	.352	.406	.285		44	.488	.170	.046	.119
	13	.555	.219	.276	.151		45	.130	-.006	-.036	.074
	14	.436	.184	.328	.063		46	.627	.386	.331	.232
	15	.495	.190	.300	.185		47	.495	.248	.080	.082
	16	.543	.298	.304	.219		48	.586	.409	.242	.273

续表

领域	条目	生理	独立性	心理	社会	领域	条目	生理	独立性	心理	社会
	17	.339	.265	.374	.240	独立性	49	.473	.711	.297	.316
	18	.322	.263	.185	.064		50	.458	.715	.224	.241
	19	.505	.230	.249	.121		51	.311	.693	.279	.154
	20	.256	.063	.175	.107		52	.413	.614	.362	.320
	21	.583	.207	.268	.055		53	.208	.694	.524	.509
	22	.462	.034	.186	−.037		54	.144	.671	.549	.437
	23	.581	.201	.331	.046	心理	55	.255	.531	.814	.364
	24	.428	.047	.119	.144		56	.281	.432	.795	.297
	25	.354	.206	.015	−.040		57	.349	.306	.758	.304
	26	.263	.168	.096	.032		58	.243	.390	.790	.330
	27	.223	.000	−.086	−.003		59	.349	.437	.683	.136
	28	.372	.189	.160	.039	社会	60	.128	.283	.096	.499
	29	.261	.210	.214	.143		61	.178	.228	.216	.722
	30	.225	.254	.083	.117		62	.037	.155	.199	.694
	31	.282	.068	.060	−.036		63	.165	.298	.275	.778
	32	.501	.378	.402	.252		64	.374	.616	.457	.660

计算生理领域中各条目得分与其所属方面得分的 Pearson 相关系数，结果如表 4–3 所示：各条目与其所属方面的相关性较各条目与生理领域的相关性均明显提高，除“抽筋”(25)，“尿急”(43) 两个条目外，其余条目与其所属方面相关系数均大于 0.4，所有条目与其所属方面的相关系数均高于与其他方面的相关系数且均有统计学意义（$P < 0.01$）。

表 4–3 生理领域各条目与方面得分相关系数

方面	条目	气虚	血虚	阳虚	阴虚	心	肝胆	脾胃	肺	肾与膀胱	湿浊	痰瘀
气虚	1	.877	.119	.363	.340	.242	.494	.349	.257	.294	.347	.217
	2	.932	.110	.391	.217	.289	.430	.296	.298	.252	.242	.186
	3	.890	.163	.454	.216	.347	.436	.286	.297	.406	.183	.323
	4	.632	.283	.378	.193	.423	.312	.151	.396	.429	.136	.350
血虚	5	.194	1.000	.166	.350	.209	.331	.098	.087	.372	.124	.274
阳虚	6	.467	.169	.912	.125	.318	.312	.188	.229	.489	.243	.438
阴虚	7	.392	.134	.909	.152	.334	.252	.221	.308	.509	.312	.485
	8	.281	.251	.143	.693	.140	.421	.243	.241	.370	.263	.130
	9	.094	.183	.150	.714	.039	.188	.131	.095	.263	.249	.009
	10	.202	.288	.060	.664	.081	.149	.194	.151	.222	.217	.051
	11	.142	.151	.021	.413	.173	.124	.243	.093	.301	.089	.243
心	12	.503	.109	.223	.243	.585	.373	.255	.482	.302	.066	.257
	13	.207	.250	.261	.192	.635	.422	.224	.367	.504	.091	.439
	14	.243	.259	.300	.064	.624	.372	.147	.322	.276	.007	.273
	15	.278	.135	.272	.081	.780	.361	.124	.255	.340	.181	.372
	16	.226	.173	.321	.212	.680	.321	.188	.192	.486	.266	.469
	17	.098	.007	.121	–.058	.735	.284	.001	.122	.270	.114	.255
肝胆	18	.273	.256	.054	.015	.286	.425	.044	.034	.232	.192	.193
	19	.278	.264	.171	.262	.356	.680	.238	.299	.302	.222	.262
	20	.176	.072	–.080	.214	.182	.503	.256	.212	.051	.096	–.038
	21	.436	.184	.346	.194	.424	.752	.283	.354	.315	.162	.326
	22	.257	.125	.264	.153	.421	.669	.272	.171	.253	.078	.185
	23	.324	.214	.332	.208	.563	.713	.285	.360	.348	.037	.316
	24	.373	.141	.197	.316	.141	.518	.235	.227	.258	.279	.190
	25	.186	.269	.151	.287	.004	.353	.284	.342	.294	.147	.267

续表

方面	条目	气虚	血虚	阳虚	阴虚	心	肝胆	脾胃	肺	肾与膀胱	湿浊	痰瘀
脾胃	26	.153	.107	.061	.151	.192	.172	.540	.341	.159	.082	.036
	27	.098	.035	.005	.226	–.008	.285	.553	.135	.106	.262	–.018
	28	.158	–.035	.117	.227	.249	.395	.540	.293	.235	.107	.182
	29	.276	–.059	.209	.074	.190	.137	.411	.195	.078	.242	.209
	30	.209	.087	.123	.198	–.021	.069	.497	.116	.141	.376	.087
	31	.072	.147	.125	.132	.152	.279	.543	.162	.165	.162	.150
肺	32	.378	.055	.301	.097	.561	.293	.231	.776	.328	.031	.443
	33	.167	.078	.140	.261	.049	.359	.342	.736	.246	.138	.148
肾与膀胱	34	.334	.211	.423	.151	.385	.250	.127	.212	.575	.151	.464
	35	.407	.346	.332	.229	.445	.496	.149	.237	.592	.106	.349
	36	.233	.317	.183	.214	.284	.340	.064	–.077	.426	.145	.157
	37	.144	.240	.385	.299	.340	.317	.217	.294	.714	.214	.573
	38	.236	.173	.303	.204	.492	.343	.105	.277	.525	.208	.479
	39	.235	.194	.355	.284	.238	.154	.217	.203	.623	.303	.276
	40	.126	.066	.272	.271	.229	.178	.082	.165	.463	.077	.282
	41	.250	.164	.385	.326	.162	.129	.253	.257	.522	.123	.277
	42	.134	.161	.229	.357	.194	.073	.138	.247	.620	.177	.296
	43	.113	.129	.109	.225	.056	.092	.177	.255	.364	.184	.148
湿浊	44	.245	.219	.257	.227	.335	.315	.411	.082	.414	.717	.302
	45	.128	–.058	.161	.228	–.092	.045	.193	.068	.008	.663	.001
痰瘀	46	.274	.274	.378	.159	.566	.390	.089	.417	.597	.120	.871
	47	.198	.260	.445	.172	.292	.215	.190	.173	.463	.230	.838
	48	.329	.149	.465	.101	.405	.323	.292	.420	.501	.232	.818

计算功能独立性领域中各条目得分与其所属方面得分的Pearson 相关系数，结果如表 4–4 所示：各条目与其所属方面的相

关性较各条目与功能独立性领域的相关性均明显提高，领域内所有条目与其所属方面相关系数均大于 0.6，所有条目与其所属方面的相关系数均明显高于与其他方面的相关系数且均有统计学意义（P ＜ 0.01）。

表 4–4　功能独立性领域各条目与方面得分相关系数

方面	条目	运动功能	认知功能
运动功能	70	.941	.385
	71	.938	.394
认知功能	73	.374	.727
	74	.314	.655
	75	.269	.797
	76	.249	.777

计算心理领域中各条目得分与其所属方面得分的 Pearson 相关系数，结果如表 4–5 所示：各条目与其所属方面的相关性较各条目与心理领域的相关性均明显提高，领域内所有条目与其所属方面相关系数均大于 0.8，所有条目与其所属方面的相关系数均明显高于与其他方面的相关系数且均有统计学意义（P ＜ 0.01）。

表 4–5　心理领域各条目与方面得分相关系数

方面	条目	情绪	性格
情绪	77	.824	.569
	78	.877	.444
	79	.841	.417
性格	81	.563	.914
	82	.430	.879

计算社会领域中各条目得分与其所属方面的 Pearson 相关系数，结果如表 4–6 所示：领域内所有条目与其所属方面相关系数均大于 0.6，“治疗影响”方面各条目与该方面的相关性较之与社会领域的相关性均明显提高。领域内所有条目与其所属方面的相关系数均明显高于与其他方面的相关系数且均有统计学意义（P < 0.01）。

表 4–6　社会领域各条目与方面得分相关系数

方面	条目	情绪	性格
经济支持	83	1.000	.245
治疗影响	87	.180	.752
	88	.206	.711
	89	.221	.801
	90	.125	.699

计算量表各方面的得分与各领域得分的相关系数，结果如表 3–7 所示：各方面与其所属领域之间的相关较强，相关系数均在 0.4 以上，且明显高于与其他领域的相关系数。所有方面与其所属领域之间的相关系数均有统计学意义（$P < 0.01$）。

表 4–7　量表各方面与领域得分相关系数

领域	方面	生理	功能独立性	心理	社会
生理	气虚	.676	.447	.281	.166
	血虚	.413	.088	.015	.043
	阳虚	.625	.350	.148	.183
	阴虚	.538	.160	.135	.140

续表

领域	方面	生理	功能独立性	心理	社会
	心	.700	.375	.492	.294
	肝胆	.756	.272	.333	.104
	脾胃	.522	.306	.177	.110
	肺	.566	.363	.290	.232
	肾与膀胱	.826	.441	.246	.221
	湿浊	.456	.123	.009	.141
	痰瘀	.676	.411	.259	.230
功能独立性	运动功能	.496	.759	.278	.297
	认知功能	.384	.907	.575	.475
心理	情绪	.350	.494	.930	.378
	性格	.325	.458	.825	.268
社会	社会支持	.128	.283	.096	.499
	治疗影响	.261	.446	.392	.963

分析各领域与总分之间的相关性，结果见表 4–8，可见本量表的各领域得分与总分相关系数均大于 0.4，其中生理领域与总分相关性最强，相关系数达 0.958，社会领域与总分相关性较弱，相关系数为 0.463。所有领域得分与量表总分之间的相关系数均有统计学意义（$P < 0.01$）。

表 4-8　量表各领域得分与总分相关系数

领域得分	量表总分
生理	0.958
功能独立性	0.680
心理	0.568
社会	0.463

通过以上相关性分析表明，量表各条目与各领域及其下属各方面总体上具有较好的相关性，基本符合本量表的设计目的，内容效度较好。

2.2　结构效度

结构效度又称构想效度，是反映量表实际结构是否与研究者构想的理论结构相符的考核指标[60]。本研究采用探索性因子分析（exploratory factor analysis，EFA）对终选量表的结构效度进行考核，若通过因子分析的方法提取出的若干公因子所包含的条目存在量表设计者所预想的结构逻辑关系，则可认为该量表具有结构效度。

本研究用主成分分析方法对终选量表全部 64 个条目做因子分析，根据特征值碎石图（见图 4–1）所示，采用碎石检验法将要提取的公因子个数确定为 12。

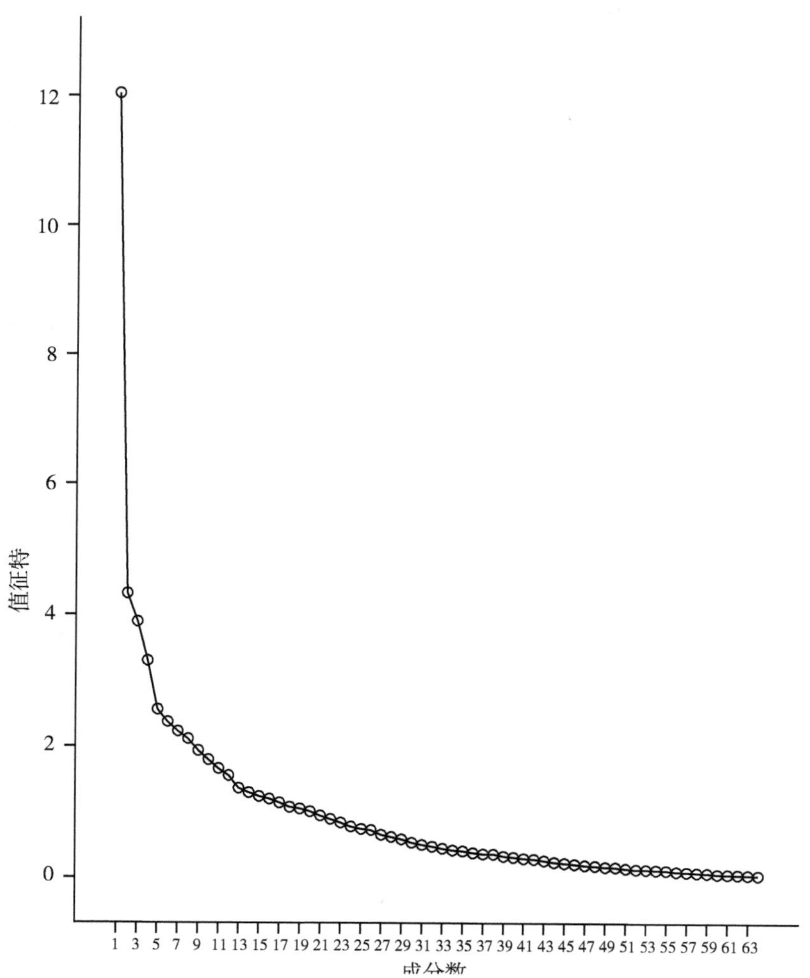

图 4-1　因子分析碎石图

每个因子的特征根、方差贡献率和累积方差贡献率如表 4-9 所示。12 个因子总共解释了 62.181% 的方差，量表所有指标的总方差基本上能被所提取的公因子解释。

表 4-9　12 个公因子特征根及方差贡献率、累计方差贡献率

因子	初始特征值			提取各因子的平方和负载			旋转后各因子的平方和负载		
	合计	方差贡献率 %	累积方差贡献率 %	合计	方差贡献率 %	累积方差贡献率 %	合计	方差贡献率 %	累积方差贡献率 %
1	12.039	18.811	18.811	12.039	18.811	18.811	5.065	7.914	7.914
2	4.324	6.757	25.567	4.324	6.757	25.567	4.426	6.916	14.830
3	3.895	6.086	31.653	3.895	6.086	31.653	4.230	6.610	21.440
4	3.305	5.164	36.817	3.305	5.164	36.817	3.777	5.902	27.342
5	2.564	4.007	40.824	2.564	4.007	40.824	3.296	5.150	32.492
6	2.376	3.712	44.536	2.376	3.712	44.536	3.273	5.113	37.606
7	2.231	3.485	48.021	2.231	3.485	48.021	3.236	5.057	42.663
8	2.114	3.303	51.324	2.114	3.303	51.324	2.791	4.361	47.024
9	1.935	3.024	54.347	1.935	3.024	54.347	2.693	4.207	51.231
10	1.797	2.808	57.155	1.797	2.808	57.155	2.644	4.131	55.362
11	1.661	2.596	59.751	1.661	2.596	59.751	2.464	3.850	59.212
12	1.555	2.430	62.181	1.555	2.430	62.181	1.900	2.969	62.181

提取方法：主成份分析。

经方差最大旋转后，得到各因子支配的条目和各条目在所属因子上的载荷系数，见表 4–10。

表 4–10　方差最大旋转后的因子载荷矩阵

条目	因子											
	1	2	3	4	5	6	7	8	9	10	11	12
46	.711											
47	.695											

续表

条目	因子											
	1	2	3	4	5	6	7	8	9	10	11	12
37	.653											
48	.633											
38	.626											
7	.578											
6	.513											
16	.453											
34	.425											
54		.805										
53		.780										
55		.702										
58		.695										
59		.669										
51		.502										
64		.482										
22			.734									
23			.706									
21			.673									
14			.542									
17			.530									
15			.519									
19			.416									
2				.867								
1				.838								

续表

条目	因子											
	1	2	3	4	5	6	7	8	9	10	11	12
3				.747								
24				.369								
29				.345								
42					.806							
41					.790							
39					.700							
40					.427							
18						.663						
35						.591						
36						.591						
5						.525						
52						.471						
10						.377						
44						.372						
32							.710					
12							.691					
4							.514					
49							.463					
13							.400					
61								.794				
63								.729				
62								.632				
60								.299				

续表

条目	因子											
	1	2	3	4	5	6	7	8	9	10	11	12
28									.746			
27									.745			
26									.602			
11									.414			
33										.635		
25										.576		
31										.530		
43										.515		
30										.479		
50										.446		
8											.634	
9											.575	
45											.533	
20											.478	
56												.622
57												.563

注：提取方法 :主成份。

旋转法 :具有 Kaiser 标准化的正交旋转法。旋转在 42 次迭代后收敛。

据上表可对提取的 12 个因子的意义做出解释，每个因子代表的方面见表 4–11。因子 1 反映的是生理领域“痰瘀”“肾与膀胱”和“阳虚”三个方面的信息；因子 2 反映的是功能独立性领域“认知功能”方面和心理领域“性格”方面的信息；因子 3 反映的是生理领域“肝胆”和“心”方面的信息；因子 4 集中反映的是生理领域“气虚”方面的信息；因子 5 集中反映的是生理领域“肾与膀胱”方面的信息；因子 7 集中反映的是生理领域“肺”和“心”方面的信息；因子 8 集中反映的是社会领域所有方面的信息；因子 9 集中反映的是生理领域“脾胃”方面的信息；因子 10 集中反映的是生理领域“肺”“肝胆”“脾胃”方面的信息；因子 11 集中反映的是生理领域“阴虚”和“湿浊”方面的信息；因子 12 集中反映的是心理领域“情绪”方面的信息。因子 2 包含了来自“功能独立性”和“心理”两个不同领域的方面，对因子 2 中的条目再次进行因子分析，不同领域条目则可明显分开，如表 4–12 所示。因子 8 包含了社会领域所有条目，再次进行因子分析后，社会领域的两个方面的条目也可明显分开，如表 4–13 所示。可以看出提取的 12 个因子几乎涵盖了量表所有方面的信息，且各因子间显然存在着量表本身内在的逻辑关系，故可以认为量表具有结构效度。

表 4–11　各因子代表的量表方面

因子	代表方面
1	生理领域（痰瘀，肾与膀胱，阳虚）
2	功能独立性领域（认知功能），心理领域（性格）
3	生理领域（肝胆、心）
4	生理领域（气虚）
5	生理领域（肾与膀胱）
6	生理领域（肝胆，肾与膀胱，血虚）
7	生理领域（肺，心）
8	社会领域（社会支持，治疗影响）
9	生理领域（脾胃）
10	生理领域（肺，肝胆，脾胃）
11	生理领域（阴虚，湿浊）
12	心理领域（情绪）

表 4-12　因子 2 再次因子分析载荷矩阵

条目	因子	
	1	2
58	.872	.168
59	.802	.128
55	.658	.431
64	.551	.362
54	.348	.834
53	.328	.831
51	.079	.706

表 4-13　因子 8 再次因子分析载荷矩阵

条目	因子	
	1	2
63	.803	.141
61	.743	.145
64	.703	-.075
62	.687	.197
60	.114	.978

3　反应度考核

反应度指量表能测出不同对象、不同时间生存质量变化的能力，即反映对象生存质量变化的敏感度。通常从下两方面来考察量表的反应度：①反应同一个体的特质随时间改变的能力：本研究中未用终选量表对患者在医学干预后的情况进行第二次随访测量，故未能得出此项反应度评价情况。②区分已知的两类不同人群的能力：在本研究中，分别计算门诊和住院病人的各方面、各领域得分及总得分，通过均数 t 检验进行比较，分析这两类人群得分的差别是否有统计学意义，从而对量表区分已知两类不同生存质量人群的能力做出评估。结果如表 4–14 所示：两类人群量表总分以及所有领域得分的比较均有统计学意义（$P < 0.05$），可以认为本量表具备较好的区分不同人群临床结局的反应度。

表 4–14　不同人群量表总分及各领域得分 t 检验结果

	分组	样本量	均数	标准差	t	P（单侧）
总分	门诊	140	241.14	27.577	–8.308	.000
	住院	60	269.90	19.830		
生理领域	门诊	140	177.14	22.120	–8.879	.000
	住院	60	200.90	14.834		
功能领域	门诊	140	24.64	3.993	–2.905	.002
	住院	60	26.42	3.924		
心理领域	门诊	140	19.29	4.180	–4.353	.000
	住院	60	21.47	2.752		
社会领域	门诊	140	20.08	3.894	–1.998	.024
	住院	60	21.12	3.114		

4　讨论

4.1　量表研制的关键环节

4.1.1　条目池的形成

本量表的研制遵循了国际量表研发的规范，参考多种社会学方法，明确以“2 型糖尿病患者报告结局”为量表测量的概念对象，在中医理论指导下构建量表的理论结构框架，综合运用了查阅文献、临床数据分析和患者访谈的方法收集和发展条目，后经核心小组讨论和小范围认知测试等步骤，修订整理形成初选量表条目池，共包含条目 90 条。利用数据分析的方法归纳整理 1557 人次的临床病例“刻下症”信息，发展得到量表指标近 90 条，为量表生理领域条目的发展提供了丰富的来源，同时大样本的可靠性也弥补了患者访谈方法在发展条目中的不足。

4.1.2 条目筛选

条目筛选是 PRO 量表研制过程中的关键，本研究以现场调查的数据资料为依托，综合运用离散趋势、t 检验、相关系数、克朗巴赫 α 系数、聚类分析、逐步回归、判别分析、因子分析共八种统计学方法筛选条目。在现场调查中，为了增强样本和总体的结构一致性，提高样本的代表性，从性别、年龄、并发症等特征角度采用了分层抽样的方法。初选量表条目较多，筛选条目时要求保留同时满足至少四种筛选指标的条目，以使选出的条目具有较高的重要性、敏感性和代表性，同时使量表的长度得到优化，提高量表的接受率和完成率。现场调查共收集量表 200 份，其中门诊患者 140 份，住院患者 60 份，满足反应度分析条件，最终有 26 个条目被删除，可操作性能得到明显优化。

4.1.3 量表结构调整

本研究开始阶段的量表预想理论结构模型在条目筛选后出现原生理领域“脾”方面条目空缺的情况，统计学方法如聚类分析、因子分析等筛选条目时，亦提示“肾”与“膀胱”方面的条目一致性较好，提示初选量表的理论结构框架需要调整和修订。结合中医藏象理论和脏腑辨证思想，脏与腑在生理病理上的联系是十分密切的，在将条目归类时，同一脏腑系统的病症很难清晰地在脏与腑间进行划分，尤其是像“脾胃”“肝胆”“肾与膀胱”这样在中医藏象、经络学说和现代医学生理病理认识上都有着很强一致性和相关性的脏腑。基于这一情况，研究者对入选终选量表的条目进行再次归类、合并和整理，调整量表结构。将初选量表“胃肠”方面的入选条目作为“脾胃”方面，代替初选量表中的“脾”和“胃肠”方面；将初选量表中“肾”和“膀胱”两方面的入选条目合并，修订为“肾与膀胱”方面；将初选量表中“肝”方面修订为“肝胆”方面，从而进一步明确其所测量的概念。结构调整后的终选量表共包含 4 个领域，17 个方面，量表结构得到优化的同时，也使测量能更好地反映临床实际，更好地体现中医特色。

4.2 量表考核结果分析

4.2.1 信度考核

本量表总体和生理、心理两个领域的分半信度系数均大于 0.7，总体上可以认为量表条目的一致性较好，尤其是生理领域（分半信度系数＞ 0.8）；功能独立性领域和社会领域分半信度不理想，考虑与条目较少有关。在 Cronbach's α 系数检验中，量表总体和生理领域的 Cronbach's α 系数均大于 0.9，一致性信度很好；除社会领域外，其它三个领域的 Cronbach's α 均在 0.7 以上，考虑社会领域条目较少，且包含的“社会支持”与“治疗影响”两个方面的概念跨度较大，影响了该领域条目的内部一致性。

4.2.2 效度考核

4.2.2.1 内容效度

分析各领域与总分之间的相关性，以生理领域与总分的相关性最强，远高于其他领域。一方面与本量表在生理领域指标的发展较为充分有关，一方面也说明了影响 2 型糖尿病患者临床结局的主要因素是疾病带来的身体感受上的不适。社会领域与总分的相关性较弱（相关系数＜ 0.5），一方面提示该领域条目发展还不够充分，一方面也说明了社会因素对患者报告临床结局的影响多是潜在和间接的。

在生理领域中，尤以“肾与膀胱”“肝胆”“心”等方面的得分与生理领域的得分相关性为高（相关系数≥ 0.7），分析这些方面所包含的条目，集中反映了糖尿病心、脑、肾等重要并发症的典型症状信息，提示心、脑、肾等并发症是影响 2 型糖尿病患者报告临床结局的主要方面。社会领域中“社会支持”方面与该领域相关性较弱（相关系数＜ 0.5），考虑与该方面条目仅有一个，而其余四个条目均属治疗影响方面，测量概念间一致性不强有关。

分析各条目得分与各领域得分间的相关性，表现为功能独立性领域、心理领域、社会领域各条目与所属领域相关性均较高，而生理领域则较低。考虑与生理领域包含条目多，涉及测量概念复杂多样有关，个别与生理领域相关性较差的条目如“小便泡沫多”（相关系数＜ 0.2），其临床意义有待进一步探讨。

4.2.2.2 结构效度

本研究采用探索性因子分析方法对量表结构效度进行考核。为了能使提取的公因子具有较好的解释效能，运用了碎石检验的方法，根据碎石图中的数据分布情况，确定提取 12 个公因子，经方差最大旋转后，根据各条目在所属因子上的载荷系数，对提取的 12 个因子的意义做出解释，每个因子代表的方面见表 4–11。因子 4，9，12 均能用量表中的单一方面进行解释；对包含“功能独立性”和“心理”两个不同领域条目的因子 2 再次进行因子分析，两不同领域的条目可明显分开；对包含整个社会领域条目的因子 8 再次进行因子分析，则所属条目按量表结构中的两个方面明显分开。总的来说，提取的 12 个因子基本反映了量表所有方面的信息，且各因子与量表本身的内在结构存在明显的逻辑关系，具有一定的结构效度。而生理领域包含因子较多，且因子较少能够被量表的某个单一方面所解释，提示生理领域结构效度较弱。

4.3 应用前景和创新点

4.3.1 应用前景

本量表专门为测量 2 型糖尿病患者报告临床结局而研制，从患者的角度出发，可以了解 2 型糖尿病患者的不适症状和疾病相关信息，还能为全面评价临床疗效，以及选择和制定治疗方案提供有力的工具；量表研发强调中医药理论的指导，条目发展和结构设置体现了中医理论特色，比较符合中医临床实际。

4.3.2 创新点

前期文献研究结果显示，国内外目前尚无 2 型糖尿病中医 PRO 量表。本研究在借鉴国际 PRO 量表研制范式的同时，力求突出中医特色，探索了“中医理论指导，紧密结合临床”的量表研制思路，综合运用文献整理、临床数据分析和患者访谈等方法发展条目，特别是尝试性地以大样本临床数据分析结果作为条目的主要来源之一。

4.4 存在的问题及下一步工作

4.4.1 条目发展方面

本量表性能初步考核结果显示，量表社会领域、功能独立性领域条目发展不充分，对量表的信度和效度均有影响，下一步需开展这些领域条目的补充和完善工作，扩大患者深入访谈的样本量，收集更多更有效的指标，提高这些领域的测量性能。

4.4.2 现场调查方面

量表的研制是一个反复循环的过程，在这个过程中，现场调查起着很重要的作用，反复的现场调查和量表实测，在为量表评价和进一步修订提供必要的数理依据的同时，也使量表的理论模型与实际情况渐趋一致。本研究因时间所限，仅实现了一次样本量为 200 例的现场调查，今后应开展较大样本的研究，用修订后的终选量表开展第二轮的现场调查，为量表性能的考核和进一步修订提供更为充足的依据。

4.4.3 性能考核方面

本研究中终选量表的性能考核是在初选量表的现场调查数据基础上进行的，缺少对终选量表实际调查可行性的分析内容。信度考核方面，常用的信度测量方法主要有三种：重复测量法、分半信度法和 Cronbach's α 信度法，在实际工作中，可以根据具体情况选择一种或多种方法对量表的信度进行考核，本研究未对量表的重复测量信度进行考核。重复测量信度是一组被试在不同时间用统一测验测量两次（两次测验间隔一段时距）所得两次测验分数间的简单相关系数，也称稳定系数，下一步研究中应考虑予以完善。反应度考核方面，本研究仅对量表区分门诊与住院患者的能力进行了考核，而对量表检测出临床结局随时间推移出现的变化的反应度未进行考核。下一步临床施测过程中应在一段时间的医疗干预后进行量表的随访，比较先后两次量表的测评结果，对量表反应同一个体特质随时间改变的能力做出评价。

参考文献

[1] US Department of Health and Human Services FDA CDER，CBER，CDRH. Guidance for Industry：Patient-Reported Outcome Measures：Use in medical product development to support labeling claims draft guidance[J]. Health and Quality of Life Outcomes，2006，4：79.

[2] 王雪飞，高颖，马斌.病人报告的结局评价在中风病临床研究中应用探讨[J].中华中医药杂志（原中国医药学报），2009，24（9）：1174–1177.

[3] Shaw J E，Sicree R A，Zimmet P Z.Global estimates of the prevalence of diabetes for 2010 and 2030[J].Diabetes Res Clin Pract，2010，87（1）：4–14.

[4] 刘保延．患者报告结局的测量——原理、方法与应用 [M]. 第 1 版．北京：人民卫生出版社，2011：4–12，54–67，71，93，162–168，328–339.

[5] 陈薇，刘建平．临床疗效研究中的患者报告结局 [J] 中国中西医结合杂志，2009，29（8）：746–749.

[6] 张艳宏，刘保延，刘志顺，等 .PRO 与中医临床疗效评价 [J]. 中医杂志，2007，48（8）：680–682.

[7] 张艳宏，刘保延，何丽云，等．病人报告的临床结局研究进展 [J]. 中华中医药学刊，2008，26（12）：2574–2576.

[8] 刘凤斌．量表测评方法在中医临床疗效评价中的应用与展望 [J]. 中国中西医结合杂志，2007，27（12）：1129–1132.

[9] Emery M P，Perrier L L，Acquadro C.Patient–reported outcome and quality of life instruments database（PROQOLID）：frequently asked questions[J]. Health Qual Life，2005，3：12.

[10] Osoba D.Translating the science of patient-reported outcomes assessment into clinical practice[J].J Natl Cancer Inst Monogr，2007，37：5–11.

[11] 邓彩霞.生活质量测评在糖尿病患者疗效评价中的应用[J].现代医药卫生，2007，23（14）：2117–2119.

[12] 张广恩，丁元林．糖尿病特异性生存质量量表的研究进展 [J]. 中国慢性病预防与控制，2005，13（6）：313–315.

[13] 王文绢 .SF-36 量表在糖尿病患者生存质量测量中的应用 [J]. 中国临床康

复，2006，6（7）：932–934.
[14] 孔丹莉，张广恩，潘海燕 . 糖尿病特异性生存质量量表的引进及文化调适 [J]. 中国行为医学科学，2007，16（8）：758–759.
[15] 屈岭，潘明政 . 国内糖尿病生存质量量表研究进展 [J]. 中国行为医学科学，2007，26（8）：765–766.
[16] 谢懿 . 生存质量及其在中医药治疗糖尿病中的应用 [J]. 深圳中西医结合杂志，2005，15（3）：185–188.
[17] 赵列宾，陈钦达，周莹霞，等 .2 型糖尿病控制状况评价量表的应用 [J]. 中华内分泌代谢杂志，2004，20（4）：318–322.
[18] 王乐三，孙振球，蔡太生，等 .2 型糖尿病患者生活质量量表的研制与考评 [J]. 中南大学学报（医学版），2005，30（1）：21–27.
[19] 付陈超，张传芳，杨静 .2 型糖尿病患者生活质量量表的修订与考评 [J]. 中国现代医学杂志，2010，20（1）：60–65.
[20] 杨杰，杜松 .《黄帝内经 》中诊法理论体系概要 [J]. 中华中医药杂志（原中国医药学报），2008，23（7）：580–582.
[21] 焦锟，石涛 .《伤寒论》问诊成就初探 [J]. 天津中医药，2009，26（1）：43–44.
[22] 刘宏潇 . 中医问诊与患者报告的结构测量 [J]. 中国中医基础医学杂志，2010，16（10）：880–881.
[23] 老膺荣，朱泉 .《十问歌》的演变及补遗 [J]. 山西中医，2005，21（4）：61–62.
[24] 刘凤斌，方积乾，王建华 . 中医药临床疗效评价的探讨 [J]. 中药新药与临床药理，2004，15（4）：290–292.
[25] 王雪飞，高颖，刘庆文 . 病人报告的结局评价在中医临床研究中的应用初探 [J]. 辽宁中医杂志，2009，36（4）：505–508.
[26] 刘康宏 . 浅谈《伤寒论》之问诊 [J]. 山西中医，2007，23（4）：47.
[27] 陈琦军 . 浅谈《伤寒论》病脉证治的辨证特色 [J]. 中国中医急症，2010，19（3）：488.
[28] 贾春华，王永炎，鲁兆麟 . 论《伤寒论》“观其脉证，知犯何逆，随证治之”[J]. 北京中医药大学学报，2008，31（7）：437–439.

[29] 王小云，杨洪艳，聂广宁，等 . 绝经综合征疗效评定量表设计思路 [J]. 新中医，2007，39（3）：4–6.

[30] 刘凤斌，王维琼 . 中医脾胃系疾病 PRO 量表理论结构模型的构建思路 [J]. 广州中医药大学学报，2008，25（1）：12–14.

[31] 刘凤斌，郭丽，刘小斌 . 建立中医重症肌无力 PRO 量表的理论结构模型构想的探讨 [J]. 新中医，2009，41（9）：27–29.

[32] 何庆勇，王阶，施展，等 . 冠心病心绞痛中医 PRO 疗效评价量表理论结构模型构想 [J]. 中华中医药杂志（原中国医药学报），2010，25（1）：42–45.

[33] 江芳超，李友林 . 反映中医内容特征的慢性阻塞性肺疾病稳定期 PRO 量表理论结构模型的构建思路 [J]. 中医杂志，2011，52（12）：1008–1010.

[34] 董国菊，李立志 . 患者报告结局在中医药防治心血管系统疾病疗效评价中的应用与思考 [J]. 中国中西医结合杂志，2011，31（2）：260–263.

[35] 张丽芬，吕仁和，赵进喜，等 . 中医辨证治疗方案对糖尿病肾病肾功能不全患者生存质量的影响——多中心临床研究 [J]. 中医杂志，2008，49（2）：119–122.

[36] 钟家珮，李保双 . 应用基于慢性胃肠疾病患者报告临床结局量表评价中医药治疗胃食管反流病疗效的临床研究 [A]. 世界中医药学会联合会 . 世界中医药学会联合会消化病专业委员会首届消化病国际学术大会论文集 [C]. 世界中医药学会联合会消化病专业委员会首届消化病国际学术大会 . 北京，2010：19–22.

[37] 刘凤斌，李培武 . 中医脾胃系疾病 PRO 量表在中医药辨证论治功能性胃肠病疗效评价中的应用初探 [A]. 中华中医药学会 . 中华中医药学会第二十二届全国脾胃病学术交流会暨 2010 年脾胃病诊疗新进展学习班论文汇编 [C]. 中华中医药学会第二十二届全国脾胃病学术交流会 . 北京，2010：297–302.

[38] 胡学军，张伯礼，蔡光先 . 中风病患者生存质量量表的研制与考评 [J]. 中医药学刊，2006，24（9）：1638–1640.

[39] 李立志，董国菊，王承龙，等 . “基于心血管疾病病人报告的临床疗效评价量表”的研制及统计学分析 [J]. 中西医结合心脑血管病杂志，2008，6

（7）：757-759.
[40] 刘宏潇，姜泉，刘保延，等 . 基于类风湿关节炎患者报告的临床结局测量量表的初步构建 [J]. 中医杂志，2009，50（6）：503-506.
[41] 李芳 . 基于慢性盆腔痛患者报告的临床结局疗效评价指标研究 [D]. 北京：北京中医药大学，2008：17.
[42] 何庆勇，王阶，姚魁武，等 . 冠心病心绞痛患者报告临床结局评价量表条目池的建立和初步筛选 [J]. 中国中西医结合杂志，2011，31（1）：15-18.
[43] 刘绍能，刘震，刘慧敏，等 . 慢性肝病患者自评量表的研制 [J]. 中国中医药信息杂志，2009，16（9）：93-94.
[44] 刘凤斌，王维琼 . 中医脾胃系疾病 PRO 量表的研制与条目筛选 [J]. 世界科学技术——中医药现代化，2009，11（4）：527-531.
[45] 史周华，胡春雨，安礼，等 . 易怒体质量表条目筛选的统计学研究 [J]. 山东中医药大学学报，2008，32（2）：102-103，153.
[46] 何庆勇，王阶，朱明军，等 . 基于冠心病心绞痛患者报告临床结局评价量表的条目筛选分析 [J]. 中华中医药杂志（原中国医药学报），2010，25（12）：2216-2221.
[47] 王乐三，孙振球，胡明，等 .2 型糖尿病生活质量量表的编制策略及条目筛选 [J]. 中国卫生统计，2006，23（2）：146-148.
[48] 郭丽，刘凤斌，陈新林 . 重症肌无力患者 PRO 量表的研制和条目筛选 [J]. 广州中医药大学学报，2009，26（6）：570-573.
[49] 何庆勇，王阶，朱明军，等 . 基于冠心病心绞痛患者报告的临床结局评价量表的科学性考 [J] 中华中医药杂志（原中国医药学报），2011，26（5）：1138-1142.
[50] 朱燕波，李友林，王伟，等 . 慢性阻塞性肺疾病稳定期患者报告结局量表的研制与临床适用性 [J]. 中西医结合学报，2011，9（8）：857-865.
[51] 李慧，梁伟雄 . 中医中风生存质量量表的研究编制（2）——量表的考核 [J]. 辽宁中医杂志，2008，35（4）：529-531.
[52] 王扬，赵宏，刘志顺，等 . 基于中风痉挛性瘫痪患者报告的临床结局评价量表的信度、效度及反应度 [J]. 中国全科医学，2009，12（7A）：

1168–1170.

[53] 张艳宏，刘保延，何丽云，等 . 基于中风痉挛性瘫痪患者报告的临床结局评价量表的信度、效度分析 [J]. 中医杂志，2008，49（8）：698–700.

[54] 葛海萍，姜海萍，夏海鸥 . 功能独立性评定在脑卒中病人日常生活活动能力评估中的应用 [J]. 全科护理，2011，9（4）：857–858.

[55] 张广恩 . 糖尿病特异性生存质量量表的引进及探讨 2 型糖尿病患者生存质量影响因素的结构方程模型 [D] 广州：广东医学院公共卫生学院，2006：71–76.

[56] 刘雅凝 .2 型糖尿病中医症状量化和分布与生存质量，理化检查的相关性研究 [D]. 北京：中国中医科学院，2007：36–37.

[57] 金瑜 . 心理测量 [M]. 第 2 版 . 上海：华东师范大学出版社，2005：139–155.

[58] 顾荣炎 .SPSS12.0 For Windows 实用教程与操作技巧 [M]. 上海：上海科学技术文献出版社，2005：97–270.

[59] 王乐三 .SPSS 在医学科研中的应用 [M]. 第 1 版 . 北京：北京化学工业出版社，2007：228–240.

[60] 孙振球 . 医学统计学 [M]. 第 1 版 . 北京：人民卫生出版社，2002：406.

附 录

附录 1

2 型糖尿病 PRO 量表初选量表 基于 2 型糖尿病患者报告的临床结局评价量表（预设版）

卷首语

尊敬的患者：

这是一份对患者报告的临床结局进行评价的问卷量表，旨在让您通过自身的切实感受来对临床疗效进行评价，从您的立场和角度反映疾病和治疗给您的生理、心理、社会活动等各方面带来的影响和改变。通过这一量表采集的信息，可以与医生报告的症状、体征、理化检查指标等内容相结合，从而更加全面、真实、准确地反映您的健康状况，协助医生进行病情评估、疗效评价，以及下一步治疗方案和目标的制定。因此，您在填写这份问卷量表时的积极配合对您今后的 2 型糖尿病治疗是非常有意义的，请您务必认真填写！

在这里，我们郑重地向您保证，该量表中您所填写的资料，我们仅作为医疗研究资料使用，实行严格保密。我们对您的合作和支持表示衷心地感谢！

下面请您先填写您的基本信息，然后根据给出的问卷量表填写说明，逐条阅读和填写后面的问卷作答，谢谢您的合作！

基本信息调查表

姓名：______　　性别：□ 男　□ 女　　年龄：______岁

家庭住址：__________　　联系方式：__________

婚况：□ 未婚　□ 已婚　□ 丧偶　□ 离异　□ 其他

最高学历：□ 文盲　□ 小学　□ 初中　□ 高中或中专

□ 大专　□ 本科　□ 研究生或以上

职业：□ 工人　□ 职员　□ 公务员　□ 专业技术人员

□ 农民　□ 个体　□ 无业　□ 其他

医疗形式：□ 自费　□ 医保　□ 公费

糖尿病确诊时间：______年______月

目前治疗方式：□ 门诊　□ 住院

填写说明

本问卷量表由一系列选择题项组成，每个问题下面有五个选项，选择最接近您真实感受的那个选项作为您的答案。

例如：您对自己的健康状况担心吗？

很担心　□

比较担心　□

担心（一般）　□

很少担心　□

根本不担心　□

请您根据您对健康状况担心的程度在最适合的项目后的□打一个✓。如果您对目前的健康状况非常担心，就在“很担心”后面的□打一个✓；如果您根本不担心自己的健康，就在“根本不担心”后面的□打一个✓；如果您的担心介于根本不但心和极担心之间，请根据担心程度在“很少担心”、“担心（一般）”、“比较担心”

中选择一项，在其后的□打一个✓。

请您务必回答完所有的问题。请您按照自己的理解标准和真实的感受作答。注意所有问题都只是在询问您最近 2 周内的情况。

调查问卷

D1F1.1（1）您有疲劳的感觉吗?

□很明显　□比较明显　□有（中度）　□有一点　□根本没有

D1F1.2（2）您感觉浑身没有力气吗?

□很明显　□比较明显　□有（中度）　□有一点　□根本没有

D1F1.3（3）您有肢体软弱无力的感觉吗?

□很明显　□比较明显　□有（中度）　□有一点　□根本没有

D1F1.4（4）您有呼吸短促的情况吗?

□总是有　□经常有　□有（约一半时间）　□偶尔有　□根本没有

D1F1.5（5）您爱出汗吗?

□很明显　□比较明显　□有（一般）　□有一点　□根本没有

D1F2.1（6）您有皮肤瘙痒的情况吗?

□很严重　□比较严重　□有（中度）　□有一点　□根本没有

D1F3.1（7）您有怕冷的感觉吗?

□很明显　□比较明显　□有（一般）　□有一点　□根本没有

D1F3.2（8）您有手脚或上下肢发凉的情况吗?

□很明显　□比较明显　□有（一般）　□有一点　□根本没有

D1F4.1（9）您有嘴里发干的感觉吗?

□很明显　□比较明显　□有（中度）　□有一点　□根本没有

D1F4.2（10）您有口渴的感觉吗?

□很明显　□比较明显　□有（中度）　□有一点　□根本没有

D1F4.3（11）您每天的饮水量多吗?

□极多 □比较多 □多（一般） □有点多 □根本不多

D1F4.4（12）您每天的饭量多吗?

□极多 □比较多 □多（一般） □有点多 □根本不多

D1F4.5（13）您容易有饥饿感吗?

□总是有 □经常有 □有（约一半时间） □偶尔有 □根本没有

D1F4.6（14）您的小便颜色深吗?

□很明显 □比较明显 □有（一般） □有一点 □根本没有

D1F4.7（15）您有怕热的感觉吗?

□很明显 □比较明显 □有（一般） □有一点 □根本没有

D1F4.8（16）您有睡着了以后出汗，醒来汗出停止的情况吗?

□总是有 □经常有 □有（约一半时间） □偶尔有 □根本没有

D1F5.1（17）您有胸闷憋气的感觉吗?

□总是有 □经常有 □有（约一半时间） □偶尔有 □根本没有

D1F5.2（18）您有胸口疼痛（甚至放射至肩背或手臂）的感觉吗?

□总是有 □经常有 □有（约一半时间） □偶尔有 □根本没有

D1F5.3（19）您有心脏跳动慌乱不安的感觉吗?

□总是有 □经常有 □有（约一半时间） □偶尔有 □根本没有

D1F5.4（20）您的睡眠情况怎么样?

□很差 □差 □一般 □较好 □很好

D1F5.5（21）您睡觉时容易醒吗?

□极容易 □比较容易 □容易（一般） □不太容易 □根本不容易

D1F5.6（22）您有入睡困难的情况吗?

□总是有 □经常有 □有（约一半时间） □偶尔有 □根本没有

D1F5.7（23）您做梦多吗?

□极多 □比较多 □多（一般） □有点多 □根本不多

D1F6.1（24）您有看东西模糊不清的感觉吗?

□很明显 □比较明显 □有（中度） □有一点 □根本没有

D1F6.2（25）您有眼睛干涩的情况吗?

□很明显 □比较明显 □有（一般） □有一点 □根本没有

D1F6.3（26）您容易流眼泪吗?

□极容易 □比较容易 □容易（一般） □不太容易 □根本不容易

D1F6.4（27）您有头晕的感觉吗?

□很明显 □比较明显 □有（中度） □有一点 □根本没有

D1F6.5（28）您有头痛的感觉吗?

□很明显 □比较明显 □有（中度） □有一点 □根本没有

D1F6.6（29）您有头胀的感觉吗?

□很明显 □比较明显 □有（中度） □有一点 □根本没有

D1F6.7（30）您有口苦的感觉吗?

□很明显 □比较明显 □有（中度） □有一点 □根本没有

D1F6.8（31）您有胁肋部疼痛不适的感觉吗?

□很明显 □比较明显 □有（中度） □有一点 □根本没有

D1F6.9（32）您有肢体不自主地一阵阵抽动的情况吗?

□总是有 □经常有 □有（约一半时间） □偶尔有 □根本没有

D1F6.10（33）您有抽筋的情况吗?

□总是有 □经常有 □有（约一半时间） □偶尔有 □根本没有

D1F7.1（34）您的食欲怎么样?

□很差 □差 □一般 □较好 □很好

D1F7.2（35）您的食量减少了吗?

□很明显 □比较明显 □有（一般） □有一点 □根本没有

D1F7.3（36）您最近体重下降了吗?

□很明显 □比较明显 □有（一般） □有一点 □根本没有

D1F8.1（37）您有感觉呼吸困难，喘不过气来的情况吗？

□总是有 □经常有 □有（约一半时间） □偶尔有 □根本没有

D1F8.2（38）您有咳嗽的情况吗？

□总是有 □经常有 □有（约一半时间） □偶尔有 □根本没有

D1F8.3（39）您嗓子里有痰吗？

□总是有 □经常有 □有（约一半时间） □偶尔有 □根本没有

D1F9.1（40）您有浮肿的情况吗？

□总是有 □经常有 □有（约一半时间） □偶尔有 □根本没有

D1F9.2（41）您感觉听力下降了吗？

□很明显 □比较明显 □有（中度） □有一点 □根本没有

D1F9.3（42）您有耳鸣的情况吗？

□总是有 □经常有 □有（约一半时间） □偶尔有 □根本没有

D1F9.4（43）您有骨关节疼痛的感觉吗？

□很明显 □比较明显 □有（中度） □有一点 □根本没有

D1F9.5（44）您有腰背酸痛的感觉吗？

□很明显 □比较明显 □有（中度） □有一点 □根本没有

D1F9.6（45）您有夜间小便频多的情况吗？

□很明显 □比较明显 □有（一般） □有一点 □根本没有

D1F10.1（46）您有恶心的感觉吗？

□总是有 □经常有 □有（约一半时间） □偶尔有 □根本没有

D1F10.2（47）您有呕吐的情况吗？

□很严重 □比较严重 □有（一般） □偶尔有 □根本没有

D1F10.3（48）您有胃里反酸水的情况吗？

□很严重 □比较严重 □有（一般） □偶尔有 □根本没有

D1F10.4（49）您有胃部烧灼感吗？

□很明显 □比较明显 □有（一般） □有一点 □根本没有

D1F10.5（50）您爱打饱嗝（胃中气体上出咽喉，发出长而缓的声响）吗?

□很明显 □比较明显 □有（一般） □有一点 □根本没有

D1F10.6（51）您有胃部或腹部胀满的感觉吗?

□总是有 □经常有 □有（约一半时间） □偶尔有 □根本没有

D1F10.7（52）您有胃部或腹部疼痛的感觉吗?

□总是有 □经常有 □有（约一半时间） □偶尔有 □根本没有

D1F10.8（53）您有便秘或腹泻的情况吗?

□很严重 □比较严重 □有（中度） □偶尔有 □根本没有

D1F10.9（54）您有大便时干时稀的情况吗?

□总是有 □经常有 □有（约一半时间） □偶尔有 □根本没有

D1F11.1（55）您有排尿不畅的情况吗?

□很明显 □比较明显 □有（一般） □有一点 □根本没有

D1F11.2（56）您有小便淋漓不尽的情况吗?

□很明显 □比较明显 □有（一般） □有一点 □根本没有

D1F11.3（57）您每天的尿量多吗?

□极多 □比较多 □多（一般） □有点多 □根本不多

D1F11.4（58）您每天小便的频次多吗?

□极多 □比较多 □多（一般） □有点多 □根本不多

D1F11.5（59）您解小便时有尿道疼痛的感觉吗?

□很明显 □比较明显 □有（中度） □有一点 □根本没有

D1F11.6（60）您有尿意一来即迫不及待排尿的情况吗?

□很明显 □比较明显 □有（一般） □有一点 □根本没有

D1F11.7（61）您有小便失禁的情况吗?

□总是有 □经常有 □有（约一半时间） □偶尔有 □根本没有

D1F12.1（62） 您有大便黏腻不爽的情况吗?

□很明显 □比较明显 □有（一般） □有一点 □根本没有

D1F12.2（63）您有小便泡沫多的情况吗?

□极多 □比较多 □多（一般） □有点多 □根本不多

D1F13.1（64）您有肢体疼痛的感觉吗?

□很明显 □比较明显 □有（中度） □有一点 □根本没有

D1F13.2（65）您有肢体麻木的感觉吗?

□很明显 □比较明显 □有（中度） □有一点 □根本没有

D1F13.3（66）您有肢体酸胀的感觉吗?

□很明显 □比较明显 □有（中度） □有一点 □根本没有

D1F13.4（67）您身上有针扎一样的刺痛感吗?

□总是有 □经常有 □有（约一半时间） □偶尔有 □根本没有

D1F13.5（68）您有足部溃疡的情况吗?

□很严重 □比较严重 □有（中度） □有一点 □根本没有

D2F14.1（69）您在完成进食、穿衣、上厕所、洗漱等日常活动时需要他人的帮助吗?

□总是需要 □经常需要 □需要（约一半时间） □偶尔需要 □根本不需要

D2F14.2（70）您在行走或上下楼梯时感到困难吗?

□很困难 □比较困难 □困难（一般） □有一点困难 □根本不困难

D2F14.3(71)患糖尿病使您在日常外出活动(购物、游玩等)时感到困难了吗?

□很困难 □比较困难 □困难（一般） □有一点困难 □根本不困难

D2F15.1（72）您说起话来感觉有困难吗?

□很困难 □比较困难 □困难（一般） □有一点困难 □根本不困难

D2F15.2（73）您因患糖尿病而使完成工作或学习任务的困难增加了吗?

□很明显 □比较明显 □有（一般） □有一点 □根本没有

D2F15.3（74）您爱忘事吗?

□很明显 □比较明显 □有（一般） □有一点 □根本没有

D2F15.4（75）患糖尿病影响到您和家人的和睦相处了吗?

□很明显　□比较明显　□有（一般）　□有一点　□根本没有

D2F15.5（76）患糖尿病使您在社会上的人际交往受到影响了吗?

□很明显　□比较明显　□有（一般）　□有一点　□根本没有

D3F16.1（77）您有郁闷、忧愁、悲伤等情绪低落的情况吗?

□总是有　□经常有　□有（约一半时间）　□偶尔有　□根本没有

D3F16.2（78）您感到心情烦躁吗?

□总是有　□经常有　□有（约一半时间）　□偶尔有　□根本没有

D3F16.3（79）您容易发火吗?

□极容易　□比较容易　□容易（一般）　□不太容易　□根本不容易

D3F16.4（80）您担心自己的健康状况会恶化吗?

□总是有　□经常有　□有（约一半时间）　□偶尔有　□根本没有

D3F17.1（81）您容易对别人产生猜忌或怀疑吗?

□很明显　□比较明显　□有（一般）　□有一点　□根本没有

D3F17.2（82）您因患糖尿病而有不如别人或被人歧视的感觉吗?

□很明显　□比较明显　□有（一般）　□有一点　□根本没有

D4F18.1（83）您感到医治糖尿病有经济上的压力或困难吗?

□很困难　□比较困难　□困难（一般）　□有一点困难　□根本不困难

D4F18.2（84）您对来自周围人的关心和照料满意吗?

□很不满意　□不满意　□既非满意也非不满意　□满意　□很满意

D4F19.1（85）您对使用的药物有过敏、恶心等不良反应吗?

□总是有　□经常有　□有（约一半时间）　□偶尔有　□根本没有

D4F19.2（86）您最近有过头晕、心慌、出虚汗等低血糖反应吗?

□总是有　□经常有　□有（约一半时间）　□偶尔有　□根本没有

D4F19.3（87）定期监测血糖使您感到厌烦吗?

□很明显　□比较明显　□有（一般）　□有一点　□根本没有

D4F19.4（88）坚持按时服用降糖药或注射胰岛素对您来说困难吗?

□很困难 □比较困难 □困难（一般） □有一点困难 □根本不困难

D4F19.5（89）饮食控制使您感到烦恼或不快吗?

□很明显 □比较明显 □有（一般） □有一点 □根本没有

D4F19.6（90）坚持规律的运动锻炼对您来说困难吗?

□很困难 □比较困难 □困难（一般） □有一点困难 □根本不困难

以下内容由调查员填写：

评定所需时间：____分钟

调查员签名：________

评定日期：____年____月____日

附录 2
2 型糖尿病 PRO 量表终选量表
基于 2 型糖尿病患者报告的临床结局评价量表

卷首语

尊敬的患者：

这是一份对患者报告的临床结局进行评价的问卷量表，旨在让您通过自身的切实感受来对临床疗效进行评价，从您的立场和角度反映疾病和治疗给您的生理、心理、社会活动等各方面带来的影响和改变。通过这一量表采集的信息，可以与医生报告的症状、体征、理化检查指标等内容相结合，从而更加全面、真实、准确地反映您的健康状况，协助医生进行病情评估、疗效评价，以及下一步治疗方案和目标的制定。因此，您在填写这份问卷量表时的积极配合对您今后的 2 型糖尿病治疗是非常有意义的，请您务必认真填写！

在这里，我们郑重地向您保证，该量表中您所填写的资料，我们仅作为医疗研究资料使用，实行严格保密。我们对您的合作和支持表示衷心地感谢！

下面请您先填写您的基本信息，然后根据给出的问卷量表填写说明，逐条阅读和填写后面的问卷作答，谢谢您的合作！

基本信息调查表

姓名：______　　性别：□ 男　□ 女　　年龄：______岁

家庭住址：__________　　联系方式：__________

婚况：□ 未婚　□ 已婚　□ 丧偶　□ 离异　□ 其他

最高学历：□ 文盲　□ 小学　□ 初中　□ 高中或中专

□ 大专　□ 本科　□ 研究生或以上

职业：□ 工人　□ 职员　□ 公务员　□ 专业技术人员

□ 农民　□ 个体　□ 无业　□ 其他

医疗形式：□ 自费　□ 医保　□ 公费

糖尿病确诊时间：______年______月

目前治疗方式：□ 门诊　□ 住院

填写说明

本问卷量表由一系列选择题项组成，每个问题下面有五个选项，选择最接近您真实感受的那个选项作为您的答案。

例如：您对自己的健康状况担心吗？

很担心　□

比较担心　□

担心（一般）　□

很少担心　□

根本不担心　□

请您根据您对健康状况担心的程度在最适合的项目后的□打一个✓。如果您对目前的健康状况非常担心，就在“很担心”后面的□打一个✓；如果您根本不担心自己的健康，就在“根本不担心”后面的□打一个✓；如果您的担心介于根本不但心和极担心之间，请根据担心程度在“很少担心”、“担心（一般）”、“比较担心”

中选择一项，在其后的□打一个✓。

请您务必回答完所有的问题。请您按照自己的理解标准和真实的感受作答。注意所有问题都只是在询问您最近 2 周内的情况。

调查问卷

D1F1.1（1）您有疲劳的感觉吗?

□很明显 □比较明显 □有（中度） □有一点 □根本没有

D1F1.2（2）您感觉浑身没有力气吗?

□很明显 □比较明显 □有（中度） □有一点 □根本没有

D1F1.3（3）您有肢体软弱无力的感觉吗?

□很明显 □比较明显 □有（中度） □有一点 □根本没有

D1F1.4（4）您有呼吸短促的情况吗?

□总是有 □经常有 □有（约一半时间） □偶尔有 □根本没有

D1F2.1（5）您有皮肤瘙痒的情况吗?

□很严重 □比较严重 □有（中度） □有一点 □根本没有

D1F3.1（6）您有怕冷的感觉吗?

□很明显 □比较明显 □有（一般） □有一点 □根本没有

D1F3.2（7）您有手脚或上下肢发凉的情况吗?

□很明显 □比较明显 □有（一般） □有一点 □根本没有

D1F4.1（8）您有口渴的感觉吗?

□很明显 □比较明显 □有（中度） □有一点 □根本没有

D1F4.2（9）您每天的饮水量多吗?

□极多 □比较多 □多（一般） □有点多 □根本不多

D1F4.3（10）您有怕热的感觉吗?

□很明显 □比较明显 □有（一般） □有一点 □根本没有

D1F4.4（11）您有睡着了以后出汗，醒来汗出停止的情况吗？

□总是有　□经常有　□有（约一半时间）　□偶尔有　□根本没有

D1F5.1（12）您有胸闷憋气的感觉吗？

□总是有　□经常有　□有（约一半时间）　□偶尔有　□根本没有

D1F5.2（13）您有胸口疼痛（甚至放射至肩背或手臂）的感觉吗？

□总是有　□经常有　□有（约一半时间）　□偶尔有　□根本没有

D1F5.3（14）您有心脏跳动慌乱不安的感觉吗？

□总是有　□经常有　□有（约一半时间）　□偶尔有　□根本没有

D1F5.4（15）您的睡眠情况怎么样？

□很差　□差　□一般　□较好　□很好

D1F5.5（16）您睡觉时容易醒吗？

□极容易　□比较容易　□容易（一般）　□不太容易　□根本不容易

D1F5.6（17）您有入睡困难的情况吗？

□总是有　□经常有　□有（约一半时间）　□偶尔有　□根本没有

D1F6.1（18）您有看东西模糊不清的感觉吗？

□很明显　□比较明显　□有（中度）　□有一点　□根本没有

D1F6.2（19）您有眼睛干涩的情况吗？

□很明显　□比较明显　□有（一般）　□有一点　□根本没有

D1F6.3（20）您容易流眼泪吗？

□极容易　□比较容易　□容易（一般）　□不太容易　□根本不容易

D1F6.4（21）您有头晕的感觉吗？

□很明显　□比较明显　□有（中度）　□有一点　□根本没有

D1F6.5（22）您有头痛的感觉吗？

□很明显　□比较明显　□有（中度）　□有一点　□根本没有

D1F6.6（23）您有头胀的感觉吗？

□很明显　□比较明显　□有（中度）　□有一点　□根本没有

D1F6.7（24）您有口苦的感觉吗?

□很明显 □比较明显 □有（中度） □有一点 □根本没有

D1F6.8（25）您有抽筋的情况吗?

□总是有 □经常有 □有（约一半时间） □偶尔有 □根本没有

D1F7.1（26）您有恶心的感觉吗?

□总是有 □经常有 □有（约一半时间） □偶尔有 □根本没有

D1F7.2（27）您有胃里反酸水的情况吗?

□很严重 □比较严重 □有（一般） □偶尔有 □根本没有

D1F7.3（28）您有胃部烧灼感吗?

□很明显 □比较明显 □有（一般） □有一点 □根本没有

D1F7.4（29）您爱打饱嗝（胃中气体上出咽喉，发出长而缓的声响）吗?

□很明显 □比较明显 □有（一般） □有一点 □根本没有

D1F7.5（30）您有便秘或腹泻的情况吗?

□很严重 □比较严重 □有（中度） □偶尔有 □根本没有

D1F7.6（31）您有大便时干时稀的情况吗?

□总是有 □经常有 □有（约一半时间） □偶尔有 □根本没有

D1F8.1（32）您有感觉呼吸困难，喘不过气来的情况吗?

□总是有 □经常有 □有（约一半时间） □偶尔有 □根本没有

D1F8.2（33）您有咳嗽的情况吗?

□总是有 □经常有 □有（约一半时间） □偶尔有 □根本没有

D1F9.1（34）您有浮肿的情况吗?

□总是有 □经常有 □有（约一半时间） □偶尔有 □根本没有

D1F9.2（35）您感觉听力下降了吗?

□很明显 □比较明显 □有（中度） □有一点 □根本没有

D1F9.3（36）您有耳鸣的情况吗?

□总是有 □经常有 □有（约一半时间） □偶尔有 □根本没有

D1F9.4（37）您有骨关节疼痛的感觉吗？

□很明显 □比较明显 □有（中度） □有一点 □根本没有

D1F9.5（38）您有腰背酸痛的感觉吗？

□很明显 □比较明显 □有（中度） □有一点 □根本没有

D1F9.6（39）您有夜间小便频多的情况吗？

□很明显 □比较明显 □有（一般） □有一点 □根本没有

D1F9.7（40）您有排尿不畅的情况吗？

□很明显 □比较明显 □有（一般） □有一点 □根本没有

D1F9.8（41）您每天的尿量多吗？

□极多 □比较多 □多（一般） □有点多 □根本不多

D1F9.9（42）您每天小便的频次多吗？

□极多 □比较多 □多（一般） □有点多 □根本不多

D1F9.10（43）您有尿意一来即迫不及待排尿的情况吗？

□很明显 □比较明显 □有（一般） □有一点 □根本没有

D1F10.1（44） 您有大便黏腻不爽的情况吗？

□很明显 □比较明显 □有（一般） □有一点 □根本没有

D1F10.2（45）您有小便泡沫多的情况吗？

□极多 □比较多 □多（一般） □有点多 □根本不多

D1F11.1（46）您有肢体疼痛的感觉吗？

□很明显 □比较明显 □有（中度） □有一点 □根本没有

D1F11.2（47）您有肢体麻木的感觉吗？

□很明显 □比较明显 □有（中度） □有一点 □根本没有

D1F11.3（48）您有肢体酸胀的感觉吗？

□很明显 □比较明显 □有（中度） □有一点 □根本没有

D2F12.1（49）您在行走或上下楼梯时感到困难吗？

□很困难 □比较困难 □困难（一般） □有一点困难 □根本不困难

D2F12.2(50)患糖尿病使您在日常外出活动(购物、游玩等)时感到困难了吗?

□很困难 □比较困难 □困难(一般) □有一点困难 □根本不困难

D2F13.1(51)您因患糖尿病而使完成工作或学习任务的困难增加了吗?

□很明显 □比较明显 □有(一般) □有一点 □根本没有

D2F13.2(52)您爱忘事吗?

□很明显 □比较明显 □有(一般) □有一点 □根本没有

D2F13.3(53)患糖尿病影响到您和家人的和睦相处了吗?

□很明显 □比较明显 □有(一般) □有一点 □根本没有

D2F13.4(54)患糖尿病使您在社会上的人际交往受到影响了吗?

□很明显 □比较明显 □有(一般) □有一点 □根本没有

D3F14.1(55)您有郁闷、忧愁、悲伤等情绪低落的情况吗?

□总是有 □经常有 □有(约一半时间) □偶尔有 □根本没有

D3F14.2(56)您感到心情烦躁吗?

□总是有 □经常有 □有(约一半时间) □偶尔有 □根本没有

D3F14.3(57)您容易发火吗?

□极容易 □比较容易 □容易(一般) □不太容易 □根本不容易

D3F15.1(58)您容易对别人产生猜忌或怀疑吗?

□很明显 □比较明显 □有(一般) □有一点 □根本没有

D3F15.2(59)您因患糖尿病而有不如别人或被人歧视的感觉吗?

□很明显 □比较明显 □有(一般) □有一点 □根本没有

D4F16.1(60)您感到医治糖尿病有经济上的压力或困难吗?

□很困难 □比较困难 □困难(一般) □有一点困难 □根本不困难

D4F16.1(61)定期监测血糖使您感到厌烦吗?

□很明显 □比较明显 □有(一般) □有一点 □根本没有

D4F16.2(62)坚持按时服用降糖药或注射胰岛素对您来说困难吗?

□很困难 □比较困难 □困难(一般) □有一点困难 □根本不困难

D4F16.3（63）饮食控制使您感到烦恼或不快吗?

□很明显　□比较明显　□有（一般）　□有一点　□根本没有

D4F16.4（64）坚持规律的运动锻炼对您来说困难吗?

□很困难　□比较困难　□困难（一般）　□有一点困难　□根本不困难

以下内容由调查员填写：

评定所需时间：____分钟

调查员签名：________

评定日期：____年____月____日